U0262037

本项目由深圳市宣传文化事业发展专项基金资助

深圳改革创新丛书（第九辑）

深圳市卫生健康事业高质量发展的策略与展望

吴红艳 主编

Strategies and Prospects for
High Quality Development
of Health Care in Shenzhen

中国社会科学出版社

图书在版编目（CIP）数据

深圳市卫生健康事业高质量发展的策略与展望／吴红艳主编 . —北京：中国社会
科学出版社，2022.6

（深圳改革创新丛书. 第九辑）

ISBN 978 - 7 - 5227 - 0302 - 2

Ⅰ.①深…　Ⅱ.①吴…　Ⅲ.①医疗保健事业—研究—深圳　Ⅳ.①R199.2

中国版本图书馆 CIP 数据核字（2022）第 091528 号

出 版 人	赵剑英	
责任编辑	李凯凯	
责任校对	胡新芳	
责任印制	王　超	

出　　版	中国社会科学出版社	
社　　址	北京鼓楼西大街甲 158 号	
邮　　编	100720	
网　　址	http://www.csspw.cn	
发 行 部	010 - 84083685	
门 市 部	010 - 84029450	
经　　销	新华书店及其他书店	

印　　刷	北京君升印刷有限公司	
装　　订	廊坊市广阳区广增装订厂	
版　　次	2022 年 6 月第 1 版	
印　　次	2022 年 6 月第 1 次印刷	

开　　本	710×1000　1/16	
印　　张	19.5	
字　　数	290 千字	
定　　价	99.00 元	

总序 突出改革创新的时代精神

王京生

在人类历史长河中，改革创新是社会发展和历史前进的一种基本方式，是一个国家和民族兴旺发达的决定性因素。古今中外，国运的兴衰、地域的起落，莫不与改革创新息息相关。无论是中国历史上的商鞅变法、王安石变法，还是西方历史上的文艺复兴、宗教改革，这些改革和创新都对当时的政治、经济、社会甚至人类文明产生了深远的影响。但在实际推进中，世界上各个国家和地区的改革创新都不是一帆风顺的，力量的博弈、利益的冲突、思想的碰撞往往伴随着改革创新的始终。就当事者而言，对改革创新的正误判断并不像后人在历史分析中提出的因果关系那样确定无疑。因此，透过复杂的枝蔓，洞察必然的主流，坚定必胜的信念，对一个国家和民族的改革创新来说就显得极其重要和难能可贵。

改革创新，是深圳的城市标识，是深圳的生命动力，是深圳迎接挑战、突破困局、实现飞跃的基本途径。不改革创新就无路可走、就无以召唤。作为中国特色社会主义先行示范区，深圳肩负着为改革开放探索道路的使命。改革开放以来，历届市委、市政府以挺立潮头、敢为人先的勇气，进行了一系列大胆的探索、改革和创新，不仅使深圳占得了发展先机，而且获得了强大的发展后劲，为今后的发展奠定了坚实的基础。深圳的每一步发展都源于改革创新的推动；改革创新不仅创造了深圳经济社会和文化发展的奇迹，而且使深圳成为"全国改革开放的一面旗帜"和引领全国社会主义现代化建设的"排头兵"。

从另一个角度来看，改革创新又是深圳矢志不渝、坚定不移的命运抉择。为什么一个最初基本以加工别人产品为生计的特区，变成了一个以高新技术产业安身立命的先锋城市？为什么一个最初大学稀缺、研究院所数量几乎是零的地方，因自主创新而名扬天下？原因很多，但极为重要的是深圳拥有以移民文化为基础，以制度文化为保障的优良文化生态，拥有崇尚改革创新的城市优良基因。来到这里的很多人，都有对过去的不满和对未来的梦想，他们骨子里流着创新的血液。许多个体汇聚起来，就会形成巨大的创新力量。可以说，深圳是一座以创新为灵魂的城市，正是移民文化造就了这座城市的创新基因。因此，在经济特区发展历史上，创新无所不在，打破陈规司空见惯。例如，特区初建时缺乏建设资金，就通过改革开放引来了大量外资；发展中遇到瓶颈压力，就向改革创新要空间、要资源、要动力。再比如，深圳作为改革开放的探索者、先行者，向前迈出的每一步都面临着处于十字路口的选择，不创新不突破就会迷失方向。从特区酝酿时的"建"与"不建"，到特区快速发展中的姓"社"姓"资"，从特区跨越中的"存"与"废"，到新世纪初的"特"与"不特"，每一次挑战都考验着深圳改革开放的成败进退，每一次挑战都把深圳改革创新的招牌擦得更亮。因此，多元包容的现代移民文化和敢闯敢试的城市创新氛围，成就了深圳改革开放以来最为独特的发展优势。

40多年来，深圳正是凭着坚持改革创新的赤胆忠心，在汹涌澎湃的历史潮头劈波斩浪、勇往向前，经受住了各种风浪的袭扰和摔打，闯过了一个又一个关口，成为锲而不舍的走向社会主义市场经济和中国特色社会主义的"闯将"。从这个意义上说，深圳的价值和生命就是改革创新，改革创新是深圳的根、深圳的魂，铸造了经济特区的品格秉性、价值内涵和运动程式，成为深圳成长和发展的常态。深圳特色的"创新型文化"，让创新成为城市生命力和活力的源泉。

我们党始终坚持深化改革、不断创新，对推动中国特色社会主义事业发展、实现中华民族伟大复兴的中国梦产生了重大而深远的影响。新时代，我国迈入高质量发展阶段，要求我们不断解放思想，坚持改革创新。深圳面临着改革创新的新使命和新征程，市委市政府推出全面深化改革、全面扩大开放综合措施，肩负起创建社会主义现代化强国的城市范例的历史重任。

如果说深圳前40年的创新，主要立足于"破"，可以视为打破旧规矩、挣脱旧藩篱，以破为先、破多于立，"摸着石头过河"，勇于冲破计划经济体制等束缚；那么今后深圳的改革创新，更应当着眼于"立"，"立"字为先、立法立规、守法守规，弘扬法治理念，发挥制度优势，通过立规矩、建制度，不断完善社会主义市场经济制度，推动全面深化改革、全面扩大开放，创造新的竞争优势。在"两个一百年"历史交汇点上，深圳充分发挥粤港澳大湾区、深圳先行示范区"双区"驱动优势和深圳经济特区、深圳先行示范区"双区"叠加效应，明确了"1+10+10"工作部署，瞄准高质量发展高地、法治城市示范、城市文明典范、民生幸福标杆、可持续发展先锋的战略定位持续奋斗，建成现代化国际化创新型城市，基本实现社会主义现代化。

如今，新时代的改革创新既展示了我们的理论自信、制度自信、道路自信，又要求我们承担起巨大的改革勇气、智慧和决心。在新的形势下，深圳如何通过改革创新实现更好更快的发展，继续当好全面深化改革的排头兵，为全国提供更多更有意义的示范和借鉴，为中国特色社会主义事业和实现民族伟大复兴的中国梦做出更大贡献，这是深圳当前和今后一段时期面临的重大理论和现实问题，需要各行业、各领域着眼于深圳改革创新的探索和实践，加大理论研究，强化改革思考，总结实践经验，作出科学回答，以进一步加强创新文化建设，唤起全社会推进改革的勇气、弘扬创新的精神和实现梦想的激情，形成深圳率先改革、主动改革的强大理论共识。比如，近些年深圳各行业、各领域应有什么重要的战略调整？各区、各单位在改革创新上取得什么样的成就？这些成就如何在理论上加以总结？形成怎样的制度成果？如何为未来提供一个更为明晰的思路和路径指引？等等，这些颇具现实意义的问题都需要在实践基础上进一步梳理和概括。

为了总结和推广深圳的重要改革创新探索成果，深圳社科理论界组织出版《深圳改革创新丛书》，通过汇集深圳各领域推动改革创新探索的最新总结成果，希冀助力推动形成深圳全面深化改革、全面扩大开放的新格局。其编撰要求主要包括：

首先，立足于创新实践。丛书的内容主要着眼于新近的改革思维与创新实践，既突出时代色彩，侧重于眼前的实践、当下的总结，同时也兼顾基于实践的推广性以及对未来的展望与构想。那些已经产生重要影响并广为人知的经验，不再作为深入研究的对象。这并不是说那些历史经验不值得再提，而是说那些经验已经沉淀，已经得到文化形态和实践成果的转化。比如说，某些观念已经转化成某种习惯和城市文化常识，成为深圳城市气质的内容，这些内容就可不必重复阐述。因此，这套丛书更注重的是目前行业一线的创新探索，或者过去未被发现、未充分发掘但有价值的创新实践。

其次，专注于前沿探讨。丛书的选题应当来自改革实践最前沿，不是纯粹的学理探讨。作者并不限于从事社科理论研究的专家学者，还包括各行业、各领域的实际工作者。撰文要求以事实为基础，以改革创新成果为主要内容，以平实说理为叙述风格。丛书的视野甚至还包括那些为改革创新做出了重要贡献的一些个人，集中展示和汇集他们对于前沿探索的思想创新和理念创新成果。

第三，着眼于解决问题。这套丛书虽然以实践为基础，但应当注重经验的总结和理论的提炼。入选的书稿要有基本的学术要求和深入的理论思考，而非一般性的工作总结、经验汇编和材料汇集。学术研究需强调问题意识。这套丛书的选择要求针对当前面临的较为急迫的现实问题，着眼于那些来自于经济社会发展第一线的群众关心关注的瓶颈问题的有效解决。

事实上，古今中外有不少来源于实践的著作，为后世提供着持久的思想能量。撰著《旧时代与大革命》的法国思想家托克维尔，正是基于其深入考察美国的民主制度的实践之后，写成名著《论美国的民主》，这可视为从实践到学术的一个范例。托克维尔不是美国民主制度设计的参与者，而是旁观者，但就是这样一位旁观者，为西方政治思想留下了一份经典文献。马克思的《法兰西内战》，也是一部来源于革命实践的作品，它基于巴黎公社革命的经验，既是那个时代的见证，也是马克思主义的重要文献。这些经典著作都是我们总结和提升实践经验的可资参照的榜样。

　　那些关注实践的大时代的大著作，至少可以给我们这样的启示：哪怕面对的是具体的问题，也不妨拥有大视野，从具体而微的实践探索中展现宏阔远大的社会背景，并形成进一步推进实践发展的真知灼见。《深圳改革创新丛书》虽然主要还是探讨深圳的政治、经济、社会、文化、生态文明建设和党的建设各个方面的实际问题，但其所体现的创新性、先进性与理论性，也能够充分反映深圳的主流价值观和城市文化精神，从而促进形成一种创新的时代气质。

写于 2016 年 3 月
改于 2021 年 12 月

本书编委会

主　编　吴红艳

副主编　罗乐宣　丘孟军　常巨平　邓小敏　文正万
　　　　　李　创　朱　武　严吉祥　孙美华　林汉城

编　委（按姓氏拼音排序）
　　　　　卜奇文　方添栋　侯力群　洪智明　刘霭东
　　　　　刘冬云　刘　辉　李　林　陆钰萍　彭新明
　　　　　宋晓红　王　岭　吴晓瑾　温莹莹　姚克勤
　　　　　杨树林　曾　波　曾华堂　周丽萍　张木秀
　　　　　张　欣　朱毅朝

编辑部　李　创　卜奇文　刘　辉　姚克勤　曾　波
　　　　　方添栋　温莹莹　张海霞　曾华堂　陈　瑶
　　　　　伍丽群　周海滨　杨小柯　赵曾艳　李馥宣
　　　　　尹丽荣　庄沿磊　印　婵　李维晓　林　威
　　　　　陈　妍　杨　艳　尹述颖　石　理　杜　芳
　　　　　田倩男　蒋理添　赵奕雅　赵　靓　赵经纶
　　　　　吴洁琪　陆　草　王　洁　林世全　曾德威
　　　　　吴秋蓬　游紫为

序　言

　　深圳卫生健康改革和发展事业伴随经济特区的成长，实现了跨越式发展。40多年前，深圳从一个县级医疗卫生服务体系起步，迅速构建起能够满足2000多万人口需求的超大型城市卫生健康服务体系，医疗卫生资源发生了翻天覆地的变化：全市医疗卫生机构数由1979年的62家增加到2021年的5241家，增长了83.5倍，床位数由597张增加到63990张，增长了106.2倍，卫生工作人员数由1214人增加到139781人，增长了114.1倍。特别是新一轮医改以来，我们坚持以"补短板、强基层、建高地、促健康"为主线，健全"三医联动"机制，大力推进卫生健康供给侧结构性改革，加快构建与经济发展、城市定位和市民健康需求相适应的医疗卫生服务体系和基本医疗卫生制度，持续推进优质医疗资源扩容提质，开启健康深圳建设新局面，统筹新冠肺炎疫情防控和卫生健康事业高质量发展取得显著成效。

　　2020年10月，习近平总书记在出席深圳经济特区建立40周年庆祝大会上时指出，"人民对美好生活的向往就是我们的奋斗目标，经济特区改革发展的出发点和落脚点都要聚焦到这个目标上来"。他强调，"要从人民群众普遍关注、反映强烈、反复出现的问题出发，拿出更多改革创新举措，把就业、教育、医疗、社保、住房、养老、食品安全、生态环境、社会治安等问题一个一个解决好，努力让人民群众的获得感成色更足、幸福感更可持续、安全感更有保障"。

　　在"两个一百年"历史交汇点上，深圳进入了"双区"驱动、"双区"叠加的黄金发展期。党中央赋予深圳粤港澳大湾区核心引擎城市定位和建设中国特色社会主义先行示范区的历史使命，《粤港澳大湾区发展规划纲要》专章部署"塑造健康湾区",《关于支持深圳建设中国特色社会主义先行示范区的意见》提出了"民生幸福标杆"的战略定位,要求深圳从"民生七有"提高到"民生七优",在卫生健康领域要加快实现"病有良医"。

进入"十四五"时期,深圳市卫生健康事业发展挑战与机遇并存。一方面,全球公共卫生危机凸显,新冠肺炎疫情处于大流行阶段,面临多重传染病威胁并存、多种健康影响因素交织叠加的复杂局面。全市出生人口数量呈逐年减少态势,人口老龄化进程加速,促进人口长期均衡发展面临新挑战。慢性病发病率持续上升,癌症、心脑血管疾病以及失能失智等家庭和社会负担加重,卫生健康服务需求持续增加。同时,新冠肺炎疫情以来,各级党委政府对卫生健康工作的领导更加坚强有力,全市上下形成了党委政府系统部署、全面加强卫生健康工作的良好局面。社会公众健康意识显著提升,全社会关注健康、追求健康、维护健康的氛围前所未有。党的十九届五中全会审议通过了《关于制定国民经济和社会发展第十四个五年规划和二〇三五年远景目标的建议》,部署了全面推进健康中国建设、实施积极应对人口老龄化国家战略的重大任务。《深圳市国民经济和社会发展第十四个五年规划和二〇三五年远景目标纲要》提出打造健康深圳的目标,在构建国际一流的整合型优质医疗服务体系、加强全民健康管理、完善突发公共卫生应急管理体系、深化医药卫生体制机制改革等方面提出了工作任务。

为科学谋划好卫生健康事业发展"十四五"规划,我们历时两年,在医疗资源配置、健康服务体系、公立医院高质量发展、医疗服务跨境衔接、健康城市建设、卫生健康数字化建设等方面开展了专题研究,研究成果成为制定"十四五"规划的重要参考和依据。2022年4月13日,深圳市政府正式发布《深圳市卫生健康事业发展"十四五"规划》,提出到2025年,基本建成国际一流的整合型优质高效医疗服务体系,医学科技、教育、信息化创新发展能力显著增强,加快建设国际化医疗中心城市、公共卫生最安全城市、国际一流健康城市,实现"健康深圳""病有良医",群众享有更高的健康水平、更优的医疗服务、更好的医疗保障。

我们将卫生健康事业发展规划和专题研究报告编印成书，希望可以帮助读者更加全面了解深圳卫生健康事业发展基本情况，更加深入理解"十四五"期间深圳卫生健康事业发展基础、总体目标、规划指标、主要任务、重点项目，可以更好凝聚共识，共同支持和推动深圳卫生健康事业高质量发展。

吴红艳

2022 年 6 月

目　　录

第一章　优化健康服务体系 ························ （1）

第一节　健康服务体系的内涵 ···················· （1）

一　国际相关概念 ························· （1）

二　国内相关概念 ························· （4）

第二节　国内外经验 ························· （9）

一　国外经验 ··························· （9）

二　国内经验 ·························· （24）

第三节　深圳优化健康服务体系的改革实践 ········· （29）

一　做法和成效 ························ （29）

二　深圳优化健康服务体系中存在的问题 ········ （35）

第四节　优化深圳健康服务体系的策略 ············ （38）

一　强化医疗卫生机构功能定位，建立健全整合型
健康服务体系 ······················ （38）

二　加强顶层设计，进一步推动协同发展 ········· （39）

三　加强社康机构能力建设，夯实分级诊疗制度基础 ··· （39）

四　强化"三医联动"，理顺分级诊疗激励约束机制 ····· （40）

第二章　提升医疗服务品质 ···················· （43）

第一节　增加优质医疗卫生资源供给 ·············· （43）

一　深圳市医疗卫生资源现状 ··············· （43）

二　深圳市医疗卫生资源存在问题 ············ （51）

三　深圳市优化医疗卫生资源配置策略 ········· （51）

第二节　深圳市公立医院高质量发展 …………………（53）

　　一　公立医院高质量发展政策背景和概念解析 ………（53）

　　二　深圳市公立医院高质量发展现状分析 …………（56）

　　三　深圳市公立医院高质量发展案例介绍 …………（64）

　　四　深圳市公立医院高质量发展策略 ………………（68）

第三节　促进中医药传承创新 …………………………（72）

　　一　背景 ………………………………………………（73）

　　二　深圳市中医药发展现状 …………………………（74）

　　三　深圳市中医药发展的策略 ………………………（82）

第四节　提升医疗服务国际化品质 ……………………（90）

　　一　医疗服务国际化相关概念及理论 ………………（90）

　　二　医疗服务国际化经验 ……………………………（91）

　　三　深圳市医疗服务国际化发展进展和问题 ………（94）

　　四　提升医疗服务国际化品质的策略 ………………（97）

第三章　打造一流健康城市 ……………………………（101）

第一节　健康深圳行动 …………………………………（101）

　　一　相关理论和概念 …………………………………（101）

　　二　深圳市健康城市建设进展 ………………………（104）

　　三　存在问题 …………………………………………（107）

　　四　未来发展策略 ……………………………………（108）

第二节　突发公共卫生事件应急管理 …………………（112）

　　一　基本概念及相关理论 ……………………………（112）

　　二　国内外公共卫生应急管理发展沿革 ……………（114）

　　三　深圳市突发公共卫生事件应急管理现状 ………（125）

　　四　未来发展策略 ……………………………………（130）

第三节　重大疾病防治 …………………………………（136）

　　一　基本概念及相关理论 ……………………………（136）

　　二　中国重大疾病防治工作沿革 ……………………（137）

三　深圳市提升重大疾病防治现状 …………………（141）

四　未来发展策略 ……………………………………（151）

第四节　幼有善育 ………………………………………（154）

一　中国妇幼健康事业发展概况 ……………………（155）

二　深圳市妇幼健康进展及成效 ……………………（157）

三　存在问题 …………………………………………（159）

四　未来发展策略 ……………………………………（161）

第五节　老有颐养 ………………………………………（164）

一　相关理论和概念 …………………………………（164）

二　国内外老龄健康事业发展概况 …………………（165）

三　深圳市老年健康服务进展及成效 ………………（174）

四　面临的挑战 ………………………………………（177）

五　未来发展策略 ……………………………………（178）

第四章　行业可持续和创新发展能力 …………………（183）

第一节　医学教育创新发展 ……………………………（183）

一　相关理论和概念 …………………………………（183）

二　国内外医学教育发展现状 ………………………（186）

三　深圳市医学教育发展进展 ………………………（190）

四　深圳市医学教育面临的问题 ……………………（193）

五　发展策略 …………………………………………（195）

第二节　打造临床研究高地 ……………………………（197）

一　深圳市临床研究发展现状 ………………………（198）

二　深圳市临床研究存在的问题 ……………………（199）

三　发展策略 …………………………………………（200）

第三节　卫生健康数字化转型升级 ……………………（205）

一　相关理论和概念 …………………………………（205）

二　国内外健康数字化发展现状 ……………………（208）

三　深圳市卫生健康数字化进展 ……………………（210）

　　四　深圳市卫生健康数字化发展存在的问题 …………（213）

　　五　发展策略 ……………………………………………（215）

第五章　财政保障机制………………………………………（222）

　第一节　政府卫生投入的相关概念 ……………………（222）

　第二节　国内政策和国外经验 …………………………（223）

　　一　国内政策要求 ………………………………………（223）

　　二　国际经验借鉴 ………………………………………（231）

　第三节　深圳市现状和问题 ……………………………（239）

　　一　深圳市卫生投入现状 ………………………………（239）

　　二　存在问题 ……………………………………………（248）

　第四节　未来发展策略 …………………………………（249）

　　一　建立以成本核算为基础、健康结果为导向的
　　　　政府卫生投入机制 …………………………………（250）

　　二　建立动态调整的医疗服务价格体系，推动
　　　　收费机制健全 ………………………………………（251）

　　三　建立长期稳定的政府卫生投入机制 ……………（252）

　　四　实现区域统筹，保证政府卫生投入的公平性 …（252）

　　五　调整补助比例，引导分级诊疗 …………………（252）

　　六　完善政府医疗卫生投入绩效管理 ………………（253）

第六章　深圳卫生健康事业高质量发展展望 ……………（254）

　第一节　发展基础和环境 ………………………………（254）

　　一　发展基础 ……………………………………………（254）

　　二　发展环境 ……………………………………………（256）

　第二节　发展目标 ………………………………………（258）

　　一　指导思想 ……………………………………………（258）

　　二　基本原则 ……………………………………………（258）

　　三　发展目标 ……………………………………………（259）

第三节　重点发展领域 …………………………………………（260）
　　一　优化健康服务体系 …………………………………（260）
　　二　打造国际化医疗中心城市 …………………………（266）
　　三　打造一流健康城市 …………………………………（269）
　　四　提升行业可持续和创新发展能力 …………………（278）

参考文献 ……………………………………………………………（285）

第一章　优化健康服务体系

第一节　健康服务体系的内涵

一　国际相关概念

（一）世界卫生组织关于三级诊疗的定义

世界卫生组织（World Health Organization，WHO）最早于 1957 年提出了三级诊疗服务模式并建议各国实施，即按照疾病危重程度和复杂性将诊疗服务分为三级，三级服务主要针对急难杂症和危急重症患者，二级服务针对一般性复杂疾病和常见多发病诊疗，一级服务由基层医疗机构提供，主要包括常见多发病诊疗、慢性病管理及恢复期康复治疗等。三级服务体系相互配合，为患者提供连续、完整的诊疗服务。

从 20 世纪 80 年代起，WHO 在三级诊疗服务的概念基础上，进一步倡议各国发展以社区和家庭为依托的基本医疗卫生服务，整合医疗资源，将常见病、多发病下沉至基层医疗卫生机构。2007 年，WHO 总干事陈冯富珍将整合医疗视为一种"新健康战略"，呼吁世界各地摒弃碎片化的医疗服务模式，着力建设一个全环节、一体化的医疗卫生服务提供系统。2008 年的《世界卫生报告》提出围绕患者需求建立整合的服务提供体系，以实现人人享有基本医疗卫生服务的目标。

（二）国际上与分级诊疗对应的概念

目前，国内外与分级诊疗相关的概念主要集中在三个方面：一体化服务或整合型医疗服务（Integrated Health Care 或 Integrated Delivery Systems, IDSs)、协同式医疗服务（Coordinated Care）以及管理式保健（Managed Care 或 Organized Delivery System）。

1. 一体化服务或整合型医疗服务

整合型医疗服务体系是指对初级卫生保健机构、二级医院、三级医院、家庭护理院以及养老院等不同层次和不同类别的服务机构进行纵向整合，协调和管理各个机构提供的服务，其最终目的是消除服务间的零散和割裂，方便病人就医，为消费者/病人提供了不同方面和不同层次的连续、整体的医疗服务。整合型医疗服务模式受到 WHO 和世界银行等国际组织的推崇，被认为是实现全民健康覆盖的关键战略措施，其强调建立社区为中心的上下联动健康服务体系，并倡导将临床诊疗服务融入大的健康维护管理体系，最终为群众提供防治康养护和临终关怀一体化的全人健康服务。

2015 年 WHO 发布了以人为本的整合型卫生服务（People-Centred And Integrated Health-Care Services，PCIHC）全球战略。PCIHC 包括以人为本和整合型卫生服务两个方面：（1）以人为本的医疗服务是指自觉采纳个人、家庭及社区的观点，将其视为卫生服务的参与者和受益者，以人性化、一体化的方式，根据其需求和偏好提供服务；为患者、家属及社区提供健康教育和支持，帮助其参与临床治疗和决策；强调围绕居民的健康需求和期望而非疾病，提供医疗服务。以人为本是卫生服务体系构建的核心价值，卫生服务系统不仅要以改善和提高居民健康水平为己任，还要满足居民对卫生服务系统的合理反应性，保障基本卫生保健服务的可及性和公平性。（2）整合型卫生服务，又称为一体化服务，是指将包括健康促进、疾病预防、治疗和临终关怀等在内的各种医疗服务进行整合，根据健康需求，协调各级、各类医疗服务机构，为患者提供终生连贯的服务。简而言之，PCIHC 就是指调整卫生服务提供体系，构建由相互联系的各层级供方组成的功能完备、为居民健康负责的医疗服务网络。

WHO 提出的 PCIHC 基本战略包括：（1）加强公众参与，包括对公众和社区授权，激发公民（社区）的主动参与；（2）强化治理和问责，增加决策的透明度，健全系统，形成服务提供者和决策者共同参与的责任制；（3）调整卫生服务模式，以基层卫生服务机构为主，提供卫生服务；（4）加强协作，整合服务资源，建立合作网络；（5）营造有利环境，由不同利益相关者承担转型变革。

2. 协同式医疗服务

协同式医疗服务是目前文献中出现最为广泛的概念，一般认为包括横向协作（不同专科领域融合，多学科团队组建和患者参与）和纵向协作（服务路径清晰明确，各级服务无缝衔接）。"协同医疗服务模式"对复杂的基本医疗保健服务提供体系进行整合与梳理，通过建立社区首诊和双向转诊机制，发展不同服务供方间的合作模式，使基本医疗服务的提供过程变得更加有序。一般认为，协作医疗服务模式分为宏观、中观和微观三个层面，分别涉及体系层面、机构层面和个体层面。

协同医疗服务主要包括以下特征：一是对"有风险"人群的医疗性、功能性、社会性和情感性需求进行综合性和多维度的评估；二是服务提供者之间相互协作，提供最优质的临床诊疗、自我健康教育和对生活方式转变的支持等整合型服务；三是对患者就诊全程进行监测追踪，及时发现问题。协同医疗服务可以分为病例管理（Case management）和疾病管理（Disease management）两种类型，前者主要针对具有高住院风险的患者，这些患者常常由复杂的因素引起健康、功能和社会等多方面的问题；后者主要针对那些仅有单一诊断的患者，或虽然具有合并症但诊疗标准比较明确的患者。

3. 管理式保健

管理式保健模式最初在美国产生，由健康保险公司牵头建立区域医疗集团化管理体系，组织不同级别和类型的供方为参保人提供连续高效的诊治服务。管理式医疗模式在医保机构、医疗机构和患者之间形成的一系列用于控制医疗费用、提高医疗服务质量的契约安排和管理手段，通过对医保机构的供给行为和患者消费行为的主动管理，克服由医疗服务的特殊性引发的医患关系中的市场失灵，解决医疗费用、质量和可及性等问题。

管理式医疗保险以市场为导向，并且引入了商业保险的经营管理机制。管理式医疗集医疗服务提供和经费管理于一体，并且把预防保健与临床医疗有效地结合起来，使医疗质量与经济利益挂钩。其运营主体为管理式医疗组织，是医疗保险机构和医疗服务提供方的合成体。管理式医疗保险的特点主要表现为以下几个方面：一是管理式医疗保险建立在医疗保险机构与医疗服务机构签约的基础上，引入了市场机制和市场管理，并形成了一个相对密切合作的服务网络。这样可以有针对性地安排医疗服务系统为投保者提供特定的医疗服务，有利于激励医疗服务提供者合理调配医疗资源。二是医疗保险机构对医院收入实行总量和封顶控制，定期向医疗服务提供者支付固定的医疗费用，这部分费用自然是来自参保者。为确保医疗服务费用不超支，保险机构将采取各种措施来改善投保者的健康状况，减少其患病的概率，起到真正的预防作用。三是保险机构要求投保者选择服务网络内的医院、医生就诊，投保人只有在保险公司指定的医疗服务提供者处接受服务时才能享受到优惠。并且鼓励病人选择高效率、高质量的服务提供者，以不断提高医疗水平。四是医疗服务提供者从医疗保险机构收取预定的保险费用后，应向投保人提供一套包括从预防保健到临床治疗的综合性的、连续的服务。并且必须接受保险机构对其医疗行为的监督和评估，以使医生更加注重提高服务质量和降低服务成本。

二 国内相关概念

（一）整合型医疗服务体系

2018 年国务院发布医改下半年任务时，明确提出："建立优质高效的医疗卫生服务体系"，研究提出整合型服务体系框架和政策措施。优质高效整合型医疗服务体系核心理念是真正的以人为本、以健康为中心、基于价值的整合型服务体系。习近平总书记提出为人民群众提供全方位、全周期的医疗卫生健康服务，就是一种真正以需求为导向、以健康为中心的连续性的服务。这种服务首先是要有价值的，而价值核心反映在以需求为导向、以健康促进和健康维护为根本标准；价值还反映在它的整体性和协同性上，所以必须是整合的，既整合医疗服务的上游和下游，也要整合预防、保健、康复甚至医养结合等相关医疗卫生健康服务领域的服务供给。

2016 年，世界银行、世界卫生组织及中国财政部、原国家卫生和计划生育委员会、人力资源和社会保障部联合发布《深化中国医药卫生体制改革，建设基于价值的优质服务提供体系》研究报告，提出中国的卫生服务体系需要向建立以强大的基层卫生服务为基础、以人为本和注重质量的一体化服务提供体系转型，即"以人为本的一体化服务"模式（a reformed service delivery model，referred to as people-centered integrated care，PCIC），并提出实现这一转变的八个改革推手（见图 1 - 1）。

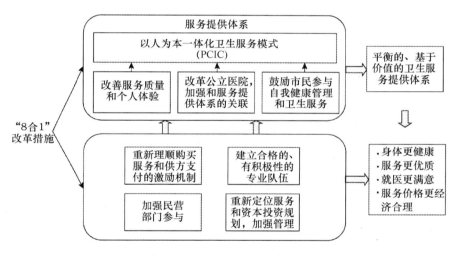

图 1 - 1 相互联系的八个推手

（二）分级诊疗制度

分级诊疗制度是深化医药卫生体制改革五项基本医疗卫生制度之首。习近平总书记强调，引导医疗卫生工作重心下移、资源下沉，把健康"守门人"制度建立起来，是满足人民群众看病就医需求的治本之策。目前，学界普遍认为分级诊疗的本质不在于分，而在于不同类别医疗卫生机构的合作和整合，是连续和整合的医疗卫生服务：分级诊疗是初级卫生保健与专科服务之间的分工与协作；居民选择社区全科医生作为首诊，在需要时，全科医生经由转诊体系，将病人转介给专科医生；在全科医生的组织和协调下，病人在医疗卫生服务体系中有序流动并享有连贯一体的医疗卫生服务。

2015 年 9 月，国务院办公厅印发《关于推进分级诊疗制度建设的指导意见》（国办发〔2015〕70 号），将分级诊疗界定为"基层首诊、双向转诊、急慢分治、上下联动"。（1）基层首诊。在患者自愿的前提下，对于常见病和多发病，利用政策引导和医保政策经济杠杆，引导患者初诊在基层医疗卫生机构，对于超出基层医疗卫生机构能力范围的疾病，择优选基层医疗卫生机构转诊到二三级医院救治。（2）双向转诊。在完善的双向转诊程序和健全转诊指导目录基础上，对于慢性期、恢复期患者向下转诊，逐步实现不同级别、不同类别医疗机构之间的有序转诊，以提高各级医疗机构的效率，合理利用医疗资源。（3）急慢分治。明确和落实各级各类医疗机构急慢病诊疗服务功能，完善治疗—康复—长期护理服务链，为患者提供科学、适宜、连续性的诊疗服务。急危重症患者可以直接到二级以上医院就诊。（4）上下联动。引导不同级别、不同类别医疗机构建立目标明确、权责清晰的分工协作机制，以促进优质医疗资源下沉为重点，推动医疗资源合理配置和纵向流动。

关于"分级诊疗"的内涵研究，主要有以下几种观点：胡书孝认为，分级诊疗是根据患者病情轻重程度被安排到不同医疗机构进行救治，不同医疗机构相互配合的一种高效治疗模式。杨坚等坚持目的论，认为分级诊疗是指为了提高医疗机构的资源利用率和医疗服务效率，以政府为主导，根据各医疗机构的技术和实力，根据疾病的轻重缓急程度，由各医疗机构承担相应的医疗任务，由此构建医疗新秩序。李则从宏观角度出发，认为分级诊疗体系是基层医疗、分级诊疗和双向转诊的无缝对接。虽然以上学者的阐述各不相同，但究其本质具有以下共同特点：第一，分级诊疗的核心在于"分级"，即针对不同医疗机构的实力和疾病的轻重缓急程度，将其划分不同等级；第二，分级诊疗的目的在于通过细致分工和相互协助，提高医疗资源使用效率，形成一种就医新秩序。总体而言，学界关于分级诊疗的概念界定更多的是角度的不同，具体内涵及覆盖范围则差异不大，基本达成共识。

（三）医疗联合体

医疗联合体（以下简称"医联体"）建设是优化医疗资源布局、

促进医疗工作重心下移的重要举措，是开展分级诊疗服务的重要载体。世界银行、世界卫生组织和中国政府联合发布的《深化中国医药卫生体制改革，建设基于价值的体质服务提供体系》中指出，以医联体为主要载体的分级诊疗服务需以居民健康需求为导向，提供保健、预防、治疗、康复等整合服务。医联体需进一步拓展全人群、全周期的闭环健康服务。医疗共同体（以下简称"医共体"）是医联体的一种重要形式，是以县医院为龙头、乡镇卫生院为枢纽、村卫生室为基础的县乡村一体化管理医联体。

作为医疗卫生服务提供的特殊形式，医联体有着不同于单个医疗卫生机构的内涵。在国家层面上，《国家卫生计生委关于开展医疗联合体建设试点工作的指导意见》（国卫医发〔2016〕75号）、《国务院办公厅关于推进医疗联合体建设和发展的指导意见》（国办发〔2017〕32号）都对医联体的概念进行了界定："医疗联合体是指由不同级别、类别医疗机构之间，通过纵向或横向医疗资源整合所形成的医疗机构联合组织。"近年来，伴随医联体建设实践，有关医联体的概念引起国内学者关注。任文杰认为，医联体是以一家或几家大型医院为龙头，通过托管、合作、兼并等方式，纵向或横向整合若干中小型医院、社区卫生服务中心等机构，以区域卫生规划为核心，为区域内人群提供医疗救治、预防保健、健康咨询等全过程服务的医疗服务组织。其构建目的是实现资源优化配置、服务安全高效和价格公平合理，保证医疗服务持续性、公平性、可及性和安全性，避免资源浪费和过度消耗，方便群众就医，满足群众日益增长的医疗卫生服务需求，提升群众对医疗卫生服务满意度。杜巍巍等认为，医疗联合体是由不同层级、类别医疗机构在城区、县域、城市与县级、省域跨行政隶属关系、跨资产所属关系形成的医疗机构联合组织，目的是通过联合体内资源纵向流动，推动优质医疗资源下沉，提升基层医疗服务能力。周斌等认为，医疗联合体是一定区域内不同层次或类型医疗机构之间为实现分级诊疗，基于组织间的长期紧密联盟，并通过利益、组织、战略等核心管理要素进行整合，将医疗机构之间的外部转诊变为集团的内部开展双向转诊的联合。

（四）三医联动

"三医"及"三医"联动的概念界定。"三医"是指医疗、医保和医药。这里的"医疗"不是指狭义的医疗服务，而是围绕修复、维护和增进人民健康而组织起来的各级各类医疗卫生机构、人员、床位、设备等的总和及以上述资源为基础提供的公共卫生服务和医疗服务；"医保"主要指医疗保障制度体系，是包括基本医保、医疗救助和各种形式的补充保险在内的综合保障体系；"医药"则是指药品、耗材、器械等用于医疗卫生目的的有形产品的生产、流通、配送和保障体系。"三医联动"指的是医疗保障体制改革、卫生体制改革与药品流通体制改革的联动，即医疗、医保、医药的联动改革。"三医联动"并不是简单地将三个体制相加，而是要求医疗、医保、医药相关的政府部门积极参与改革活动中，协调合作、共同致力于推动医疗改革的有效发展。医改的主要目标是解决以慢病为主的重大健康威胁与医疗服务供给严重不足之间的突出供需矛盾，并尽可能解决医疗卫生领域的资源分配不均的问题，最大限度地提升医疗资源的利用率，促进国民健康水平的提升。

作为相对独立的专业领域，医疗、医保和医药各有其参与主体和内部的运行规则，不同领域存在较大差异。但与此同时，"三医"又紧密联系、相互依存，具有明显的互嵌性。其中医保是主导，是医疗和医药的重要筹资来源和补偿渠道，能够通过支付方式改革和采购政策等对二者的运行规则和行为模式产生重要影响，同时也需要从医疗和医药领域购买具体的服务和要素以满足参保人的需求；医疗是基础，是直接面向公众尤其是医保制度的参保者，提供各类医疗卫生服务、影响其健康状况的主体，同时也是医药等要素产品得以销售和使用的平台；医药是保障，是医疗领域提供医疗卫生服务所需的各项物质要素或技术支持的来源，同时也需要从医保和个人使用者那里获得资金补偿，以完成产品要素的再生产和利润的实现。这种相对独立又相互依存的特性是"三医"能够联动改革的基础，也是"三医"必须联动改革的原因所在。

第二节　国内外经验

一　国外经验

（一）国际案例

1. 英国

英国 NHS 是目前为止欧洲最大的医疗组织，其提供了包括初级卫生保健、二级卫生保健、三级卫生保健、急诊医疗服务、中期保健和康复、长期护理等在内的卫生保健服务。政府以 NHS 为平台，为了履行其在卫生服务领域中的责任，分别设立了卫生部及地方卫生主管部门、卫生策略权力机构，以及初级卫生保健委托服务机构等，由其具体负责医疗服务管理、实施、监督、评估等职责。英国的卫生服务机构包括国家卫生服务热线电话、简易诊所、全科医生以及专科医生等。从 NHS 的运行模式来讲，英国国家卫生服务制度实质上是一种医疗福利制度，其国家财政预算在卫生保健方面的投入占卫生费用的绝大部分。这种运行模式突出强调了国家政府的集权管理，成为政府集权管理模式的代表。

英国的初级医疗服务体系是在医院外可及的卫生服务系统，通常与服务对象的地理位置很近，对人们的健康起到把关的作用，以确定人们是否需要接受更专业的医疗服务，如到医院接受更专业的治疗和急诊护理。它有两个主要特点：一是为寻求建议或治疗的人们提供初步建议；二是为一般的疾病和损伤患者提供持续的全科医疗保健。

英国的二级和三级医疗服务主要由配有专业医生和其他医务工作者（如护士、治疗师、诊断专家）的医疗机构提供，这些医疗机构主要是公共医疗机构，向患者提供夜间住院服务和日间治疗服务；但是近年来，提供二、三级医疗服务的私营医院比例日益增加。其中，英国的三级医疗服务是指临床专业内用来解决特殊疑难杂症的专业服务。提供三级医疗服务的主要是专科医院，专科医院不负责一般诊疗。卫生事务大臣和卫生部（DH）将专业服务定义为在相对少的专家中心为 100 多万人的人群提供的服务，还进一步区分为提供给仅仅几十人的"非常专业"的服务以及其他服务。并不是每个医院都提供三级医疗服务，提供三级医疗服务的机构包括：部分 NHS 医院信托机构、专科医院和全科急症医院。这些机构通常与提供本科生和研究生教育的医学院或教学医院有联系，同时是相关领域的研究中心，趋于坐落在人口较集中的地区，如伦敦、伯明翰或曼彻斯特。三级医疗服务包括以下专科：骨科、整形外科和烧伤治疗中心、肿瘤科、心胸科、器官移植科、妇科、儿科、神经内科和神经外科、眼科、风湿科、牙科和耳鼻喉科。大多数三级医疗中心也会提供私人卫生服务。国家专业委员会在专科服务国家定义中明确了 34 项专科服务。根据患者疾病的罕见程度，专科服务可由 10 个专业委员会之一在区域范围内委派，也可由国家委员会在全国范围内委派。全英格兰约有 50 家提供各种专科服务和三级医疗服务的医院。

英国实行全科医生"守门人"制度。全科医生不隶属政府部门，政府卫生部门从 GP 那里为大众购买初级保健服务，并通过合同的形式对 GP 提供的服务进行管理。现行合同共有 150 多条细则，GP 在合同约定的社区范围内向居民提供健康咨询、预防接种、诊断治疗、康复训练等卫生保健服务和简单的外科手术。除了对全科医生的服务内容、服务范围进行管理之外，政府部门规定了包括人员配备在内的全科诊所最低标准。全科诊所以团队形式为大众提供健康服务，一般由全科医生、护士、接待员、诊所经理等组成，有的全科诊所还聘请具有专业证书的接生员。全科医生是诊所的经营者，他们可以单独经营，也可以合伙经营。他们按照政府规定的全科诊所人员配备要求聘用诊所中的其他人员。政府部门为社区诊所配备辅助支持人员，如健康访问者、社区护士等，辅助支持人员由政府付工资，政府管理。NHS 规定每个居民需指定一位全科医师作为自己的家庭医师。因此，全科诊所的服务覆盖范围主要是诊所周围的居民，具有区域性特点。范围的大小不由政府部门指定，而由诊所的规模、服务的质量等决定。

当全科医生不能提供相应服务或超出全科医生的业务范围时，

患者可持全科医生的转诊单转到二级医疗服务处就诊。地区医院是第二级医疗，通常是该地区的医疗中心，接诊从社区诊所转诊来的患者。提供二级医疗服务的医院专科医师根据全科医师的转诊单了解患者的病史对症治疗。患者出院时，医院医生会把出院后的康复注意事项转交给患者的全科医生。如果患者的病情严重，超出了医院诊疗能力，医院的专科医师会请本专科某一领域内的专家帮助，提供三级医疗服务。英国的三级医疗服务是指临床专业内用来解决特殊疑难杂症的专家服务。提供三级医疗服务的主要是专科医院或教学医院，这些医院不负责一般诊疗，以紧急救治和诊疗重大疑难病症为主。有些规模较大的医院既提供二级医疗服务也提供三级医疗服务。

英国政府实施了一系列的辅助政策，用于巩固和完善全科医生"守门人"制度。这些辅助政策体现在三个方面：患者就诊、支付方式和 GP 培训。首先，在英国全科医生"守门人"制度下，患者转诊必须经过全科医生，如果患者直接到上一级医院就医，就要长时间地候诊，这在某种程度上等于对越级就诊患者说"不"。一些常见病的手术在医院的门诊进行，手术完成后患者则需离开医院，在全科诊所或社区医院由全科医生进行后续治疗和护理，这样就有效控制了医疗费用的增长，缓解了大医院的床位压力。针对异地就医问题，为了方便居民就诊，NHS 采用了"经费跟着病人走"制度。如果居民在异地暂住一段时间，可以选择当地的全科医生，以临时居民的身份进行注册。若外出时间很短，也可以自费就诊，待返回居住地之后再进行报销。

英国的初级医疗服务机构连同二、三级医疗机构的医护人员的薪酬都是由英国国民医疗服务体系进行支付，社区诊所与综合医院不存在利益竞争。英国 GP 报酬包括固定津贴、人头费和提供一些特殊服务项目的收入。"按人头付费"是根据一定时期内向 GP 注册的人口数量，对 GP 支付酬金，要求全科医生提供合同要求的初级保健、普通门诊服务等，按人头付费占 GP 收入的 60% 以上。即便 GP 将患者转诊至二、三级医疗机构就诊，他们仍然属于 GP 监管的"人头"，丝毫不会影响 GP 的收入。与此同时，综合医院由于床位有限，需要上转的患者都是排号入驻的，综合医院的医生底薪丰厚，工作量稳定而繁忙，也完全不用担心因下转影响到自己的收入。由此可见，英国的上下转诊并不会对不同层级医疗服务提供者的收入产生影响，这在很大程度上有助于英国双向转诊的良好运转。

英国的全科医生堪当"守门人"。数量足，每万人口拥有全科医生 6 名，全科医生占所有医生的比例为 50%—55%；素质高，即下面所说的培训问题；激励足，即下面所说的收入等问题。英国全科医学教育采用"以问题为中心的培养模式"，要成为一名全科医师必须经历以下的教育和专项培训：在 7 年小学和 7 年中学教育的基础上完成 5 年医学本科课程教育—1 年医疗实习—注册医生—进行 1 年全科医学基础课程学习（其中 2/3 时间在医院，1/3 时间在社区）—接受 3 年全科医学研究生专业培训，其中 2 年在医院 6 个岗位轮转，1 年在全科诊所。最后经英国皇家全科医师学会考核合格，取得全科医师的上岗资格，成为一名合格的全科医师。完备的全科医学教育制度造就出称职的全科医生，英国的全科医师是综合程度较高的医学人才，掌握内科、外科、妇科、儿科、皮肤科、眼科、耳鼻喉科、传染科、精神科、康复医学科等众多专科的知识，为居民提供集医疗、预防、保健、康复、健康教育、计划生育指导为一体的"六位一体"医疗保健服务。英国给予全科医生团队以高收入待遇，伦敦人均年收入为 3 万英镑左右，而全科医生人均年收入约为 10 万英镑，比英国一些大医院的专科医生还要略高，优厚待遇稳定了全科医生医疗团队，除此之外，广泛的宣传、媒体的导向，使英国的社区诊所全科医生广受尊重，能力和贡献也为社会和业内普遍认同，所以很多医学院校培养的高才生并未流向大医院，而是去往社区医疗机构。这些措施有助于培养和稳固优秀的全科医生队伍，极大地奠定了英国初级卫生保健网络的基础。

英国的社区诊所服务质量上乘赢得居民信任。在英国社区诊所遍布全国各地，社区诊所涵盖所有国民，每个社区诊所有三到六名全科医生，服务的人数一般为五千到一万人。患者通常选择离住所较近的全科诊所注册，注册后 2 周左右会收到一张病历卡和病历号，社区诊所会指定一名全科医生对其负责，每次就诊之前预约全科医生，按时间赴约就诊，不必为看病受等候之苦。全科医生为每一个签约的居民建立起一个从出生到死亡的终身健康档案，患者每次来就诊，社区诊所都会对其健康档案进行所有数据的添加输入，内容包含主诉、现病史、既往史、家族史、体格检查等，通过输入患者姓名、住址、社保号等任一项均可调阅出患者的资料，它节省了患者的就诊时间，提高了效率，也为患者转诊提供了基础。

2. 澳大利亚

澳大利亚的 Medicare 要求除急诊外的所有患者，须在 GPs 处进行首诊才能享有免费医疗，经 GPs 初步诊断基层医疗无法满足其病情需求时，由该 GP 将患者转诊到下一级医疗机构进行处理。否则，无法享受免费医疗。每年有 80% 以上的人就诊于 GPs，患者就医时可以自由选择一个或多个 GPs，GPs 处于初级医疗保健体系的第一线，可以说 GPs 为患者所接触到的第一级医疗服务提供者。GPs 充分发挥引导作用，过滤掉病情较缓的患者，起到有效分流的作用，可以说 GPs 在医疗体系中起到重要作用，是医疗体系的守门人。所谓"守门人"制度，即为澳大利亚的全科医生首诊转诊制度。该制度的目的在提升住院服务的合理利用，控制医疗成本，使多数患者的一般医疗需求可以得到满足。相比全科服务的患者，毕竟需要转诊到更高级医疗机构进行专科治疗、手术治疗或疑难病症的患者对象较少，而经过二三级医院治疗，病情恢复的患者可以转回到社区进行护理与疗养。

在"守门人"制度的基础上，澳大利亚根据卫生需求逐步建立起金字塔式的医疗服务配置格局，最基层的全科医疗与社区卫生服务为患者提供一般的医疗保健服务，最上层的公立或私立医院为少数病情严重的患者提供三级医疗服务。这一体系的各个部分联系紧密，衔接顺畅，在政府的鼓励下，全科医疗服务与不同性质、规模的卫生服务机构互动增加，如区域性"全科医生网络"的建立是有效的横向与纵向医疗服务整合，使 GPs 之间以及 GPs 与专科医师加强交流与合作，一方面充分利用了全科医疗服务多学科的广度，又能结合专科医疗服务的精度，为患者提供多样化服务的同时还能保障患者的治疗水平，减少医疗服务间的重叠。GPs 在卫生服务体系中处于不可取代的地位，以 GPs 为原点，可与任何其他医疗服务相连，形成经济、有效的服务覆盖网络。如 GPs 与儿童保健中心合作完成儿童疫苗接种；GPs 与社区卫生服务中心共同完成家庭护理、社区康复等服务；而老年人照护服务也需要 GPs 与护理机构或老年保健服务中心协作完成。"守门人"制度还鼓励各社区卫生服务机构以地域为单位，签订协议形成联盟，为居民提供"一站式"服务，既达到健康促进的效果，又可降低医疗费用。

在"守门人"制度下，GPs 需要具备较高的素质水平，且临床质量控制体系应较为完善，临床路径与门诊诊疗方案管理也应严格、细化，患者的就诊行为得到约束的同时，还要激励 GPs 转诊的积极性，这样才能保障分级诊疗的稳定。基于以上条件，澳大利亚的配套辅助手段如下：

通过医疗服务与医保联动，实施分级的科学付费。服务购买方与医疗管理方建立服务与筹资统一的体系，或使医药、医疗与医保联动，根据不同医疗级别制定多元支付方式，全面完善基层首诊与双向转诊，如医院受到公立医院预算包干制影响，往往倾向于压缩住院日并下转患者以减少成本。基于国家立法或保障制度——运用全民医保或私人保险来规范患者的诊疗行为，鼓励患者与 GPs 签订契约，建立长期稳定的关系，同时对医保要求外的就诊患者不予报销。Medicare 可以提供的免费医疗服务包括公立医院的住院服务、全科医疗或专科医疗服务、影像检查与病理检验、制定的牙科服务与眼科检查等服务，鼓励患者优先选择上述服务。为了促进私立医疗卫生体系发展，《健康保险法》中限定公立服务无法选择医生与病房，无优先住院治疗权，因此一些非急诊手术或疾病需要较长的候诊时间；对理疗、按摩或私立医院的住院服务，Medicare 不予报销。从而鼓励中高收入患者购买私人保险以获得更满足自身个性化需求的服务。由此，公立与私立的保健制度均受到支持，不同的资金来源使卫生体系得以良好维持运作，同时又根据患者的不同支付能力增加了垂直公平性，使医疗资源合理分配。

有效利用信息化优势，建立信息平台。澳大利亚借助电子科技优势，创立完善的卫生服务信息网络共享平台，通过个人电子健康档案、临床决策支持等方式来提升患者的健康，并促进医务者提供服务的质量。虽然目前碍于费用压力与信息化技术困难，澳政府还没有完全做到信息网络的整合，但是医疗与医保的信息平台对接、高效的质量控制系统都从智能化角度规范了医疗服务提供者的行为，并有利于提升服务质量与服务绩效。

建立清晰格局的分级诊疗体系。根据 WHO 意见，既统一又分工明确、秩序良好的诊疗体系建立需要解决三个问题，即：（1）如何分级并确定各级的服务类型；（2）建立双向转诊体系，保障患者就医秩序的方法是什么；（3）公立体系与私立体系如何协作共赢。就上述问题而言，澳大利亚基于全科医生"守门人"制度的诊疗体系较为科学，急性病与慢性病的治疗体系分离，普通门诊与住院服务分开，根据普通的诊疗服务与高级诊疗服务的服务内容，各自调整治疗措施与手段，各级医疗服务机构的服务范围标准统一、公开。除此之外，临床路径与指南也提升提供医疗服务的循证化，有利于质量改进。澳大利亚对长期诊疗服务十分重视，建立起具有本国特色的老年保健照护制度，有效分流急慢性患者。澳大利亚的向下转诊秩序良好，政策鼓励急病康复期患者回归家庭与社区。

完善的全科医生培训体制。澳大利亚的全科医学是规模最大的医学专科，毕业的医学生约有30%从事全科医疗服务。全科医生的培养分为四个阶段：医学生、职业前医生、全科医学职业培训注册生、继续职业发展。澳的医学院分为5—6年制与4+4年制，毕业后，学生实习1年后，欲成为 GPs 者经过3年的 GP 职业培训，通过最权威的澳大利亚皇家全科医学学院（RACGP）的评估与资格考试后，即成为注册 GPs。培养一名合格的 GP 需要付出时间与经历，澳大利亚对 GPs 的培养目标和要求十分明确：以患者为中心（person centredness）、治疗的连续性（continuity of care）、复杂性（comprehensiveness）、全人关怀（whole person care）、诊疗技术（diagnostic and therapeutic skill）。根据以上目标，课程的设定针对 GPs 的多种专业技能与素养，既要具有独立行医能力，可以满足患者的社区医疗需求，又能根据国家政策与未来保健家户及时更新自己的知识与技术。整个培养过程科学、高效，住院医生与全科医生培训对接完整，既避免了冗赘的实践，又能开展针对性的课程；GPs 生源的自身素质较高，明确了解自身需求，具有学习积极性，培训形式多元，从而为学生的职业发展打下良好基础；终身考评制度使成为注册 GPs 的医生继续参加多种培训，不断提升自身服务的质量，始终保留全科医生的核心能力。由于培养模式的复杂性与漫长周期性，GPs 具有较高的社会地位——社会需求量与社会认可程度均高于专科医生，薪酬激励机制完善，不仅收入高于社会平均工资或其他专科医师，还可以得到 RACGP 的诊所、住房等各种补助，因此 GPs 在提供服务时具有较高的主动性。

综上，澳大利亚的公立与私立医疗服务体系相辅相成，在政府主导、社会共同参与的背景下，基于 Medicare 的全科医生"守门人"制度，其成功建立了和谐统一、就诊有序的分级诊疗体系。该体系不仅有效控费，合理分配医疗资源，还为全民提供普遍化、个性化的医疗服务，在一定程度上做到了基层首诊、双向转诊、急慢分治的合理化状态。

3. 德国

德国的卫生服务体系的关键特征是，门诊服务与住院服务之间清晰的制度性分离。初级医疗保健及二级门诊服务由执业医师提供，患者可以自由地选择各层级的服务。医院（包括公立医院、私立医院及非营利性医院）提供二级和三级住院医疗服务，除急诊等特殊服务外，通常由门诊医生转诊。德国初级诊疗包括所有门诊医疗服务，这些门诊服务大多为个体行医、私立营利性的全科医生/家庭医生和全科儿科医生。急诊服务和长期看护服务通常由非营利性医疗机构或营利性机构雇佣护士、助理护士、老年人看护者、社会工作者及行政工作者来提供服务。

德国的住院服务主要由公立医院和非营利私立医院构成，近年来，非营利私立医院通过兼并和收购公立医院的形式不断发展壮大。德国传统上由医院专注于住院服务，并严格区别于门诊服务，除了出于教学科研目的的大学附属医院以外，医院通常不提供门诊服务。2002 年，咨询委员会的一份报告（*Sachverständigenrat für die*

Konzertierte Aktion im Gesundheitswesen，2002）提及了卫生系统中医疗服务利用不足、过度医疗及使用不当，自 2004 年以来，为了加强门诊及住院服务之间的联系，以便参与到整合医疗模型（INTE-GRATED CARE）及疾病管理项目（DMPs）中，德国允许医院开设专科门诊服务，包括特定高度专业化的专科服务以及罕见病及疾病的特殊病程。对于此类门诊专科服务，患者有权利在门诊和住院医疗之间进行选择，对于医院提供的门诊服务，医保疾病基金会与医院签订特殊合同。联邦联合委员会允许肿瘤疾病、胰纤维性囊肿病、肺动脉高压、血友病、肺结核、多发性硬化症、急性心力衰竭、艾滋病、风湿病、原发胆管硬化症、肝豆状核变形和马方综合征在医院开始门诊服务，同时也对其他能够在医院进行门诊服务的新发疾病制定了标准，每两年修订一次。

　　在德国从事一二级医疗服务的家庭医生传统上并不是医疗服务体系的守门人，患者可以自由地选择门诊医生并随时更换。近年来德国开始以初级卫生服务为中心，通过整合医疗项目、守门人制度引入、慢性病疾病管理项目等改革，加强医疗服务部门间的协调性，同时强化家庭医生在卫生服务中引导者的地位。其中 2006 年，允许疾病医保基金和卫生服务提供者缩减门诊服务及住院服务 1% 的预算来为整合医疗项目筹资。在一二级门诊服务向三级医疗服务转诊过程中，医保基金等第三方付费机构充当了转诊制度的监督者角色。各医保基金是医疗服务的付费方，掌握对各级医疗机构的奖惩权。如果医院接诊"小病"患者，医保基金可不予支付，由医院承担费用；同样，一二级门诊诊所将"小病"患者转诊至医院，保险公司也可采取降低支付比例或扣款等措施。

　　德国初级医疗服务整合的探索措施。疾病管理项目横向整合门诊服务资源，同时通过对纳入管理的慢性病治疗方案标准化以限制医生的处方行为。整合医疗项目纵向整合医疗资源，弥补门诊服务与住院服务之间的分割状态。在整合医疗项目的合同下，医疗服务由独立管理组织统筹服务提供网络。德国卫生系统中传统上没有守门人制度，相反，病人可以自由选择 SHI 认可的医生。1993 年起，疾病基金批准了守门人制度的试点项目，然而由于法律障碍，SHI

医生的抵制和其他原因，守门人制度并没有被推广。2004 年，疾病基金提供加入"家庭医生服务模式"的机会，对服从守门人规则医生提供潜在的奖金。3700 名家庭医生加入，大约 100 万名患者加入，登记患者对支付常规联合付费门诊的 50%（直到 2012 年废除），可以节约候诊时间，在晚上工作时间就诊免于部分药物的联合支付。2004—2012 年间引入的门诊医师联合付费制度（至 2012 年）改变了患者的求医行为，以至于他们较以往（形式上的）进行转诊推荐。在同一季度内，随后对这名医生的门诊不需要联合付费。医生可以是家庭医生也可以是专科医生，必要时将患者转诊到其他医生那里。尽管由 SHI 覆盖的患者也可以选择其他专家（professionals），但只有得到一名医生推荐才能得到报销。

4. 美国

美国的医疗卫生服务提供包括初级卫生服务、专科服务、急救医疗服务、公共卫生服务、精神卫生服务、长期护理等在内的医疗保健服务。美国卫生服务组织从性质上划分，主要分为公共卫生机构、医疗提供商/医院、大学与医学院、保险商和健康维护组织五类，其中公共卫生机构与医疗提供商/医院是服务组织体系的主体部分。医疗服务主要的提供者是私立医院及私人诊所，公立医院（即由联邦、州及地方政府举办的"政府"医院）占比不到 1/3。医院根据服务类型、所有权、规模大小（床位数量）和住院时间进行分类，分为联邦医院和非联邦医院，非联邦医院又分为社区医院和非社区医院，社区医院再根据服务的类型进行分类（疾病预防与控制中心，2011 年）。2009 年美国共有 5795 家医院（疾病预防与控制中心，2011 年）。其中联邦医院占 4%，非联邦医院占 96%（各自为 211 家和 5584 家）。在非联邦医院中，90%（5008 家）是社区医院，10%（576 家）是非社区医院。2009 年，在所有的社区医院中，58% 是非营利性的，20% 是营利性的，22% 是州和地方政府举办的（恺撒集团，2010）。

美国的初级医疗服务的从业者为家庭医生，他们负责患者的医疗保健服务，并且每隔一段时间去给患者体检。家庭医生是可以自由选择的，通常根据保险类型、地理位置、与哪家医院合作、讲哪种语言等进行选择。有部分专科也纳入初级医疗服务中，包括家庭医学、内科、儿科和妇产科。美国有很多提供初级医疗服务的场所。最主要的是私人诊所，其次是公立或非营利性社区健康中心，它们为低收入人群，未参保人员以及少数民族人群提供初级医疗保健服务（Bodenheimer & Pham，2010）。其他的政府医疗卫生服务部门包括军队诊所（由 VHA 经营）、监狱、IHS 以及移民和流浪者中心（Bodenheimer & Pham，2010；Shi etc.，2010）。在城市地区，有些公立或教学医院也有门诊服务，通常为缺医少药的人群提供初级医疗保健服务（Bodenheimer & Pham，2010）。少部分的整合医疗服务体系，如恺撒集团和盖辛格卫生体系，把提供初级卫生服务作为整合医疗服务体系的一部分，提供一些初级医疗服务、专科服务、急诊、医院综合服务和其他保健服务（Bodenheimer & Pham，2010）。工作场所健康计划和诊所也提供一些初级医疗保健服务，包括身体检查、健康促进和基本预防服务等。

初级医疗服务和专科服务的关系。美国居民在出现健康问题时第一时间去看家庭医生，家庭医生确保患者保持健康所需的护理，也可以与其他医生和医疗保健提供者讨论患者的护理措施并为其办理转诊。多数健康计划均规定患者需要得到家庭医生的允许，才能去看其他专科医疗保健提供者。为了让健康计划支付就诊费用，患者在去看专科医生之前，可能需要从主治医生那里取得转诊（或得到确切的指示）。对于一些服务，健康计划可能要求患者先得到事先授权，即让患者所参加的健康保险或计划决定医疗服务、治疗方案、处方药或耐用医疗设备是否具有医疗必要性。这也称为事先授权、事先核准或事先认证。因此，美国的转诊制度既要得到家庭医生的指示，也要得到患者所加入的健康保险计划的事先授权。否则，自付额将会很高。美国医疗服务模式以民间私营医疗与保险为主，在此基础上，政府对特殊群体的社会医疗保险提供扶持。在美国，人们根据自身需要投保商业性医疗保险，接受保险公司提供的定点医疗单位的服务。美国全科医生制度及转诊的实现离不开以下体系和机制的相互作用。

层次清晰的三级医疗体系。美国的医疗机构分为基层社区卫生服务机构、二级医院和三级医院。上述机构由合理的双向转诊制度联系起来。基层社区卫生服务机构关注本社区的全体居民，对其进行健康管理，同时开展常见病的首诊以及为住院患者提供出院后的康复医疗。二级、三级医院主要接诊专科病人以及病情复杂危重的患者，并接收从下级卫生服务机构转诊的患者。美国三类医院层次清晰，分工明确，能有效满足不同患者的医疗需求，为分级诊疗在美国良好实践提供坚实的基础。完善的基层医疗服务网。美国基层医疗服务体系由私人诊所、护理院、社区服务中心和宗教及友好组织团体等组成。这些机构和组织不但能够担负患者的初级医疗服务、康复治疗，还可以为社区提供预防、保健、健康教育咨询等综合性服务。这种完善的基层医疗服务体系，为美国管理就医需求及实现基层就医奠定了基础。

管理式的医疗保健体系。美国的保健管理体系由医疗保险计划方（保险公司）和医疗服务提供方（医疗机构）双方共同进行，通过经济刺激及组织措施调控供需双方。美国的转诊模式以保健管理体系为基础，美国的私人保险市场欣欣向荣，其中有 3/4 是属于保健管理，1/4 属于传统付费项目。美国的保健管理并非患者与医生之间自由双向互选，其更加强调监督卫生服务的供给，卫生服务供方与管理型卫生保健组织相互制约，严格控制参加者的权益。保健管理有健康维护组织（health maintenance organization，HMO）、优惠服务提供者组织（preferred provider organization，PPO）、服务点组织（point of service，POS）三种形式。这三种形式通过设置自付额的高低影响患者支付费用，从而调节患者在网络内（in-network）与网络外（out-of-network）间的就医流向，鼓励患者在网络内的社区就诊。通过保健管理体系的经济激励作用，促使网络内的双向转诊科学、高效。

DRGs 支付方式下的约束机制。疾病诊断治疗分类标准（diagnostic-related groups，DRGs）为各种保险提供管理和报销的重要依据。这种支付方式限定了规范的疾病住院指征与时间周期，即某个病种或手术，患者恢复到了某种程度，必须转到基层医疗机构或回家接受全科医生治疗。否则，延期出院的治疗费用由患者自己承担。多年的实践表明，DRGs 这种支付方式，除了兼顾政府、医院、患者各方利益，还能约束患者的就医行为，有利于双向转诊的有序进行。

就医习惯。在美国，尽管患者在选择医院和医生时没有强行规定，但患者还是会在自己医疗保险中所签约的家庭医生处首诊，以他们的指导为基础，确定进一步的治疗方案。一方面，这与美国严格的医学教育密不可分，家庭医生经历的医学训练毫不亚于大医院的医生。因此，人们对家庭医生充分信任。另一方面，患者在自己医疗保险中所签约的家庭医生处首诊，自付额较少，保险公司报销的比例较高，同时大医院预约后等待时间较长。因此看病找家庭医生已经成为一种约定俗成的就医习惯，在这种文化影响下的就医习惯，为在美国实践分级诊疗提供了有力的支持。

（二）国际经验总结

各国和地区的卫生体制主要分为国家医疗服务体系、社会保险体系和商业保险体系等三种类型。分级诊疗制度在国家医疗服务体系为主的国家和地区，如英国、澳大利亚及北欧等高福利国家，多采用较为严格的全科医生守门人制度，实行较为强制性的转诊制度。该模式对全科医生的业务能力要求较高，要求全科医生服务网络较为完善。社会保险体系国家如德国和日本，因国民多数已经加入社会保险，社会保险也成为医疗机构主要的收入来源。因此，多采用医保购买权引导居民就诊流向，并实行分级诊疗制度。在以商业保险为主的国家，如美国，往往依托精细的医保支付方式引导患者就诊流向，严格控制医疗费用支出，提高购买服务的效益。总的来说，国际上不同国家和地区分级诊疗制度建设具有以下共性特点。

1. 功能明确的医疗服务体系是分级诊疗的重要基础

健全的医疗服务体系，要求各层级医疗服务层次清晰，主要服务范围明确，以及转诊标准和流程规范。英国公立医院属政府所有，专科医院不设门诊部，医院接待的病人主要是通过全科医生转诊而来，并不直接接待普通门诊病人。诊所主要是全科医生合伙开业，大多数属于私立机构，与国民医疗服务体系签约提供初级保健、基本医疗服务和病人转诊服务。德国在区域医院规划的基础上，建成了数百个"区域性医院服务体系"，在每一区域内按标准设置四级医疗机构。区域内医院的等级和规模、设备条件、功能由政府根据服务的需要统一安排划定。美国医院中的主体是社区医院，占医院总数的60%以上，床位占总数的70%以上，大多数社区医院提供初级卫生保健服务和二级医疗服务，但部分社区医院也提供三级服务。实际上，德国、英国的大型医院本身提供住院、急诊和专科门诊服务，不提供全科诊疗服务，但其医院的区域内却有不少的全科诊所，甚至有些诊所租用的是医院的房屋。这种医疗机构在空间上的配置结果，不是人为行政干预的结果，而是各类医疗机构为了医疗服务在功能上相互衔接而相互协作的结果。

2. 完善的全科医生"守门人"制度是实现分级诊疗的重要前提

全科医生作为初级卫生保健的主要服务提供者，是最先接触患者的医生，既能够对人们的健康保驾护航，又能分解上级医疗机构的压力，是分级诊疗体系建立的重要基础。与允许直接寻求专科医生服务的国家相比，建立有社区医生"守门人"制度的国家，拥有更加完善和流畅的上下转诊体系。例如，英国的全科医生，作为医疗服务体系的"守门人"和英国卫生保健网的基础，向患者提供诊断服务、小型手术、计划生育、急性和慢性病患者及晚期疾病患者的护理服务、预防服务等，当患者的疾病不能由全科医生治疗或不包含在全科医生的业务范围内时，全科医生会将患者转诊到医院。澳大利亚、美国等国家也高度重视全科医生在分级诊疗体系中的"守门人"作用，这些国家的全科医生处于初级卫生保健体系的第一线，全科医生对签约的患者进行首诊，避免上级医疗机构向患者提供不必要的专科医疗服务，对医院起到了有效的分流作用。

在英国，当患者的疾病不能由全科医生治疗或不包含在全科医生的业务范围内时，患者必须通过全科医生转诊才能获得二级医疗服务。二级医疗服务的主体为地区医院，主要提供急性择期治疗服务。当患者的病情严重，超出了地区医院的诊疗能力时，专科医师会请领域内的专家帮助，提供三级医疗服务。三级医疗服务的主体是专科医院，主要提供解决特殊疑难杂症的专业服务。澳大利亚卫生服务供给体系主要由社区和医院组成，建立起金字塔式的医疗服务配置格局。社区和医院分工明确，最基层的社区卫生服务为患者提供一般的医疗保健服务，医院不提供普通门诊服务，普通病人接受专科服务必须通过全科医生的转诊，最上层的公立或私立医院为少数病情严重的患者提供三级医疗服务。

3. 健全的全科医生培养和使用机制是基层服务能力的重要保障

全科医生是初级医疗保健的核心。发达国家一方面建立起了规范、系统的全科医生教育和培训体系，保证了全科医学人才的数量和质量；另一方面具有完善的医生薪酬制度和较高的薪酬待遇，保障了全科医学人才的社会地位和职业稳定性。英国每万人口拥有全科医生 6 名，全科医生占所有医生的比例约为 50% —55%；澳大利亚全科医生数占该国总医生数的比例为 35.4%，高于 OECD 国家的平均水平 29.4%。英国的全科医生需要经过至少 10 年的医学教育和培训，最后经英国皇家全科医师学会考核合格后，才能取得全科医师的上岗资格，成为一名合格的全科医生。澳大利亚建立了一套全科医学教育培养和学术交流体系，用于培养本国的全科医生队伍，全科医生只有获得澳大利亚全科医学认证委员会的理论和实践考试，才能获得执业资格。德国对全科医生实行高强度培训，要求其必须在医院至少服务六年。美国的全科医学教育也十分严格，全科医生经历的医学训练毫不亚于大医院的专科医生，因此人们对全科医生充分信任。

4. 合理的支付制度是分级诊疗的重要促进因素

多数国家通过建立一系列支付制度，促进分级诊疗制度有序运行。从供方分析，德国充分发挥"第三方付费"主导作用，规范和约束医疗机构功能，诊所向医院转诊过程中，医保基金等第三方付费机构充当了转诊制度监督者的角色。如果诊所将"小病"患者转诊至医院，保险公司也可采取降低支付比例或扣款等措施；如果医院接诊"小病"患者，医保基金可不予支付，由医院承担费用。各医保基金作为医疗服务的付费方，通过掌握对各级医疗机构的奖惩权，在德国形成了"上下分明"的医疗体系和就医秩序。澳大利亚对医院实行总额预算制，通过第三方付费，鼓励医院将病人转回社区。另外，从医疗卫生服务需求方来看，通过医疗保险报销比例对患者的就诊行为进行规范约束，即遵循规定的转诊流程就会获得较高的报销比例，否则，患者获得的疾病报销比例就较低。在美国，多数健康保险会规定一些医疗服务、治疗方案、处方药或医疗设备是否具有医疗必要性，要求患者在去看专科医生之前，需要从全科医生那里先得到事先授权，否则健康保险将不支付患者的就诊费用。患者在自己医疗保险所签约的全科医生处首诊，自付额较少，保险公司报销的比例较高。此外，疾病诊断分类标准（diagnostic-related groups，DRGs）为各种保险提供管理和报销的重要依据，其制定了规范的疾病住院指征与时间周期，即某类病种或手术，患者恢复到了某种程度，必须转到基层医疗机构或回家接受全科医生治疗和护理；否则，延期出院的治疗费用由患者自己承担。

二　国内经验

（一）国内案例

1. 上海

一是控制顶端。严格控制大型医院规模的管制政策，将平均住院日作为大型医院绩效考核的关键指标，推动三级医院转出处于后治疗阶段的住院病人。数据显示：上海医院平均住院日 2009 年以来大幅度下降，从 15.07 天降到 2016 年的 11.23 天，其中三级医院的平均住院日更是降到 7.67 天，目前，上海没有一家三级医院核定床位数量超过 2000 张。该管制政策固然会加剧病人到大型医院的"看病难"问题，但在另一方面也促使大型医院主动寻求基层医疗机构的合作，促使大型医院将一些病情较轻的病人转到其他医疗机构就医，从而推动分级诊疗。

二是强化承接。加强承接医疗机构的能力，使其能够承接大型医院下沉或分流而来的病人。主要有两类承接机构，一是基层医疗机构，二是康复、长期护理等机构。在硬件建设方面，上海启动了社区卫生服务中心标准化建设工作以及康复医院、老年病医院、长期护理机构的大规模建设（转型）工作，并推进建立独立的区域影像、检验、心电诊疗中心。在人力配置方面，一是将全科医生培养纳入住院医师规范化培训渠道、做强全科培训基地，培养本土化乡村医生，加强家庭医生骨干的能力培训，加大康复、长期护理等专业人才的培养和引进。二是强化下基层力度，上海二级医院和三级医院凡是晋升副高级职称的医师晋升之前，需要按照基层的科室需求分梯度下基层，使医生相固定地支持远郊区的二甲医院，并停止下基层医生在原单位的处方权。在政策配套方面，无论公立、民办，只要设立康复医院和床位护理机构，医保一律予以定点；上海市价格部门也大幅度调高了康复服务和长期护理服务的价格。

三是联合均衡。一是纵向联合，通过医联体、托管、城乡对口支援等方式，实现三级医院对所有区（县）中心医院支撑的全覆盖、区级医院对所有社区卫生服务中心支撑的全覆盖。以慢病为纽带，三级医院与社区卫生服务中心合作，推进慢性病人的疾病管理，例如瑞金医院纵向联合体。二是地理均衡，针对大型医院集中在市区范围内的情况，启动郊区、县三级医院建设项目，保证市区以外的郊区、县每个区（县）都有一所三级综合医院，在此基础上进一步构建区域纵向联合体，方便了百姓在当地就医。三是横向联合，针对病人集中的大型专科医院就医的情况，启动专科医疗联合体建设，例如儿科医疗集团、产科医疗集团、神经外科医疗集团等，分片包干上海各大块区域的专科服务。

四是需方引导。采取一系列措施引导病人到合适医疗机构就医，包括：一是签约引导。以家庭医生为纽带，主要针对 60 岁以上居民，居民自愿选择 1 家社区卫生服务中心、1 家二级和 1 家三级医院签约，形成"1 + 1 + 1"签约组合，建立家庭医生与居民稳定的签约服务关系。打通双向转诊通道，打破转诊"有名无实"的境况，真正让患者通过转诊挂到号。二是价格引导。上海市价格部门比较大幅度地调高了三级医疗服务的诊疗价格。三是补偿引导。签约居民可减免社区卫生服务机构的挂号费、诊疗费，经社区卫生服务机构转诊到上级医院的，挂号费、诊疗费减半收取。四是信息引导。上海通过专业技能比赛等形式，对各级各类机构的特色医疗专业和名医均有一定的宣传。同时还通过延伸处方的方式，使病人在社区就能够获得适宜的药品服务。五是互联网引导。推进健康信息网建设，完善各级医疗机构诊疗系统的互联互通。部分行政区启动了云医院建设，区域医疗中心、社区卫生服务中心（站）、零售药店联手推进互联网医疗。

2. 厦门

厦门市自 2012 年起开展分级诊疗改革，从医院"放得下"、基层"愿意接、接得住"、群众"乐意去、留得住"三大瓶颈问题入手，以慢病管理为突破口，采取"慢病先行，三师共管"的办法，柔性引导和推动优质医疗资源和患者向基层"双下沉"，并从试点探索、单项突破，逐步向系统配套、全面推广深化，取得了阶段性成效。

一是建立"慢病先行，三师共管"的分级诊疗模式。"慢病先行、三师共管"是厦门经验的精髓。即以慢病管理作为突破点，尝试建立"三师共管、两病两网"体系，即通过三级医院的专科医师、社区中心的全科医师和健康管理师，这三个层次的医务人员的团队式合作，将部分不需要在大医院接受治疗的高血压、糖尿病患者转移到社区进行管理。患者诊断和治疗方案制订仍由三级医院专科医师负责，这些专科医师同时负责社区全科医师的培训工作；全科医师负责实施专科医师的治疗方案，及时掌握病情；健康管理师则负责慢病患者的日常联络随访，对患者的生活方式进行全方位健康干预。据厦门市抽样调查，在大医院门诊量中慢病占 60% 以上，其中 30% 为"续药"。因此，将这些诊断明确的慢性病稳定期患者，通过适当的机制下沉到基层医疗卫生机构，可一举三得：有效分流三级医院大部分门诊患者，缓解"战时状态"；使基层诊治水平和能力得到锻炼提升，增强病人对基层卫生医疗机构的信任感；从根本上改变慢病患者"出了医院无人管"，后续治疗和健康管理不规范问题，有效延缓和减少慢病并发症发生，节省大量医疗费用。

二是建立让基层"愿意接""接得住"的体制机制。建立基层考核激励机制。重点考核延时服务、"三师共管"、分级诊疗和家庭医生签约等指标，奖励增量，充分调动了基层积极性。2015 年 4 月，厦门市卫生计生委制定了《慢性病分级诊疗绩效管理试行办法》，根据该办法，厦门将按有效签约人数，给予每人每年 600 元社区卫生服务中心签约服务经费补助。其中 20%（120 元）由社区卫生服务中心用于开展"三师共管"签约服务相关工作经费，80%（480 元）由社区卫生服务中心用于"三师"的激励补贴。用于"师"的激励补贴，按健康管理师 0.375、全科医生 0.375、专科医生 0.25 的分配系数进行分配每季度按有效签约人数及季度考核结果预先发放 2/3，剩余 1/3 按绩效考核结果兑现。提升基层专业力量。厦门市创设的由大医院专科医师、基层家庭医师和健康管理师共同组成的"三师共管"团队服务模式，有助于提高基层诊疗服务水平，提升专业力量。专科医师负责明确诊断与治疗方案，并带教、指导基层的全科医师负责落实、执行治疗方案，进行病情日常监测和双向转诊；健康管理师则侧重于健康教育和患者的行为干预"三师共管"。

三是建立让三级医院"愿意放""放得下"的体制机制。改革补助考核机制。厦门调整了财政补助方式与结构，取消对三级医院门诊工作量的定额补助，改为对急诊、手术和疑难杂症治疗的补助；调整三级公立医院普通门诊工作量补助为专项补助。上调三级医院诊察费收费标准，提高三级医院急诊科、专家门诊诊察费。将慢性病分级诊疗工作绩效纳入院长年度目标考核。调整医疗服务价格。取消医用耗材加价，同步调整医疗服务价格，拉开基层医疗卫生机构与三级医院价格差距。如门诊诊察费三级医院高出基层医疗卫生机构近 1 倍，体现对技术性劳务合理定价，引导常见病、多发病、慢性病患者就近到基层就医。

四是建立让患者"愿意去""留得住"的体制机制。实行差别化价格和医保报销政策。运用价格和医保支付杠杆加以引导，如在三级医院门诊就诊个人自付比例为 30%，在基层就诊个人只需自付 70%。提升患者基层诊疗服务体验。社区管理的慢病病人病情发生控制不理想或紧急情况，可能第一时间通过绿色转诊通道及时上转到大医院。大医院通过全面推行看病预约、错峰就诊等，各环节平均等待时间下降至 10 分钟以内。群众对基层诊疗服务的满意率较高。同时运用信息技术优化服务，利用可穿戴监测设备、手机 App 等智能服务，帮助患者自我监测、动态管理疾病状况，方便就诊转诊，有效提高健康管理工作效率。

（二）国内经验总结

1. 优化医疗卫生服务体系满足日益多元化的健康需求

构建分级诊疗制度的作用和意义是多方面的，但其最根本的目的还是更好地满足日益多元化的健康需求，提高人们的健康水平。厦门市始终围绕居民和慢性病患者的健康需求推行分级诊疗，一方面，通过"三师共管"和家庭医生签约服务模式，为居民和患者提供个性化、连续性的慢性病诊疗服务和健康管理服务，注重防治结合，逐步建立起医师团队特别是基层医生与患者之间长期、稳定、互信的契约服务关系，使其真正成为人们的健康"守门人"。上海市通过医联体、托管、城乡对口支援等方式实现三级医院对所有区（县）中心医院支撑的覆盖、区级医院对所有社区卫生服务中心支撑的全覆盖以及启动专科医疗联合体建设开展纵向与横向协作，探索构建以促进居民健康为核心的协同整合的医疗卫生服务体系，从而更加有效地预防疾病发生，提高居民和患者的健康水平和生存质量。

2. 合理的改革方案是推进分级诊疗制度建设的蓝图

厦门市将分级诊疗作为深化医药卫生体制改革的核心举措，并结合本地实际，以破解慢性病防治这一关键问题为突破口，进行了系统性的顶层设计和规划布局，明确了各级各类医疗卫生机构的功能定位和资源配置原则，并针对分级诊疗的政策目标建立了强有力的领导决策机制和有效的部门协调机制，为全面深入推进各项改革措施、稳步完善分级诊疗制度提供了可靠保障。上海实行的分级诊疗制度并不是在制度上强制患者首诊在基层，而是通过在患者就诊便利性、诊疗费用经济性、转诊优先性和全科医生专业性方面做了很多创新和改进，推动更多患者到基层医疗机构的家庭医生处就诊。同时，上海市注重全科医生教育培养工作，因此全科医生自身医疗水平，服务水平较高，更容易吸引患者先到签约的社区医院进行就诊。

3. 采取适宜的实施路径是筑牢医疗卫生服务体系的基础

厦门市自 2012 年试行分级诊疗以来，发展到如今比较成熟的

"三师共管"和"家庭医生签约"服务模式，目前服务范围已开始逐步向其他慢性病、一般常见病和多发病拓展。2013年上海市人民政府出台《关于本市全面推广家庭医生制度的指导意见》，由此该制度正式在全市范围内进行推广。在此基础上，2015年上海市开始了"1+1+1"医疗机构组合签约试点，将基层诊疗与市区级医院联系起来，引导居民形成有序的分级诊疗秩序。同时上海、厦门通过采取一系列措施，如医疗服务价格调整，引导病人到合适医疗机构就医。上述城市的推进过程稳健务实，并在深入调查研究的基础上不断掌握各利益相关方的诉求变化，及时调整激励约束措施，采取适宜的策略逐步引导医患双方形成合理规范的行为方式，筑牢分级诊疗制度的基础。

4. 信息化技术是优化医疗卫生服务体系的重要支撑

厦门市建立了医患沟通互动的平台，为慢性病患者配备了可穿戴设备，及时采集和监控患者的生理生化数据，增强了健康管理的效果。这些基于区域协同医疗和移动医疗等创新理念的先进技术，不仅为提高分级诊疗相关服务的质量和效率提供了有效手段，也为整个医疗卫生服务体系的整合与转型升级创造了有利条件。区域医疗信息共享平台是以满足患者需求，实现患者价值最大化的多角度、全方位的资源共享。通过区域医疗信息共享平台，将三级医院的优质技术向基层医疗卫生机构等辐射、拓展和延伸，如上海市通过推进健康信息网建设，完善各级医疗机构诊疗系统的互联互通，实现医护专家和诊疗信息共享，使患者享受到更便捷、优质的医疗服务，对于基层医疗卫生机构而言，亦提高了医疗质量和服务水平。

第三节　深圳优化健康服务体系的改革实践

一　做法和成效

（一）政府统筹规划，构建优质高效整合型医疗卫生服务体系

一是落实两级政府管理责任，完善四级架构服务体系。构建

"市级医疗中心＋基层医疗集团"整合型医疗服务体系，市政府负责组建市级医疗中心，区政府负责建设基层医疗集团（城市医疗集团），以市属医院、区属医院、社区医院、社区健康服务中心为主要力量，落实各自功能定位，建立健全责任明确、层级清晰、功能完善、分工协作的优质高效医疗卫生服务体系。在市级层面以市属医院为主体设置市级医疗中心。按照学科分类，市级医疗中心承担全市相关学科领域急危重症、疑难病症诊疗任务以及学科建设、人才培养、科学研究、重大疾病防治体系建设等责任。在区级层面以区属综合医院（含中医院和中西医结合医院）牵头，社区健康服务机构、康复护理机构等参与的基层医疗集团，以行政区、管理区或者若干街道为服务区域，落实基层医疗集团网格化布局任务。基层医疗集团主要承担行政区（管理区）或若干街道内的居民健康管理和常见病、多发病、慢性病的诊疗、康复、护理、急诊急救服务。在街道层面设置社区医院。指定一家社区医院或大型社康机构承担街道公共卫生职能，负责统筹街道范围内公共卫生和居民健康管理工作。在社区层面加强社区公共卫生职能。指定一家社康中心承担社区公共卫生职能，负责统筹社区范围内公共卫生和居民健康管理工作。

二是组建重大疾病防治联盟和医防融合小组。围绕当前影响市民健康的心血管、肿瘤、慢性呼吸系统等15类重大疾病，以市级医疗中心为"技术龙头"、以基层医疗集团为"业务骨干"，以社区健康服务机构为"服务网底"，组建15个重大疾病防治中心和防治联盟，形成"预防保健、临床诊疗、健康管理"一体化、闭环管理的重大疾病防治模式，建立健全重大疾病防治体系，全面提升重大疾病的预防救治能力。依托市级医疗中心，组建代谢病、心脑血管疾病、慢性呼吸系统疾病、癌症、感染性疾病等15个医防融合专家小组，全面实施高血压、糖尿病、慢性阻塞性肺气肿等8种慢性病医防融合项目，负责制定重大疾病防治指南，指导基层医疗集团和社康机构开展疾病筛查、临床诊疗和健康管理工作。

（二）加强市级医疗中心能力建设。

以实施"医疗卫生三名工程"、三甲医院倍增计划为主要抓手，提升市级医疗中心急危重症救治能力和医教研协同发展水平。一是推进高水平医院建设。引进香港大学、南方医科大学等一批高水平医学院校来深办医行医。推进中国医科院肿瘤医院深圳医院、中国医科院阜外医院深圳医院在医院运营、学科建设、医疗质量等方面与主院区同质化发展、一体化管理。市人民医院等7家医院跻身广东省高水平医院建设单位行列，三甲医院总数达到27家。市第三人民医院进入复旦排行榜全国百强，港大深圳医院成为国家公立医院高质量发展14家试点医院之一。新增国家临床重点专科2个，总数达16个，3个专科进入复旦排行榜全国前十。8家医院进入全国公立医院绩效考核同类医院百强、2家进入同类医院十强。本市参保人市域住院率达到98.1%，肿瘤医院市外患者占比达45%。二是提升学科发展水平。对标国家医学中心、国家区域医疗中心，加强传染病、呼吸、精神、妇产科、儿科、神经、生殖等专科领域的市级医疗中心学科规划发展，全面提升医院综合实力和服务能力。完善专科医疗联盟和远程医疗协作网建设，推动优质医疗资源扩容下沉，促进医疗水平同质化发展。三是推进医教研协同发展。支持香港中文大学、中山大学、深圳大学、南方科技大学建设医学院、发展附属医院。全新机制医学科学院筹建全面启动，国家感染性疾病临床医学研究中心、国家恶性肿瘤临床医学研究中心南方分中心、国家中医肝病区域诊疗中心等一批国家级重大医学科研平台在深圳布局。

（三）规范基层医疗集团建设

在基层医疗集团内部，强化医院与社康机构之间功能互补、密切协作、运行高效的"协作"关系。一是以"院办院管"为抓手，形成紧密型医联体。坚持政府办社区健康服务机构主要由区属综合医院负责举办和运营，推进医院与社康机构在资源配置、绩效分配、信息互通等方面融合发展，医院与社康机构形成天然的管理、服务、利益、责任共同体。二是以社康机构网格化布点为抓手，形成基层医疗集团的网格化布局。以社康机构在社区的网点设置为边界，划分基层医疗集团的网格化布局区域。三是以"两融合一协同"为抓手，持续完善"院办院管"体制机制，推动形成医院与社康机构融合发展的运行机制，医疗与预防融合发展的学科建设模式，全科和专科协同服务的分级诊疗方式。四是以全科医学高地建设为抓手，提供全方位全生命周期健康管理服务。强化全科医学建设和全科人才队伍建设，加强心脑血管、内分泌、呼吸内科、普通外科、急诊等方面能力水平，使得大部分常见病、多发病能够在网格内得到解决，提供预防保健、临床诊疗和健康管理一体化服务。

（四）着力提升基层服务能力，做强做实做优基层健康服务

1. 构筑较为坚实的基层卫生健康服务网络

一是强化全民健康服务基础平台的作用。通过《深圳经济特区健康条例》立法，明确市级医疗中心、城市医疗集团和社区健康服务机构的功能定位，强化社区健康服务机构作为全民健康服务基础平台的作用。二是落实社康管理各方责任。市政府出台《深圳市社区健康服务管理办法》，落实各级政府和部门、社区基层组织、用人单位和企业、个人和家庭对于社区健康管理的"四方"责任，从规划布局、设施设备、人才队伍建设、医院社康服务协同等方面保障社康机构可持续发展。将社康机构规划建设完成率、社康机构诊疗量占比、每万人全科医生数、高血压和糖尿病患者规范管理率等7项健康绩效指标纳入各区政府绩效考核体系，落实各区政府的主体责任。三是推动社康机构扩容提质。印发社康机构扩容提质行动计划和新版社区健康服务机构设置标准，推动社区医院、社康中心、社康站多层次、多元化、便民化、特色化发展。2021年，全市新增全科医生2112名，万人全科医生数4.2名（按七普人口数）；新增社康机构91家、总数达到833家。以占全市12.6%的医务人员，完成了全市33.1%的门诊量和2177万人次的基本公共卫生服务，同时承担人员摸排、封闭管理、隔离观察、核酸检测、疫苗接种等社区防疫重任，守住守好疫情联防联控"第一线"。

2. 建立健全居民健康管理制度

一是面向全人群建立健全居民健康管理制度，明确每个居民从出生开始，政府就应当为其建立电子健康档案，纳入健康管理，明确健康管理责任社区健康服务机构、责任家庭医生，强化医防融合、体卫融合、医养结合、教卫联动，整合基本公共卫生服务项

目，构建全生命周期健康服务链条，实现每个居民健康有人管。二是全方位丰富家庭医生服务内涵。出台《家庭医生服务管理办法》《家庭医生服务规范》《家庭病床管理办法》《智慧家庭病床服务规范》等规范性文件和深圳市地方标准，除基本医疗服务、转诊服务、基本公共卫生服务内容外，逐步增加健康咨询、健康体检和评估、戒烟门诊、运动指导、营养指导、心理咨询、体质测试、中医养生保健和治未病等个性化家庭医生服务。2021年，重点人群家庭医生服务签约率达64.85%。三是全周期完善公共卫生服务项目。出台《深圳市基本公共卫生服务管理办法》，对基本公共卫生服务实行网格化、契约化、清单化和智能化管理。将社康机构开展的基本公共卫生服务补助标准提高到每常住人口每年134元。在国家基本公共卫生服务项目基础上，面向全市居民提供32项地方公共卫生服务项目。将适龄妇女宫颈癌、乳腺癌筛查纳入重大公共卫生服务项目，开展肺癌、大肠癌等5种重点癌症早诊早治。编印《深圳市民健康手册》，让市民对生命全周期健康管理一目了然。

3. 专业化提升健康"守门人"能力

全市现有全科医师近7518名，社康机构公共卫生医师862名、护士5024名。社康机构副高级以上职称医师870名，占医师总数的11.11%。一是壮大全科医师队伍。提供专项财政经费，推动医院专科医生（主要是心内、呼内、内分泌、儿内、妇科等）转岗为全科医生，持"双证"在医院与社区健康服务机构流动执业，设立了690多个专科医生工作室，让社康机构成为专科在社区的延伸服务点。二是全专结合提升全科医师能力。在内分泌科、心血管内科等科室探索专科医生和全科医生角色互换培养模式，专科医生驻扎社康机构不少于一年，全科医生到专科进修不少于一年；建立全科医生与专科医生联合查房务机制，试点开展"全专协同"家庭访视和会诊服务，由全科医生、专科医生、全科护士及公共卫生医生组成服务团队，对依从性差、管理效果不佳的慢性病患者生活环境、生活习惯等进行评估干预和健康教育。三是加大人才培养与使用激励。出台《深圳市全科医师管理办法》《关于全科医生培养和激励的若干措施》等政策，从健全全科医生培养制度和提升薪酬待遇、发展空间、执业环境、社会地位等方面加强全科医生队伍建设。明确社康机构全科医生薪酬不低于同级别公立医院的专科医生，到社康中心工作的医学毕业生，给予最高35万元的一次性生活补助。基层医疗集团的全科医生，高级职称聘用不受职数限制。2018年以来，累计通过基层全科医师高级职称评审223人。

4.信息化助力健康服务转型升级

一是全面上线网络版社区健康服务信息系统，促进全民健康数据向居民电子健康档案汇聚，目前共建立居民电子健康档案超过1700万份，推进居民健康管理网格化、契约化、清单化、智能化。二是开发智慧社康小程序，让市民在线查询健康档案、健康积分、健康服务清单、预约诊疗、预约健康服务、查询服务结果，自主开展健康监测和健康评价，现有用户超过1200万，居民健康积分兑换量同比增长240.1%。三是推动信息互联互通。全市71家公立医院的专家号源提前一天配置给社康机构使用，打通双向转诊信息流；在宝安、福田等区推进"三协同全程扫码"试点工作，打通医院与社康、社康与公共卫生、社康与居民之间的信息壁垒，实现网格内居民预防、治疗、康复、健康促进等一体化连续性医疗服务。

（五）完善激励约束机制，推动资源下沉、工作重心下沉

一是完善财政投入保障机制。建立按工作量、工作质量、群众满意度核拨医疗机构财政补助的新机制。社康中心门诊补助最低标准提高到40元/人次，高于举办医院标准，引导医院推动普通门诊服务下沉。将人均基本公共卫生服务补助提高到134元（全国标准79元）。安排专项财政经费，鼓励专家进社康开设专科医生工作室，专家诊查费可以按举办医院标准收取。二是创新医保支付引导机制。以签订家庭医生服务协议的参保人为管理对象，将二、三档签约参保人的门诊费用，以及所有参保人的住院统筹基金支付部分进行"打包"，核算年度支付总额度，与基层医疗集团签订医保基金"总额管理、结余留用"协议，鼓励基层医疗集团"强基层、促健康"。近1000万基本医疗保险二、三档参保人实行社区首诊，一档参保人到社康就诊由统筹基金报销30%；高血压、糖尿病等8

类慢性病到社康中心取药打"五折"，签订家庭医生服务协议，打"二折"。三是健全价格引导机制。社康机构的收费标准比二、三级医院标准分别下调10%、20%，实行10元/人次的一般诊疗费制度（由门诊挂号费、诊查费、注射费、静脉输液费以及药事服务成本合并而成）。将家庭病床"建床费"从20元/床提高到100元/床，家庭病床"巡诊费"从17元/次提高到77元/次，纳入医保支付范围。专家在社康开设专科医生工作室诊查费按举办医院标准收取。

二　深圳优化健康服务体系中存在的问题

（一）市区两级医疗机构功能定位虽清晰但难落实

一是市属医院中缺乏在国内具有影响力的龙头医院。市属医院作为市级医疗中心建设的主要力量，仍处于粗放发展阶段，专业化、精细化和高水平、高难度发展不足，普通门诊占比过高，医疗、教学、科研协同发展水平不高。目前深圳市仅拥有国家级临床重点学科16个，远低于北京（209个）、上海（156个）、广州（106个），且无一家国家医学中心或国家区域医疗中心。学科发展的统筹规划力度有待加强，院有强项的差异化学科发展格局还未形成。在2021年11月发布的复旦版《2020年度中国医院综合排行榜》中，仅市三医院首次进入全国百强榜单，排名第98名，而北京共23家医院上榜，上海则有19家。二是市区之间联动协同力度不够。目前建立的推动市属医院与基层医疗集团联动的手段包括重大疾病防治中心和防治联盟、医防融合组、专科联盟等，缺乏强有力的激励约束手段支持，且与市属医院的质控中心建设、重点学科建设不协同，影响这些手段发挥作用。三是区级政府和区属医院对基层医疗集团建设认识不到位。目前，全市基层医疗集团组建形式多样、服务网格不明确，集团内部未形成一体化运行、功能错位配置、服务上下衔接的运行新机制。目前不少区级医院从一级医院、二级医院发展成为三级医院后，不直接参与基本公共卫生、家庭签约服务，不重视社康机构建设和发展，造成卫生健康事业发展越快，基层卫生健康资源配置越薄弱。部分区政府相关部门对于居民健康管理是区属医院第一功能定位的认识不足，将社康机构的建设和发展与区属医院的提标上档对立起来。

（二）分级诊疗制度的各项激励约束政策未形成合力

一是财政补偿制度。"以事定费，购买服务"的基本医疗服务补助政策，核算基本医疗财政补助的主要依据是医疗机构每门诊急诊人次和住院床日数量，对促进市属医院落实疑难复杂病例诊疗和强化科学、教学等方面的功能定位以及促进社康机构落实"强基层、促健康"功能定位的财政补助引导力度不够。市属医院和部分区属医院的普通门诊补助高于社康机构，引导资源下沉的强度有待提升。二是医保支付制度。目前医保部门大力推行的按病种分值付费，是按照医院级别制定医院的支付系数。事实上，由于卫生健康事业快速发展，深圳绝大多数区属医院已建设成为三级医院，虽然与市属医院属于同级别，但在服务体系中的功能定位完全不同。所以，按病种分值付费这一主要医保支付方式对分级诊疗制度的引导作用尚未完全发挥出来。三是价格制度。自 2018 年完成 2568 项医疗服务价格调整后，近年来深圳市医疗服务价格尚未调整过，新增医疗服务价格项目立项周期过长。在高质量发展的新形势要求下，各级各类医疗卫生机构亟待开启新一轮医疗服务价格调整，健全动态调整机制，建立健全与整合型医疗卫生服务体系相适应的价格体系。四是收费制度。医疗收费档次按照医疗机构级别而不是功能制定。目前深圳市医疗收费价格档次按照医疗机构级别制定，与市区两级医疗机构功能定位脱钩，且不利于区属医院下沉普通门诊。比如，社康机构的检查费等依然按照四档收费，造成医院检验科没有动力接收社康机构的检验样本，医生也想引导病人到医院院本部开单检查，使得本来可以在社康机构开单检查的病人反而又重新回流转入了医院门诊部，增加了看病次数，加重了医疗费用负担和群众看病的时间成本。五是人事薪酬制度。受新冠肺炎疫情影响，深圳市人事薪酬制度改革的总体方案已印发，但各项配套改革措施尚未得到实施。各级各类医疗卫生机构中非在编人员占比达到 65%，但薪酬只有在编人员的一半，不利于建立健全一体化、社会化、符合行业特点的岗位薪酬分配制度，影响医疗卫生机构形成落实功能定位的内生动力。六是绩效考核制度。医院层面，有利于市区两级医院履行功能定位的相关指标权重有待提高。社康层面，社康机构作为提供居民健康管理服务的基础平台，内部绩效考核制度还做不到基本医疗和基本公共卫生服务相融合，各项基本公共卫生服务之间相融合，影响一体化、连续性的健康服务提供。

（三）社康机构能力有待提升

1. 人员配置不足

一是人员总量不足，工作负荷重。全市社康机构卫生技术人员数量1.3万名，只占全市医务人员总量的12.7%，但承担分级诊疗、基本公共卫生、居民健康管理服务以及基层疫情防控等多项工作任务，完成了全市33.1%的门诊量和2177万人次的基本公共卫生服务，力量明显不足、人员缺口较大。二是人员结构不均衡，人才队伍建设难。社康机构在编人员数只有2684名，占社康机构卫生技术人员总数的20.1%，低于全市卫生技术人员的在编人数比例。全市全科医生中副高级以上职称占比18.8%，低于区属医院院本部水平（34.98%）。

2. 社康机构基础设施建设薄弱

一是网点不足。深圳市实际管理人口超过2000万，人口规模与北京、上海相当，但社康机构数833家，社区覆盖率约80%，与北京1945家、上海（1066家）还有较大差距。二是机构规模小。深圳市社康服务体系建设起步早，规划建设标准低。国家要求社区卫生服务中心最低设置标准为1400m²，但全市社康机构业务用房平均面积为989.08m²，福田区、南山区、大鹏新区等区社康机构平均面积均在700㎡以下。三是租赁用房比例高。全市60.55%的社康机构为租赁用房，自有产权占比仅为7.65%。部分社康机构因租赁到期、价格上涨等问题需择址重建，2018—2020年间全市共注销32家社康机构。

3. 居民健康管理制度不健全

目前，社康机构的家庭医生签约服务覆盖面还不够广，2021年深圳市重点人群家庭医生签约率为64.85%，究其原因，与前述社康机构人员不足、基本设施薄弱、财政投入方式和绩效考核方式不合理、举办医院支持不够等问题紧密相关。

4．社康信息化水平需提升

社区健康服务信息与医院服务、公共卫生服务信息互联互通的程度需要加强，与网格管理、公安、民政等大数据尚未实现完全对接，服务对象的健康信息不能及时更新，基层工作人员重复录入、比对工作负担重，对居民进行全方位全周期健康管理缺乏数据支撑。

第四节　优化深圳健康服务体系的策略

一　强化医疗卫生机构功能定位，建立健全整合型健康服务体系

强化医疗卫生机构功能错位配置管理、推动上下分工协作，坚持市级医疗中心建高地、区级医疗机构强基层的基本功能定位，建议市级医疗中心不举办社区健康服务机构，基层医疗联合体不抢建市级医疗中心，避免市级医疗中心"大小通吃"、基层医疗联合体特别是其牵头医院"弃底追高"。总体构想是健全市—区—街道—社区四级健康服务体系，市层面主要是建设市级医疗中心，按照学科分类，承担全市相关学科领域急危重症、疑难病症诊疗任务以及学科建设、人才培养、科学研究、重大疾病防治体系建设等责任，负责"建高地"。区层面主要是发展完善基层医疗集团，以行政区或者若干个街道为服务区域划分健康管理服务片区，完善社区健康服务机构"院办院管"的管理体制，整合片区内的医疗卫生资源，实行区属医院与社康机构集团化、一体化运作，着力"强基层、促健康"，承担好辖区基本医疗卫生服务。街道层面主要是建设社区医院，提供常见病、多发病和慢性病的基本医疗服务和基本公共卫生服务，主要开设老年、康复、护理、安宁疗护等床位；指定一家社区医院或大型社康机构加挂街道公共卫生中心牌子，负责统筹街道范围内公共卫生和居民健康管理工作。社区层面主要是加强社康机构规划建设和运营管理，筑牢市民健康管理服务和公共卫生应急

"基层网底"。

二　加强顶层设计，进一步推动协同发展

（一）强化医院规模控制，加大接续性服务体系和社区医院建设

将医疗机构设置规划要求纳入市属医院和区属医院绩效考核体系，强化规划刚性，约束医院盲目扩张。新增医疗资源和财政投入，加大对康复、老年、护理等接续性服务体系和社区医院的支持力度，调整优化健康服务体系结构，完善预防、治疗、康复、健康促进等疾病发生发展全过程健康服务链条。

（二）改革医疗卫生机构分级管理制度

建议不再按照一级、二级、三级医院来划分各级医疗机构的功能定位，而是按照其承担的职责任务，确定其功能定位。区级医疗机构的主要职责任务就是落实基本公共卫生服务、常见病诊疗、创伤与急救，以及开展康复、护理等接续性服务，其首要功能定位应定位为强基层、促健康。在完成这一功能定位的基础上，区级医疗机构可以承担一些相关的重点学科建设任务。

三　加强社康机构能力建设，夯实分级诊疗制度基础

（一）加强社区医务人员队伍建设

着力推动医院专家进社区、专科力量下沉，加大力度鼓励内分泌科、心血管内科、呼吸内科、消化内科、中医科等专科医生参加转岗培训，让市民就近解决门诊服务问题。加强全科医生力量配备，预计到2025年，提高到每万人5名。增加社康机构公共卫生医师配置，到2022年底前确保每个社康中心至少配备1名公共卫生医师及1名经过专业培训的流行病学调查员。落实社康机构注册护士配备。进一步落实好社康机构新聘全科医生规培毕业生补助以及高级职称聘任政策。

（二）完善居民健康管理制度建设

建立完善以社康机构为平台、全科医生为健康管理责任医师、居民电子健康档案为载体的居民健康管理服务制度，协同各类服务

提供机构,健全医防融合服务机制,落实全生命周期服务内容,实现对居民个体进行健康教育、健康体检、健康监测、健康咨询、健康评估、健康干预的健康服务全过程闭环管理。提高社康机构的居民健康管理能力,持续提升家庭医生、家庭病床、基本公共卫生等服务质量。对居民健康管理实行过程和结果性评价,将重点慢性病规范管理、主要居民健康状况等反映居民健康管理与改善等指标纳入"健康深圳建设"绩效考核体系和基层医疗集团绩效考核体系,作为对各区人民政府(新区管委会)、基层医疗集团和社区健康服务机构的考核内容。

(三)推动信息系统互联互通

推动社区健康服务信息系统升级为市民健康管理服务基础平台,推动社区健康服务信息与医院服务、公共卫生服务信息互联互通,与社区网格管理信息、医保信息和市民健康服务基础平台互联互通,推动全民基础数据与居民电子健康档案对接,实现动态更新。完善居民电子健康档案管理制度,将居民电子健康档案作为完善居民健康管理制度的基础载体,制定居民电子健康档案技术标准和应用规范,推动全市医疗卫生机构数据统一接入卫生健康信息化平台。大力推广使用"社康通"小程序、"健康深圳"等App,增强居民健康管理服务便利性。

四 强化"三医联动",理顺分级诊疗激励约束机制

(一)完善卫生健康投入政策

一是调整补助项目结构。财政主要补助公共卫生服务、居民健康管理服务,支持学科建设、人才培养和科学研究;医保主要用于保障基本医疗服务。二是实行分级分类补助。根据市级医疗中心、基层医疗集团的功能定位进行补助,对市级医疗中心,主要补助学科建设、人才培养和疑难复杂疾病防治;对基层医疗集团,提高基本公共卫生服务补助标准,逐步取消对三级医院的普通门诊补助。进一步拉开医院院本部与社康机构的门诊服务财政补助差距,相对提高社康机构门诊服务的财政补助标准,引导医院加强社康机构建设,推动专家力量下沉社康机构。三是转变基本公共卫生服务投入

方式。采取"以事定费"的方式核定社康机构基本公共卫生服务补助，将按服务项目和服务人口进行核定的方式，改为按工作量、工作质量、健康管理绩效核定，推动区属医院及社康机构"以疾病为中心"向"以健康为中心"转变。

（二）探索医保偿付和财政补助协同支付

探索公立医院医保偿付和财政补助协同支付基本医疗服务，整合医保定点机构绩效评价和公立医院绩效考核体系，以医保对各医疗机构核定的动态支付系数核定此机构的基本医疗服务财政补助系数，实行统一考核标准、统一支付系数，最大限度发挥卫生筹资的资源配置和引导作用。

（三）建立健全以促进健康和提高医疗质量为导向的医保支付方式

结合国家医保局推进个人账户改革（注：降低个人账户比例，提高统筹资金比例，全面实行门诊费用统筹），建立与慢性病健康管理相适应的门诊费用按人头医保支付，完善基层医疗集团"总额管理、结余留用"医保基金结算方式，促进基层医疗集团加大力度推进家庭医生签约服务，努力做到"强基层、促健康"。

（四）建议统一社康机构与医院的门诊服务收费标准

在不增加群众基本医疗服务费用负担和医保支出总体负担的前提下，建立增强医疗机构、有利于引导门诊服务向基层医疗机构下沉的收费机制。在社康机构坚持一般诊疗费用10元/人次不变基础上，统一社康机构与医院院本部的检验检查收费标准，进一步引导普通门诊患者下沉。

（五）着力推进公立医院人事薪酬制度改革

一是加快完善员额管理制度。参照省委组织部、省编办、财政厅、人力资源和社会保障厅关于印发《广东省省属事业单位员额制管理暂行办法》，完善公立医院员额管理、岗位设置、人员招聘、薪酬分配、绩效考核制度，将员额管理人员与原在编人员实行一体化管理，按照在编人员管理方式，对员额管理人员进行管理，为员额管理人员购买职业年金，建立一体化的公立医院岗位管理、薪酬分配制度，健全符合医疗行业特点的人事薪酬制度。二是积极稳妥推进全市公立医院薪酬制度改革。合理核定公立医院薪酬总额，落实医院人事分配自主权和"两个允许"，实现同岗同绩同待遇，提高医务人员薪酬中的固定部分，提高公立医院的人员支出占比，切断医务人员收入和药品检查费用之间的利益关系。着力提高基层医务人员待遇，支持高水平医务人员开办诊所、社区健康服务机构，引导优秀医务人员下沉基层，推进分级诊疗。三是强化内部分配的岗位管理导向。内部薪酬分配和绩效考核应强化岗位管理导向，根据不同岗位承担责任大小、难易程度、风险程度、工作量等要素，科学制定核算指标和分配权重，实行不同职级、不同岗位的分级分类考核和分配。结合医疗机构功能定位，加强对医务人员医疗安全与服务质量、医疗服务效率、成本控制、可持续发展（新技术应用、教学质量、科研成果）和居民健康管理成效等方面的绩效考核。

第二章　提升医疗服务品质

第一节　增加优质医疗卫生资源供给

近年来，深圳市委、市政府深入贯彻落实"健康中国""健康深圳"战略，持续深化医药卫生体制改革，加大卫生健康投入力度，医疗卫生资源配置大幅增加，卫生健康服务体系不断健全，基本医疗卫生服务公平性和可及性不断提升，市民健康水平持续提高，医疗事业取得了长足发展。本节从医疗卫生机构资源、医疗床位资源、卫生健康人才三个方面，分析深圳医疗资源现状及问题，提供可行性建议，为提升医疗服务品质提供支持。

一　深圳市医疗卫生资源现状

（一）医疗机构资源现状

医疗机构，是指依法定程序设立的从事疾病诊断、治疗活动的卫生机构的总称。深圳市的医疗机构包括医院、私人诊所、妇幼保健院、企事业内部医务室、专科疾病防治院、门诊部及其他医疗机构（见图2-1）。2021年全市共有医疗卫生机构5241家（不含833家非独立社区健康服务中心）。其中医院145家，妇幼保健院11家，专科疾病防治院6家，门诊部859家，私人诊所3148家，企事业内部医务室242家，其他医疗卫生机构185家。近十年来，深圳市医疗卫生机构数量保持稳定增长（见图2-2），医疗机构总量增长了1.5倍。特别是"十三五"时期，全市医疗机构新增了1738个，完成了33家医疗卫生机构新改扩建工程，新增三级医院23家、社康机构125家。

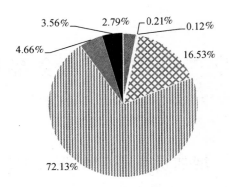

图 2-1 2020 年深圳市医疗机构构成

资料来源：深圳市卫生统计年鉴。

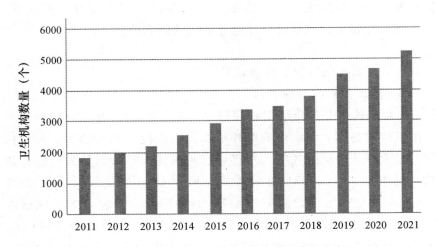

图 2-2 2011—2021 年深圳市医疗机构发展情况

资料来源：深圳市卫生统计年鉴。

医院是医疗机构的重要组成部分，主要包括综合医院和专科医院。综合医院旨在处理各种疾病和损伤，通常包括急诊部、门诊部、住院部和较为齐全的检验、检查等辅助诊断科室与部门。专科医院是指治疗特定疾病或伤害的医院。近十年来，深圳市综合医院的数量总体上保持稳定，专科医院的数量随着医疗卫生服务体系的不断完善而持续增加，从28家上升至54家。"十三五"时期深圳市中医药事业迈上了新台阶，全市中医医疗服务能力大幅提升，综合性中医院数量也明显增加，从4家上升到12家。2020年全市共有综合医院76家，综合中医院12家，专科医院51家（见图2-3）。

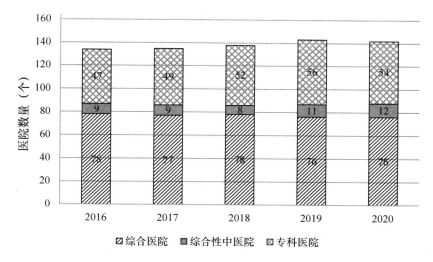

图2-3　2016—2020年深圳市医院发展情况

资料来源：深圳市卫生统计年鉴。

近五年来，深圳市市直属医疗机构数量基本保持稳定。龙岗区、宝安区、福田区、南山区的医疗机构数量有较明显提升。值得注意的是，南山区2019年开始进行改革，独立社康单独计入医疗机构，且社会办医院数量发生了较大变化。因此，2018年至2020年南山区医疗机构数量有较大波动。罗湖区、龙华区、盐田区、光明区、坪山区及大鹏新区的数量变化不大，在全市处于较低水平（见图

2 – 4）。（由于统计口径不一致，各区卫生机构数量从 2016 年开始
分析）

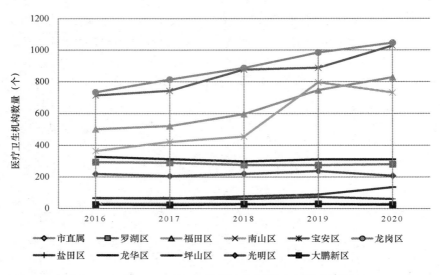

图 2 – 4　2016—2020 年深圳市各区卫生机构发展情况
资料来源：深圳市卫生统计年鉴。

（二）医疗床位资源布局现状

医疗床位资源是医疗资源的重要组成之一，对增加优质医疗资
源供给有着至关重要的作用。2020 年深圳市全市床位 62904 张，其
中医院床位 57642 张。政府办医疗卫生机构 50581 张，其中，政府
办医院 45629 张，妇幼保健院 4572 张，专科疾病防治院 280 张；
社会办医疗卫生机构 12323 张，其中，社会办医院 12013 张，卫生
院 80 张。按所有制关系分，政府办国有全资医疗卫生机构床位
50581 张，企事业办国有全资机构 1255 张，集体全资机构 538 张，
私人机构 9902 张，其他机构 628 张。近十年来，深圳市卫生床位稳
步增长，特别是 2020 年比上一年增长显著，全市床位总量比上一
年增长 11586 张，其中医院床位比上一年增长 10276 张（见图 2 –
5）。千人口床位数是指每千名常住人口拥有的各类医疗卫生机构的
床位数，是衡量医疗卫生床位资源的重要指标，2011 年至今，深圳
市千人口床位数整体保持稳定增长。2020 年比 2019 年稍有降低，

降至3.6张（见图2-6）。

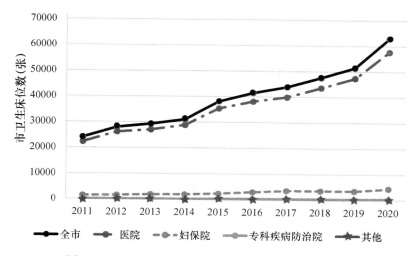

图2-5　2011—2020年深圳市卫生床位数发展情况

资料来源：深圳市卫生统计年鉴。

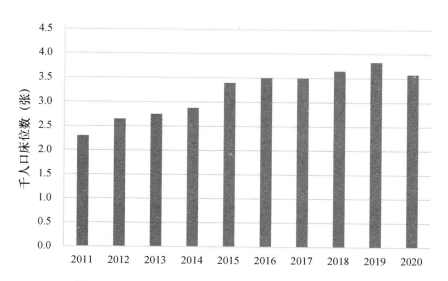

图2-6　2011—2020年深圳市千人口床位数发展情况

资料来源：深圳市卫生统计年鉴。

　　总体上，深圳市医疗床位整体情况已初步得到了改善。一是资源总量大幅增加。政府持续加大卫生健康投入保障力度，全市现有床位6.29万张，新增床位2.48万张，是"十二五"新增病床数的1.6倍，是医疗床位资源增长最快的五年。二是市每千人口床位数近十年来持续稳定增长，已从2.3张提高到3.6张，增长了56.5%。

　　虽然深圳市总体情况已经取得了提高，但各区的医疗床位资源目前并不均衡。西部地区存在明显短板，特别是龙华区的医疗床位水平为全市最低，千人口床位数仅达到1.7张。西部的宝安区（2.5张）和光明区（2.6张）也低于市平均水平。福田区和罗湖区作为深圳市的中心城区，也是常住人口最多的两个区，相比之下医疗床位资源情况较好，千人口床位数分别是8.3张和6.3张，远高于深圳市平均水平。坪山区近年来发展迅速，2020年千人口床位数为5.3张，也超过了市平均水平（见图2-7）。

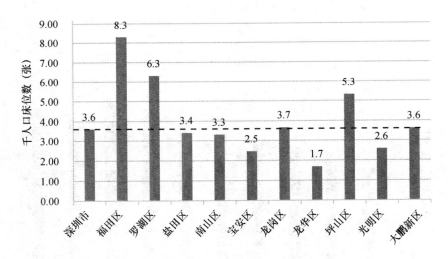

图2-7　2020年深圳市及各区千人口医疗卫生床位数

资料来源：深圳市卫生统计年鉴。

（三）卫生人力资源现状

截至2020年底，全市共有在岗卫生工作人员130324人，其中卫生技术人员 106261 人，占卫生工作人员总数的 81.5%；其他技术人员 8456 人，占 6.5%；管理人员 6171 人，占 4.7%；工勤人员 9436 人，占 7.2%。卫生技术人员中执业（助理）医师 42576 人，占卫生技术人员总数的 40.1%；注册护士 46202 人，占 43.5%；药师（士）4316 人，占 4.1%；检验技师（士）4117 人，占 3.9%；影像技师（士）1336 人，占 1.3%；其他卫生技术人员 7714 人，占 7.3%。

每千人口执业（助理）医师和每千人口注册护士人数是衡量卫生人力资源现状的重要指标。2011 年至 2019 年，深圳市这两项指标持续缓慢增长（见图 2－8），分别从 2.3 人增长到 3.3 人，2.2 人增长到 3.0 人。2020 年这两项指标有所下降，分别降为 2.4 人和 2.6 人。深圳市各区卫生人力资源情况差异较大（见图 2－9、图 2－10），其中福田区和罗湖区的卫生人力资源明显优于深圳市平均水平。南山区、坪山区、光明区及大鹏新区与市平均水平差距不大。宝安区、龙岗区和龙华区的卫生人力资源明显较差。

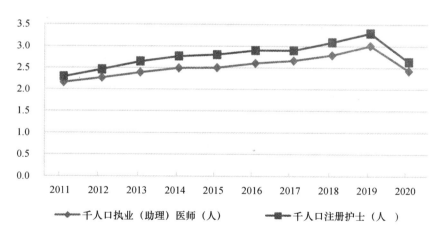

图 2－8 2011—2020 年深圳市千人口卫生工作人员数发展情况

资料来源：深圳市卫生统计年鉴。

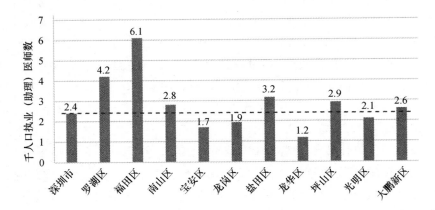

图 2 - 9　2020 年深圳市各区千人口执业（助理）医师情况

资料来源：深圳市卫生统计年鉴。

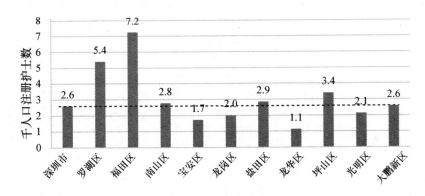

图 2 - 10　2020 年深圳市各区千人口注册护士情况

资料来源：深圳市卫生统计年鉴。

（四）深圳医疗卫生资源情况与其他一线城市对比分析

改革开放前，深圳的基础医疗卫生资源非常薄弱。近年来随着深圳经济的快速发展，医疗卫生改革的不断深入，医疗卫生资源情况已经得到大幅度改善，但与其他一线城市相比仍存在较大差距。医疗卫生床位方面，"十二五"和"十三五"时期，深圳市床位资源取得了大幅增加，但 2020 年的每千人口床位数仍未达到全国平均水平（6.46 张），明显低于其他一线城市（北京市 5.80 张，上海市6.12张，广州市5.42张）。卫生人力方面，深圳每千人执业（助理）医师数和每千人注册护士数均未达到全国平均水平，且和北京、上海、广州相比有较大差距。每万人全科医师数和每万人公卫执业医师数的情况相对较好，均高于全国平均水平，与北京、上海、广州相差不大，但仍有提升空间（见表2-1）。

表2-1　2020年北京、上海、广州、深圳医疗资源配置现状对比

对比维度	全国	北京市	上海市	广州市	深圳市
每千人口床位数	6.46	5.80	6.12	5.42	3.58
每千人执业（助理）医师数	2.90	4.92	3.15	3.33	2.42
每千人注册护士数	3.34	5.39	3.91	4.40	2.63
每万人全科医师数	2.90	4.53	3.97	3.08	3.06
每万人公卫执业医师数	0.83	1.75	1.51	1.89	0.9

资料来源：《2021深圳市卫生统计年鉴》《2021中国统计年鉴》《2021广州统计年鉴》。

二　深圳市医疗卫生资源存在问题

一是部分区域医疗资源不足。宝安区、龙华区人均医疗资源依然不足，千人口床位分别仅为2.4张和1.7张，远低于全市3.6张水平。二是医疗服务能力和水平不够强。缺少国家医学中心、国家区域医疗中心等平台，国家级临床重点学科仅有16个，进入全国排名前十的学科仅3个，远低于北京、上海、广州。三是紧缺优质专科布局不完善。康复、精神、儿科等专科医疗资源不足，床位缺口分别为3727张、2218张、3428张，缺少脑血管、呼吸系统等优质专科医院。四是社会办医水平不高。社会办医疗机构数量多（4462家，占85%）、规模小（91%为门诊部、私人诊所）、份额小（诊疗量仅占18%），无一家高端国际医院。

三　深圳市优化医疗卫生资源配置策略

（一）完善市级医疗中心布局

根据《医疗机构设置规划指导原则（2016—2020年）》，以服务半径和服务人口为依据，按照服务半径50公里、每100万—150万人配置1个综合类医疗中心。根据深圳市各区域医疗资源布局热力图以及医疗需求分析，"十四五"时期需在宝安区大空港增加1处综合性市级医疗中心，建议按照国家卫生健康委相关文件精神，在优质医疗资源薄弱地区，通过建设高水平医院分中心、分支机构、"一院多区"等方式，加快市级医疗中心建设，以推动优质医疗资源扩容和区域均衡布局。

（二）加强医疗资源配置精细化管理

以"构建优质均衡的整合型医疗卫生服务体系，打造粤港澳大湾区医疗卫生高地，建设全国重要区域医疗中心"为目标，根据人口增长趋势、人群患病率、医疗资源使用效率等因素，科学测算、定期更新全市床位需求，并在医疗机构设置规划中落实各区各级各类医疗机构的具体规划数量、床位规模和专科分类，全面优化深圳市医疗卫生机构规划布局。

（三）科学调控床位资源规模

按照"做优市级医疗中心，做全城市医疗集团，做强社区健康服务机构，做活社会办医疗机构，做好专业公卫机构"的导向，鼓励"单体控制、一院多区"，合理增加医疗机构床位总体规模，对于床位设置面积，人员床护比和医护比，床位使用率、平均住院日等效率和内涵指标低于同等同类医院平均水平的医院，其超过核定床位数的床位要予以优先调出或转为临床研究床位，降低医疗机构运营成本和管理压力，推动优质医疗资源有效扩容和区域均衡布局，到2025年，全市每千常住人口规划床位数达到4.5张。

（四）优化床位资源配置结构

优先支持传染病、肿瘤、重症、儿科等治疗性床位配置，全面加强康复、护理、长期照护、安宁疗护等紧缺床位供给。康复医院和综合性医院康复科床位主要为康复床位。二级及以下医疗机构老年护理病区的床位，护理院、疗养院等医疗机构床位原则上为护理和长期照护床位。

（五）提高床位使用效率

鼓励二级以上公立医院成立住院服务中心，打破以科室为单位的资源管理方式，对全院床位资源实行统一管理、统筹调配，优先支持重点专科床位需求。鼓励医疗机构打破原有学科框架，推进多学科诊疗，逐步构建以患者为中心的专病化、集约化疾病诊疗中心。

（六）加强机构建设、床位设置与人力资源配置的协调性

不断提高医疗质量和服务品质，主动适应公共卫生形势变化，补齐专业公共卫生人员短板，到2025年，全市每千常住人口执业（助理）医师数3.0人以上、注册护士数3.2人以上，每万常住人口全科医师数5.0人以上、公共卫生执业（助理）医师数1.6人以上，每十万人口精神科医师数达到4.8人。加强执业药师（士）人才队伍建设和配置。在住院医师规范化培训中强化感染性疾病、呼吸与危急重症和急救创伤专业诊治能力，开展面向临床医师的流行病学、感染性疾病临床救治、院感防控和风险警觉意识教育。强化医务人员健康教育与促进职责，强化医务人员医学人文素质和职业道德教育。健全医疗卫生机构感染防控体系，各级各类医疗卫生机构按要求配齐专（兼）职院感管理人员。

第二节　深圳市公立医院高质量发展

一　公立医院高质量发展政策背景和概念解析

城市公立医院综合改革是深化医药卫生体制改革的一项重要任务。2010年国家联系试点城市公立医院改革启动以来，各试点城市积极探索，改革取得明显进展，积累了宝贵经验，奠定了拓展深化改革试点的基础。但是公立医院改革是一项长期艰巨复杂的系统工程，一些比较突出的矛盾和问题还没有解决，公立医院逐利机制有待破除，外部治理和内部管理水平有待提升，符合行业特点的人事薪酬制度有待健全，结构布局有待优化，合理的就医秩序还未形成，人民群众就医负担依然较重等，迫切需要通过体制机制改革逐步加以解决。因此，国务院办公厅于2015年发布《城市公立医院综合改革试点的指导意见》（国办发〔2015〕38号）。主要内容包

括九个方面30条，重点任务包括七个方面：一是改革公立医院管理体制。建立高效的政府办医体制，落实公立医院自主权，建立以公益性为导向的考核评价机制，加强精细化管理，完善多方监管机制。二是建立维护公益性、调动积极性、保障可持续的公立医院运行新机制。破除以药补医机制，降低药品和医用耗材费用，理顺医疗服务价格，落实政府投入责任。三是强化医保支付和监控作用。深化医保支付方式改革，逐步提高保障绩效。四是建立符合医疗行业特点的人事薪酬制度。深化编制人事制度改革，合理确定医务人员薪酬水平，强化医务人员绩效考核。五是构建各类医疗机构协同发展的服务体系。优化城市公立医院规划布局，推进社会力量参与公立医院改革，强化分工协作机制，加强人才队伍培养和提升服务能力。六是推动建立分级诊疗制度。构建分级诊疗服务模式，完善相应的医保政策。七是加快推进医疗卫生信息化建设。加强区域医疗卫生信息平台建设，推进医疗信息系统建设与应用。

为进一步建立健全中国现代医院管理制度，2017年7月，国务院办公厅印发《关于建立现代医院管理制度的指导意见》（国办发〔2017〕67号），明确现代医院管理制度建设实施方向。提出到2020年，基本形成维护公益性、调动积极性、保障可持续的公立医院运行新机制和决策、执行、监督相互协调、相互制衡、相互促进的治理机制，促进社会办医健康发展，推动各级各类医院管理规范化、精细化、科学化，基本建立权责清晰、管理科学、治理完善、运行高效、监督有力的现代医院管理制度。

近年来特别是党的十八大以来，公立医院改革发展作为深化医药卫生体制改革的重要内容，取得重大阶段性成效，为持续改善基本医疗卫生服务公平性可及性、防控新冠肺炎等重大疫情、保障人民群众生命安全和身体健康发挥了重要作用。为推动公立医院高质量发展，更好满足人民日益增长的医疗卫生服务需求，《国务院办公厅关于推动公立医院高质量发展的意见》（国办发〔2021〕18号）于2021年发布，党的十九届五中全会指出，中国已转向高质量发展阶段，"十四五"时期经济社会发展要以推动高质量发展为主题。此时出台意见，主要有三个方面的考虑：一是落实党的十九届五中全会精神的重要举措。习近平总书记指出，要加快提高卫生健康供给质量和服务水平。公立医院是中国医疗服务体系的主体，是全面推进健康中国建设的重要力量。提高卫生健康供给质量和服务水平，必须把公立医院高质量发展放在更加突出的位置。二是增进人民健康福祉的根本要求。中国已经迈入中高收入国家行列，完全有必要也有基础加快发展卫生健康事业，扩大优质医疗资源供给，努力满足人民日益增长的医疗卫生服务需求，不断增强群众的获得感、幸福感、安全感。三是公立医院改革发展的必然选择。经过改革开放 40 年来医疗服务体系建设、20 年来医院能力建设、10 年来深化医药卫生体制改革的实践探索，公立医院已经到了从"量的积累"转向"质的提升"的关键期，必须把发展的着力点放到提升质量和效率上。

面向"十四五"乃至更长时期，推动公立医院高质量发展重点推进六个方面工作：一是构建新体系。建设国家医学中心和区域医疗中心，推动国家医学进步，带动全国医疗水平提升。建设省级区域医疗中心，补齐短板，提升省域诊疗能力，减少跨省就医。发展紧密型城市医疗集团和县域医共体，按照网格化布局，探索一体化管理，为居民提供预防、治疗、康复、健康促进等连续性服务，推动从以治病为中心转向以健康为中心，促进优质资源下沉、工作重心下移，推动分级诊疗。建立健全分级分层分流的重大疫情救治体系。二是引领新趋势。以满足重大疾病临床需求为导向，重点发展重症、肿瘤、心脑血管、呼吸等临床专科。面向生命科学、生物医药科技前沿，加强基础和临床研究，开展关键核心技术攻关，推动科技成果转化。推广多学科诊疗、日间手术、责任制整体护理等服务模式。推动新一代信息技术与医疗服务深度融合，大力发展远程医疗和互联网诊疗，建设智慧医院。三是提升新效能。健全以经济管理为重点的科学化、规范化、精细化运营管理体系，引导医院回归功能定位，提高效率、节约费用。加强全面预算管理，完善内部控制制度，提高资源配置和使用效率。坚持和强化公益性导向，健全绩效评价机制，不断提高医疗质量、运行效率、可持续发展能力和患者满意度。四是激活新动力。合理制定并落实公立医院人员编制标准，建立动态核增机制。建立主要体现岗位职责和知识价值的薪酬体系，实行以岗定责、以岗定薪、责薪相适、考核兑现。健全医务人员培养评价制度，探索在岗位设置合理、人事管理完善、具有自主评审意愿的三级公立医院试点自主开展高级职称评审。建立灵敏有序的医疗服务价格动态调整机制，提高医疗服务收入（不含药品、耗材、检查、化验收入）占医疗收入的比例。深化医保支付方式改革，探索对紧密型医疗联合体实行总额付费，加强监督考核，结余留用、合理超支分担。五是建设新文化。大力弘扬伟大抗疫精神和崇高职业精神，激发医务人员对工作极端负责、对人民极端热忱、对技术精益求精的不竭动力。强化患者需求导向，持续改善医疗服务，做好医患沟通交流，增进理解与信任。关心关爱医务人员，关心年轻医务人员成长，维护医务人员合法权益，坚决保护医务人员安全。六是坚持和加强党对公立医院的全面领导。全面执行和落实党委领导下的院长负责制，充分发挥公立医院党委把方向、管大局、作决策、促改革、保落实的领导作用，健全完善医院党委会和院长办公会议事决策制度，把党的领导融入医院治理全过程各方面各环节。加强公立医院领导班子和干部人才队伍建设。全面提升公立医院党组织和党员队伍建设质量。

二　深圳市公立医院高质量发展现状分析

（一）构建公立医院高质量发展新体系

1. 高水平医院建设

推进高水平医院建设既是落实省委省政府"顶天立地"医疗卫生大格局部署的重要行动，也是深圳市推动卫生健康事业高质量发展，实现"病有良医"、打造"民生幸福标杆"的重要举措。

2018 年，省政府启动广东省高水平医院建设。按照"强基层、建高地、登高峰"总体思路，对标国际国内先进水平，在全省推动若干家高水平医院建成国内一流、世界领先的医院，带动提升全省特别是基层医疗服务水平，打造"顶天立地"广东医疗卫生大格局。截至目前，全省共分两期确定了 50 家高水平医院建设单位（以下简称"建设单位"）。按行政管理隶属划分，省属医院 3 家、市属医院 31 家，大学直属医院 16 家（中山大学 9 家，南方医科大学 2 家，暨南大学、广州医科大学、广州中医药大学、广东医科大学、汕头大学各 1 家）；按医院所在城市划分，广州 17 家，深圳 7 家，珠海、茂名、湛江、韶关、梅州、揭阳、汕头各 2 家，其他 12 个市各 1 家。深圳市 7 家医院包括：市人民医院、市第二人民医院、北京大学深圳医院、市第三人民医院、香港大学深圳医院、市中医院、市儿童医院。

市委市政府对高水平医院建设高度重视，书记、市长亲自协调省高水平医院在深圳市的布局，市政府常务会、市委常委会先后审议高水平医院建设方案。加大财政保障力度，除省财政安排的专项补助经费 3 亿元外，市财政给每家医院安排不超过 9 亿元专项经费，包括 3 亿元一般性经费和不超过 6 亿元的高水平医院建设政府投资项目。除上述省高水平医院外，市委市政府将中国医学科学院肿瘤医院深圳医院、中国医学科学院阜外医院深圳医院纳入全市高水平医院重点建设单位统一管理，一并享受市财政对每家医院 3 亿元一般预算经费资助政策。

高水平医院建设项目启动以来，分管副市长牵头成立高水平医院建设联席会议制度，协调相关部门推动建设任务落实。深圳市卫健委印发建设目标任务指引、专项经费管理办法，制定高水平医院主要指标监测体系，定期跟踪和通报各单位工作进展。

9 家医院全面加强硬件和软件建设。在硬件建设方面，9 家建设单位均启动了新改扩建项目，截止 2021 年底总投资约 281 亿元，着力改进就医环境、优化医疗资源配置；购置大型医用设备 91 台（包括 64 排及以上 X 线计算机断层扫描仪 CT40 台，1.5T 及以上磁共振成像系统 MRI29 台，直线加速器 9 台，手术机器人 7 台，PET/CT6 台）；创建各类平台 87 个（其中国家级平台 12 个）。在软件内涵建设方面，建立完善工作制度 312 余项，开展临床前沿新技术新项目 652 余项；引进高层次医学人才 228 人，派员外出进修培训 790 人次（其中国外 354 人次，国内 436 人次）。

2. 发挥公立医院在城市医疗集团中的牵头作用

深圳市构建以"市级医疗中心＋基层医疗集团"为主体架构的

整合型优质高效医疗卫生服务体系。市级医疗中心以市属医院为主体组建，以学科建设为纽带，"主攻"急危重症和疑难复杂疾病诊疗及重大疾病防治，努力实现"建高地"。基层医疗集团由区属综合医院及下属社康机构集团化运作，以"院办院管"管理体制为纽带，构建医院与社康融合发展的运行机制，医疗与预防融合发展的学科发展体系，全科与专科协同服务的分级诊疗模式，引导区属医院"主攻"常见病、多发病，落实社康机构"健康守门人"责任，努力实现"强基层"。市级医疗中心通过 15 个重大疾病防治联盟、15 个医防融合工作小组和专家下社康等方式，辐射带动基层医疗集团建设。试点推进"三协同全程扫码"试点工作，打通医院与社康、社康与公共卫生、社康与居民之间的信息壁垒。

（二）引领公立医院高质量发展新趋势

1. 加强临床专科建设

"医疗卫生三名工程"助推学科发展。"医疗卫生三名工程"开创了国内有计划、大批量、团队整合式和柔性引进高层次医学人才的先河，共引进了 304 个国内外院士、国家级领军人才领衔的高层次医学团队，基本涵盖了所有二、三级临床学科，集聚了超过 1200 名的高层次人才，在短时间内弥补深圳市医疗卫生人才短板，填补了全市部分医学学科空白，极大地推动了全市医学学科建设、医疗技术水平和临床服务能力的提升。"十三五"时期，引进高层次医学团队依托科室 DRG 组数中位数由 67 上升至 109，疑难危重症病例（RW＞2）占比由 13.64 升至 21.37，三四级手术占比由 23.59% 上升至 44.22%，CMI 中位数由 0.99 上升至 1.21。开展了 1313 项新技术新项目，其中引入 761 项（国际领先 21 项、国内领先 235 项）、自主研发 552 项（国际领先 20 项、国内领先 186 项）。

"十三五"时期，全市新增 24 个广东省高水平临床重点专科。完成了新一轮市医学重点学科的布局建设，全市确定了 80 个西医类别的"重点学科"、15 个"重点培育学科"，以及 15 个中医临床重点专科、65 个中医特色专科，并建立了基于年度绩效评价结果的重点学科财政补助资金竞争分配机制和基于中期绩效评价结果的重点学科动态管理机制。

全市部分医院和学科进入全国领先行列。有 8 家医院在 2019 年度"国家卫生健康委三级公立医院绩效考核"中进入同类医院全国百强、其中 2 家专科医院进入同类医院全国十强。有 8 个专科在复旦大学医院管理研究所华南区医院专科声誉排行榜中进入华南区前 5，50 个专科获得华南区医院专科声誉提名。有 1 个学科在中国医学科学院"中国医院科技量值排行榜"进入所在学科全国排名前 10 名，12 个学科进入前 50 名，42 个学科进入前 100 名。分别有 14 人和 30 人在国家级主要学会和 SCIE 收录期刊担任重要职务。

"十四五"时期，全市继续加强品牌学科建设，大力发展临床专科。到 2025 年，全市每家市属医院和区属"三级甲等"医院建成 2—4 个在全国先进、全省领先的品牌学科。新增 5 个国家临床重点专科（或达到国家重点专科水平），15 个省级高水平临床重点专科。6 个学科进入全国排名前十，15 个学科进入全国排名前三十、全省排名前三。引进培养一批熟悉政策、视野开阔、管理卓越的品牌学科带头人和一批素质优良、梯队有序、思维创新的专业化人才队伍，构建一批协同创新、开放共享、支撑有力的科技创新平台，形成"人有专长、科有特色、院有品牌"的医学学科发展格局，初步建成能够和深圳经济与社会发展水平、国际化医疗中心定位相适应的医学学科发展体系，为推进深圳卫生健康高质量发展、早日实现"病有良医"提供强力支撑。

2. 推进公立医院医学技术创新

一是科研立项水平不断提高。通过持续加大科技创新投入，大力引进专职科研人才，充分调动医护人员科研积极性，各医疗卫生机构科研氛围明显增强，科研立项水平呈现良好发展态势，核心量化指标增长迅速。"十三五"期间，全市卫生系统国自然累计立项数达 561 项，同比增长 224.3%，年平均增长率 24.4%；累计立项资助经费达 22571.8 万元，同比增长 192.4%，年平均增长率 19.5%。

二是科技创新产出大幅提升。全市卫生系统在 Nature、Science、

Lancet 等国际顶级期刊上连续发表多篇学术论文，实现了从零到有质的飞跃，且在国内外期刊上发表的论文数量和质量均有明显提升。SCIE 论文发表数从 2015 年的 362 篇，增长至 2020 年的 1542 篇，增长率达 326.0%，高水平论文（IF＞10）从 2015 年的 3 篇，增长至 2020 年的 71 篇，增长率达 2260%。"十三五"期间，全市卫生系统共发表中文核心论文 22027 篇，SCI（EI）收录期刊论文 5087 篇，获政府科学技术奖励 57 项，其中省科学技术奖励 13 项，市科学技术奖 44 项。

三是科技创新平台建设稳步推进。深圳市第三人民医院成功创建深圳首个、广东省第三个国家临床医学研究中心，实现卫生系统国家级科技创新平台零的突破。全新机制的医学科学院建设项目顺利推进，《深圳医学科学院建设方案》经审议通过，深圳医学科学院（筹）正式设立。国家感染性疾病临床医学研究中心、国家心血管病中心南方基地、国家恶性肿瘤临床医学研究中心南方分中心、国家区域中医（肝病）诊疗中心等一批国家级重大平台深圳布局。"十三五"期间，全市卫生系统共建设创新载体 96 个，其中国家地方联合工程实验室（研究中心）2 个、省级重点实验室 3 个、省级工程技术研究中心 9 个、市级创新载体 82 个。5 家医疗机构获批建设博士后科研工作站，18 家医疗机构获批建设博士后创新实践基地，布局市级医学创新平台 6 大类 41 个，市级临床医学研究中心培育单位 7 个。

四是科研评价机制逐步健全。"十三五"期间，我市从科技产出、学术影响、科技条件三个维度，统一构建我市卫生系统科研评价体系，具体分为 3 个一级指标、8 个二级指标和 21 个三级指标，综合测度科技量值，并发布医疗机构和学科科技量值排行榜，清晰展现各级医疗卫生机构科技实力，为促进医疗卫生机构推进学科建设及学科发展提供有效指引。

五是临床研究队伍不断壮大。"十三五"期间，我市依托北京大学临床研究所（深圳），共举办 29 期临床研究和医学伦理培训班，累计培训临床研究骨干 4865 人次；品牌会议"深圳市临床研究论坛"每年举办一届，累计参会人数 1300 余人；设立临床研究项目 55 个，培养了一批青年临床研究骨干。

3. 强化信息化支撑作用

"十三五"时期，深圳市卫生健康委按照"标准先行、互联互通、重在应用、便民惠民"原则，依托卫生光纤专网和"深圳市人口健康信息化项目"两大工程，大力推进智慧健康服务体系建设，着力推进卫生健康信息化建设治理和应用水平，取得较好成效。国家卫生健康委发布的《全国卫生健康信息化发展指数（2021）》，深圳市在 36 个直辖市、副省级城市及省会城市卫生健康信息化发展指数综合评价排名第 2 位。

一是加快推进智慧医院建设。以电子病历评级为抓手，全面推动医院医疗质量与管理水平，医院信息化水平整体处于全省、全国较高水平。"十三五"期间全市共有 3 家医院通过电子病历评级 6 级，5 家医院通过 5 级以上，在医院信息互联互通标准化成熟度测评方面，深圳市 5 家医院通过医疗健康信息互联互通标准化成熟度等级五级乙等测评，10 家医院通过四级甲等测评。

二是逐步完善智慧便民服务。截至 2020 年底，深圳市有 29 家正式上线运行的互联网医院，依托实体医院打通医疗服务全流程，为患者提供在线咨询、在线复诊、在线处方、药品配送、慢病管理等覆盖诊前、诊中、诊后的线上线下一体化医疗服务；建立全市统一号源池平台，持续推进预约挂号便民服务，互联网预约挂号年服务量超 3300 万次，市属医院预约比超 90%；初步实现医院间医学检验和影像检查互联互通互认，可供调阅检验检查报告超 2 亿份，为医生提供共享报告 60 万余次。部分医院还开通了商保支付、床旁结算、智能导航、信息推送、陪护服务、满意度评价等惠民服务。

（三）提升公立医院高质量发展新效能

1. 全市公立医院医疗费用控制情况

2016—2020 年，深圳市居民在公立医院的门诊和住院就诊费用整体呈现增长趋势，次均费用由 315.94 元增至 393.49 元，增长24.5%，住院人均费用由 9693.91 元增至 14180.49 元，增长46.3%（见表 2-2）。

表2-2 2016—2020年深圳市公立医院门诊和住院次均费用（元）

年份	门诊	住院
2016	315.94	9693.91
2017	311.99	10159.04
2018	356.71	11387.76
2019	365.76	12131.78
2020	393.49	14180.49

注：总次均费用不含健康检查收入，分项占比包含健康检查收入。

资料来源：深圳市卫生统计年鉴。

2. 深圳与全国三级公立医院部分绩效考核指标对比分析

2002年深圳市建立了医疗质量整体评估制度，持续开展医疗质量管理工作。经过近20年来的调整优化，公立医院医疗质量和综合绩效评价指标体系日趋完善，评价的科学性、专业性、精确性逐步提升。2019年度全国三级公立医院绩效考核总体情况显示，全国有2413家三级公立医院纳入2019年度考核，深圳市取得较为优异的成绩：全市共有30家三级公立医院参加考核，11家医院获评A级（与2018年持平），占36.7%；有8家医院进全国百强（2018年度7家），有2家医院进全国十强（2018年度2家）。但同时也显示出深圳市一些方面的不足，尤其在医疗质量和持续发展方面（见图2-11）。

（1）医疗质量相关指标

出院患者四级手术占比，是衡量医院住院患者中实施复杂难度大的手术指标；低风险组病例死亡率体现医院医疗质量和安全管理情况，也间接反映了医院的救治能力和临床诊疗过程管理水平。由图2-12可见，2019年深圳市出院患者四级手术占比和低风险组病例死亡率均比全国三级公立医院平均水平低，可能是由于深圳市是一个年轻的城市，其区域年龄段偏小，疾病谱也偏轻症小病。

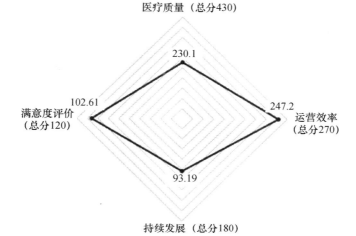

图 2 - 11　2019 年全国公立医院绩效考核深圳市得分雷达图

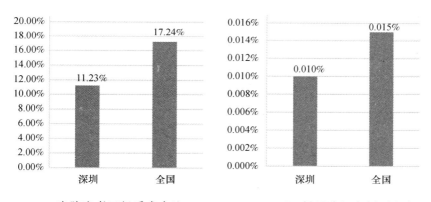

a. 出院患者四级手术占比　　　　b. 低风险组病例死亡率
图 2 - 12　2019 年深圳市与全国三级公立医院医疗质量指标比较

（2）运营效率相关指标

患者次均药品费用和患者次均费用是衡量患者费用负担水平的重要指标，包含门诊和住院。从 2019 年的深圳市与全国的三级医院指标平均水平对比来看（见图 2 - 13、图 2 - 14），深圳市的门诊次均药品费用、住院次均药品费用和住院次均费用均低于全国平均水平，门诊次均费用与全国平均水平基本持平。

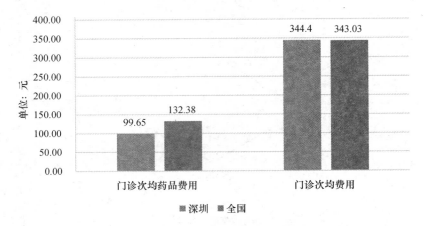

图 2 - 13   2019 年深圳市与全国三级医院门诊次均药品费用和门诊次均费用比较

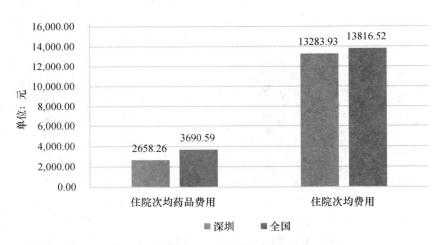

图 2 - 14   2019 年深圳市与全国三级医院住院次均药品费用和住院次均费用比较

三   深圳市公立医院高质量发展案例介绍

香港大学深圳医院（原市滨海医院）是深圳市政府全额投资，与香港大学合作运营的公立三级综合医院。医院 2012 年 7 月投入运营，设有 20 个诊疗中心和 12 个医技中心，重点发展器官移植中心、临床肿瘤中心、骨科与创伤中心、生殖医学及产前诊断中心、心血管治疗中心等专科诊疗中心。医院占地面积 19.2 万平方米，现有建筑面积 36.7 万平方米，总体规划床位 3000 张，其中一期床位 2000 张。医院现开放床位 1607 张，内地职工 3295 人，香港大学派出 100 余人。2020 年，门急诊量 179.07 万人次，在市属医院中排名第 4；出院量 5.72 万人，在市属医院中排名第 5。开业 9 年多来，医院在医疗、教学、科研、疾病防治、医院管理等领域实现跨越发展，分别通过国际医疗服务标准认证和国家三级甲等医院评审，进入广东省首批高水平医院行列。作为香港大学附属医院，医院以建设国内一流、国际先进的现代化医院为目标，积极发挥深港两地医院管理和制度优势，借鉴国内国际经验，推进医院管理体制机制和服务模式创新，为我国现代医院管理制度建设和公立医院高质量发展提供了有益的经验。

（一）完善医院治理体系

1. 实行所有权与经营权分离

在所有权方面，深圳市政府作为出资人，履行对医院的举办和监督职责。在经营权方面，香港大学作为运营方，委派院长负责医院运营管理。以院长为首的医院管理团队行使医院科室架构设置、人员队伍组建、中层干部聘任、薪酬制度安排、内部绩效考核、年度预算执行等经营管理自主权。

2. 建立法人治理结构

医院设立董事会、管理团队和监事会。董事会行使医院重大事项决策权，董事长由深圳市分管副市长担任，其他董事由深港双方各委派 8 名代表组成。医院管理团队执行董事会决策，负责医院运营管理。院长由香港大学推荐医学专业人员担任，作为医院的法定代表人。设立院务管理委员会等 12 个专家委员会，辅助管理团队进行决策和管理。监事会负责监督董事、医院管理团队的职务行为，由深圳市政府、香港大学派出的代表以及医院职工代表共同组成。

3. 依照医院章程运作

制定董事会章程，规定医院党委书记由深圳市委卫生工委选派，进入董事会参与医院发展规划、"三重一大"等重要事项决策。党委书记支持院长依法独立行使经营管理权，保证医院改革发展正确方向。设立纪委书记和纪检监察室，落实党风廉政建设监督责任。制定医院章程，明确医院核心管理制度，提升医院管理专业化、精细化水平。

（二）创新医院运营机制

1. 自主用人的人事薪酬制度

医院工作人员不再纳入事业单位编制管理，实行岗位管理和全员聘用制，支持医院建立一体化的岗位管理和薪酬分配制度。一是优化岗位设置。市委编办根据医院工作职责、工作任务，核定医院人员总量。医院在人员总量内，自主设置工作岗位、自主招聘人员。医院将岗位分为医、护、药、技、管、支援等6个系列，增加护理人员数量，合理拉开不同类型人员的收入差距。二是优化薪酬分配。医院工作人员不核定档案工资，实行自主定薪、自主分配，突破事业单位绩效工资水平和结构限制，建立"以岗定薪、人岗相适、同岗同酬、绩效管理"的岗位薪酬制度，有效调动医务人员积极性。

2. "打包支付"的医疗收费制度

相关部门在医院探索"打包收费"改革，增强医院节约成本、控制费用的内生动力。全科门诊按人次打包收费，每人次200元，包含挂号费、诊查费、一般检验费、非严重伤口处理费、最多7天药费。对67个手术病种实行按病种收付费，收费价格向患者公开。探索住院杂费打包收费，每住院一天收费255元，包含诊查费、护理费、注射费、吸氧费、换药费、雾化费等。通过实施"打包支付"，控制非必要的药品、耗材和检验检查，使得医院收支结构的"含金量"显著高于全国和深圳市属医院平均水平，体现了价值医疗，回归了医学本质。

3. 绿色理念的成本控制制度

医院引入了香港先进的医疗管理理念，坚持以患者为中心，以现代医疗技术和人文关怀为基石，以打造绿色医疗环境、实现绿色运行管理、提供绿色医疗服务为宗旨，在循证医学、控制药品和耗材使用等方面积极实践。严格预算管理，坚持"无预算，无支出"原则，严格控制消耗性资源和后勤支出。所有服务和物资均实行招标采购，公开透明。在保证医疗质量安全的前提下，减少一次性高值耗材使用。

（三）坚持以患者为中心

1. 推行人性化的诊疗模式

医院引入国际化管理理念，建立以人为本的诊疗服务模式。一是推行"先全科、后专科"。设置全科门诊，非急诊和非疑难重症患者先在全科门诊首诊，需要进一步治疗的患者再转入专科。二是实行团队式服务。改革病人选医生制度，患者按科室挂号，由科室根据病情安排合适的医生为患者提供服务，节省患者就医选择成本和时间成本，提高优质医疗资源利用效率，培养年轻医生，推动学科建设可持续发展。三是保障接诊时间。规定每个门诊医生平均每小时接诊量上限，最多的专科（产科）不超过 12 人，最少的专科（口腔科）不超过 2 人，保障医患至少有 15—20 分钟的沟通时间。

2. 医疗服务质量持续改进

一是引进香港优质专科。引入香港大学心血管疾病、肿瘤综合治疗、骨科与创伤、器官移植、生殖医学及产前诊断、感染性疾病等优势专科的技术骨干，打造六大诊疗中心，带动重点专科发展，形成临床重点专科群。积极开展多学科诊疗，引入多项与国际接轨的高精尖医疗技术。二是引入香港优质护理经验。设立专科护理小组，带领专科业务发展，不断提升护理专业内涵。医院连续两年荣获"亚洲医院管理奖"（"卓越护理奖"和"患者安全卓越奖"），2019 年荣膺深圳市"市长质量奖"社会类金奖。二是严控药物滥用。加强药事管理，由药事管理委员会对拟纳入目录的药品进行充分论证、集体决策；推行优质临床药学服务，规范抗生素使用，不设门诊输液；严格执行药品拆零发放制度，防止患者过度用药。2020 年全年门诊抗菌药物使用比例仅 4.11%，远低于全国控制标准。

3. 建立医患互信机制

医院建立透明、廉洁、高效的医疗文化，倡导以人为本、博学行医、廉洁敬业、平等互爱的职业精神。一是倡导廉洁行医文化。对"灰色收入"实行"零容忍",制定廉洁从业守则,将患者赠礼拍卖所得用于设立"病人紧急救援专项基金"。二是公开医疗服务质量问题。对可疑医疗缺陷、医疗差错,医院第一时间向患者反馈,第一时间向社会公开,以公开透明的医疗服务,促进医疗服务质量持续改进。三是完善风险管理制度。医院为医生购买医疗责任险,引入第三方处理医疗事故责任,保障医患双方合法权益。成立风险管理小组,制定预防措施以及不良事件处理指引,及时调查分析不良事件,降低高风险事件发生率。四是健全公众投诉管理机制。设置病人关系科,倡导公开披露的医疗文化,及时有效处理投诉和医疗纠纷。患者满意度连续多年保持深圳市属综合性公立医院第一名。

此外,医院探索医疗服务跨境衔接机制,承担了先行先试国际新药(备注:作为《粤港澳大湾区药品医疗器械监管创新发展工作方案》首家指定试点医院,目前有 13 种进口药品和 4 种进口医疗器械获批使用)、建立与国际接轨的医院评审标准 [备注:编制《医院质量国际认证标准(2021 版)》,在 3 家医院试点开展国际版三甲医院试评审;年底标准要通过国际医疗质量协会认证]、深港医疗服务衔接(备注:2015 年 10 月医院成为香港长者医疗券内地唯一试用点,突破深港异地结算限制)等先行示范区综合授权改革任务。

四　深圳市公立医院高质量发展策略

经过改革开放 40 年来医疗服务体系建设、20 年来医院能力建设、10 年来深化医药卫生体制改革的实践探索,公立医院已经到了从"量的积累"转向"质的提升"的关键期,必须把发展的着力点放到提升质量和效率上。《国务院办公厅关于推动公立医院高质量发展的意见》将是全国公立医院 5—10 年内发展的纲领和目标,结合深圳市实际情况,对未来的公立医院高质量发展提出以下建议:

（一）控制公立医院扩张节奏及单体规模，引导公立医院内涵式发展

一是控制公立医院规模。根据区域疾病谱、医疗服务需求以及医保基金负担科学研究适宜的床位总量和结构，实行"总量控制，结构动态调整"的管理方式，严格控制公立医院的建设规模盲目扩张，避免虹吸基层资源，控制医疗费用的不合理增长，为基层医疗卫生机构留足发展空间，以此为基础促进医院内涵式发展，引导公立医院注重深化改革、强化管理，促进分级诊疗制度健全完善，实现科学发展，更好地满足广大群众的就医需求。二是推动建立多元化办医格局。积极探索社会办医形式以满足多层次多样化健康服务需求，通过政策引导优质的社会办医逐步成为公立医疗体系的有益补充，鼓励社会力量办医连锁化、集团化运营和品牌化、专业化、特色化发展，发挥"鲇鱼效应"，推动公立医院积极改善服务质量，提升服务能力和运行效率。

（二）调整财政投入结构

一是理顺医保基金和财政投入的关系。建立健全以"强基层、促健康"为导向的财政补助、医保偿付等激励约束机制，逐步进行结构化调整，将对公立医院的财政投入重点关注公共卫生、人才培养和科学研究，推动公立医院高质量发展；同时，明确公立医院的医疗服务收入来源是医保基金，继续推进基层医疗集团医保支付方式综合改革，实行医保基金总额管理，建立以居民健康管理签约服务为基础、以健康管理结果为绩效目标的门诊慢性病医疗保险支付政策，提升医疗保障水平。二是调整公立医院财政投入结构。公立医院高质量发展必须坚持政府主导和公益性主导。财政部门应按照统一部署要求，供需兼顾、突出重点，持续优化投入结构，"十四五"期间，应加大用于人力资源的投资，打造医疗卫生人才高地；继续安排补助资金支持深化公立医院综合改革，持续支持高水平医疗卫生机构能力建设。三是建立健全灵敏有度的医疗服务价格动态调整机制。按照"设置启动条件、评估触发实施、有升有降调价、医保支付衔接、跟踪监测考核"的基本路径，开展指标遴选、评价方法构建等工作，逐步建立医疗服务价格动态调整机制，陆续开展

调价评估工作，明确调价的启动机制、触发条件和约束标准；合理测算调价空间、优化选择调价学科和项目，建立健全医疗服务价格动态调整相关操作规范，逐步提高医疗服务收入（不含药品、耗材、检查、化验收入）占医疗收入的比例。

（三）提高医务人员待遇，激发活力

一是提升医务人力资源价值。无论是医院外部治理政策和内部管理措施均需进一步聚焦医务人力资源的价值提升。外部治理政策涉及医疗服务价格、职业生涯、薪酬核定制度建设；内部管理措施涉及岗位管理、绩效分配、人才科研等体系建设。提升人力资源价值，需要内外部政策和管理制度聚焦人力资源产出的医疗成果价值，激发医务人员潜能，形成规范的行为标准和正向的价值导向，这是公立医院实现高质量发展的动力源头。二是建立一体化的岗位管理和薪酬制度。进一步深化公立医院人事薪酬制度改革，淡化身份差别，强化岗位管理，建立一体化的岗位管理和薪酬制度，建立社会化的用人机制，形成推动医疗服务高质量发展、促进医院提质增效降本的内生动力。同时，全面落实医院用人自主权，由医院根据医疗服务需求和功能定位安排工作岗位，科学自主地实施人力资源规划、岗位设置、人员聘用、薪酬设计、人员考核和人才培训，按需设岗、按岗聘用、以岗定薪、同岗同绩同酬、优劳优酬，合理拉开医生、护士、医技、行政、辅助人员的薪酬待遇，通过薪酬制度的改革完善充分体现每一类人员的劳务价值和技术价值。

（四）加强医院学科建设

促进学科建设是实现公立医院可持续发展和高质量发展的必由之路，优化学科错位配置和协同发展，形成学科建设发展高地。一是强化学科建设规划总体布局。从顶层设计加强医院学科建设规划，实现优势学科错位发展。深圳市以市属医院为主体建设市级医疗中心，负责"顶天"打造学科建设高地，未来应进一步发展建设成为面向粤港澳大湾区的国家区域医疗中心。通过将学科设置和医院布局进行有机结合，围绕学科建设确定医院的发展定位，突出特色，推动医院错位发展，以设置优势学科为突破点，带动医院综合实力不断提升，形成重点发展、多维整合、整体跃升的发展格局。

二是完善学科评估方法和绩效激励制度。推动医院学科评估成为促进医院学科建设的常态化举措，探索标准化学科评估方法，建立以能力、质量、安全、效率为核心的评估体系。在完善学科评估的基础上逐步推动以学科网络为主体的质量控制替代传统质控，明确质量控制第一责任人和质控监督智能系统。三是医院应推动主要临床科室和医技科室协同发展。医院的学科建设体现了医院医疗技术能力和质量水平高低，作为高水平医院建设的基本要求，医院学科建设应对主要临床科室和相应的医技科室投入足够的关注和资源支持，实现两者的同步提升和互相促进，确保医院学科建设的稳定发展，推动医院综合能力不断增强。四是学科建设应坚持医、教、研、预防、保健多元一体化协同发展。鼓励医院进行诊疗模式的变革，推动学科间共同发展建设及相互交叉协作，在管理模式创新、服务流程优化及诊疗水平提升等方面形成综合效能；同时，在实现传统的医学、教育、科研一体化发展的基础上，逐步拓展医、教、研、预防、保健等多元一体的学科发展路径，通过各功能模块联动式发展促进完善医院人才梯队、提升医疗技术能力、加强医学科研创新，从而为医院开展优质医疗服务以及承担更多公共卫生、健康管理职责提供强有力的支撑，坚持"以健康为中心"、"预防为主、防治结合"，在提供疾病诊疗服务的基础上，重点发展对应病种的临床学科和相应的防治专科，整合最优质资源，积极参与疾病预防保健工作，参与居民全周期健康管理，提升居民健康水平。

（五）建立现代化医院管理制度

完善公立医院治理体系，对公立医院内部加强管理，加强现代医院管理制度建设。一是加强党对公立医院的领导。充分发挥党建引领作用，进一步落实党委领导下的院长负责制，充分发挥公立医院党委把方向、管大局、作决策、促改革、保落实的领导作用，健全完善医院党委会和院长办公会议事决策制度，把党的领导融入医院治理全过程各方面各环节，规范医院内部治理结构和权力运行规则，做好与外部治理的有效衔接，提高战斗力、凝聚力、向心力。二是推动公立医院依法治理。出台公立医院管理办法，健全公立医院章程和业务管理、资源配置、绩效考核等核心管理制度，提升公立医院依法治理水平。加快出台人员管理、岗位设置、人员招聘、薪酬分配等人事薪酬配套改革制度，推动落实医院党政负责人年薪制。推行香港大学深圳医院在质量管理及绿色医院建设方面的先进经验和成果，推动高水平医院发展方式从规模扩张转向提质增效、运行模式从粗放管理转向精细化管理、资源配置从注重物质要素转向更加注重人才技术要素，建立规范的质量体系并持续改进，探索形成医疗质量与安全管理的深圳标准。三是加强公立医院绩效考核。紧抓医疗质量和患者安全主线，推动高水平医院发展向更加注重内涵建设转变。实行精益管理，加强医疗核心制度建设及风险防控，提高循证医疗决策水平，强化患者安全，推进管理制度化、制度标准化、标准流程化、流程清单化。坚持和强化公益性导向，健全绩效评价机制，不断提高医疗质量运行效率、可持续发展能力和患者满意度。

第三节　促进中医药传承创新

中医药是中国特有的卫生资源，具有巨大的经济潜力和文化潜力，是一种重要的科技资源，在经济社会发展中发挥着重要作用。随着中医药事业不断发展，以及在海外传播范围的日益扩大，中医药已经成为服务于国家外交、经济、卫生、科技、文化、生态格局的重要载体。当前，中国新型工业化、信息化和农业现代化深入发展，人口老龄化进程加快，对中医药服务的需求不断上升。但同时，中医药事业发展仍存在资源总量不足、基层服务能力薄弱、产业集中度低、法律法规不健全、人才短缺等一系列问题。因此，迫切需要继承、发展、利用好中医药，促进中医药的传承创新，充分发挥中医药在深化医药卫生体制改革中的作用。

传承创新发展中医药是新时代中国特色社会主义事业的重要内容，是中华民族伟大复兴的大事，对于坚持中西医并重、打造中医药和西医药相互补充协调发展的中国特色卫生健康发展模式，发挥中医药原创优势、推动中国生命科学实现创新突破，弘扬中华优秀传统文化、增强民族自信和文化自信，促进文明互鉴和民心相通、推动构建人类命运共同体具有重要意义。

一 背景

习近平总书记高度重视中医药工作。习近平总书记深刻指出，中医药学凝聚着中国人民和中华民族的博大智慧，是中华文明的一个瑰宝；强调要充分发挥中医药在治未病、重大疾病治疗、疾病康复、应对公共卫生挑战方面的重要作用；要增强民族自信，传承精华、守正创新，加快推进中医药现代化、产业化，推动中医药走向世界。

推动中医药发展亦是建设粤港澳大湾区、深圳先行示范区的重要内容，得到党中央高度重视。中共中央、国务院印发的《粤港澳大湾区发展规划纲要》14 次提及"中医药、中药"，要求深化粤港澳中医药领域合作，对港澳在中医药等领域实施特别开放措施，推进中医药标准化、国际化。《中共中央国务院关于支持深圳建设中国特色社会主义先行示范区的意见》要求深圳扩大优质医疗卫生资源供给，加快实现"病有良医、老有颐养"。国务院办公厅印发《关于加快中医药特色发展若干政策措施》（国办发〔2021〕3 号），推动中医药和西医药相互补充、协调发展。国家中医药管理局粤港澳大湾区建设领导小组办公室和广东省人民政府发布《粤港澳大湾区中医药高地建设方案（2020—2025 年）的通知》（国中医药国际发〔2020〕2 号），深圳市中医药发展工作联席会议办公室印发《深圳市建设粤港澳大湾区中医药高地实施方案（2021—2025 年）》（深卫健发〔2021〕52 号），统筹推进粤港澳中医药发展。

深圳加大贯彻落实党和国家中医药方针政策力度，承上启下，传承精华、守正创新，深入推进深圳国家中医药综合改革试验区建设，发挥好中医药传承创新和高质量发展的示范引领作用，紧抓"双区驱动"重大历史机遇，以创建国家中医药综合改革试验区为契机，充分发挥中医药在疾病预防、诊疗和康复中的特色优势，以及中医药"五种资源"（中国独特的卫生资源、潜力巨大的经济资源、具有原创优势的科技资源、优秀的文化资源和重要的生态资源）作用，坚持中医药医疗、保健、科研、教育、产业、文化"六位一体"协同发展，坚持传承创新发展思路，坚持特色化、国际化路线，努力打造一流中医药传承创新城市、粤港澳大湾区中医药高地。

二　深圳市中医药发展现状

（一）深圳市中医药发展的做法和成效

1. 中医药法规标准体系和补偿机制逐步完善

修订《深圳经济特区中医药条例》，出台《深圳市促进中医药传承创新实施方案（2020—2025年）》。完善中医医疗机构设置规范，《深圳市纯中医治疗医院设置标准（试行）》。明确中医机构工作标准，制定《深圳市医疗机构中医治未病工作规范》。出台《中药编码规则及编码》等30项中医药技术标准，其中ISO国际标准7项，国家标准3项，项目获"2020年中国标准创新贡献奖"一等奖，是广东省全行业首个、全国中医药行业首个一等奖项目。推动国家药典委92个中药质量标准制定，并承担《欧洲药典》金银花品种质量标准研究。

完善"以事定费、购买服务、专项补助"政策，加大财政补助向中医药倾斜政策支持。2017年，对234项中医类服务项目价格进行调增，平均升幅28%，提高了中医类技术劳务价值，促进中医诊疗技术的临床应用。2019年第三轮医疗服务价格改革中，对中医门诊、住院补助标准及发展系数进行了较大幅度调整，远高于同级综合医院补助水平。同时，市财政每年设立专项经费，支持市、区中医院设立中医药院校临床医学院或教学医院等。联合市医保部门推进市中医院、宝安区中医院和深圳市中西医结合医院试点实施中医药打包收费工作。对宝安、龙岗等中医院集团实行"总额管理、结余留用"医保基金管理方式。加大对中医药进社区及治未病引导激励政策支持，针灸等中医药治疗类项目在社康纳入"打七折"范围。

2. 中医药多层次服务体系形成，服务能力逐步提升

中医药管理体系逐步加强，中医药服务体系不断完善，初步形

成了以市级中医院为龙头，区级中医院为骨干，综合医院为枢纽，社康机构为网底，社会办中医医疗机构为补充的多层次多元化中医药服务体系。宝安区、龙岗区中医院集团化发展，市中医院区域中药制剂中心建成使用，全国首家纯中医治疗医院开业运营，宝安中医院开设首家中医医养结合社康机构，试点开展中医安宁疗护服务。目前，全市95%以上公立非中医类医院开设中医药科，100%社康机构提供中医药服务，全市中医医疗服务能力大幅提升（见表2-3、表2-4）。

表 2-3　　　　　　　　　全市中医类医院基本情况一览

序号	医院名称	所在区	属性	医院等级	批准时间
1	深圳市中医院	福田区	公立	三级甲等	1995 年
2	广州中医药大学深圳医院（福田）	福田区	公立	三级甲等	2016 年
3	深圳市中医肛肠医院（福田）	福田区	公立	二级	2017 年
4	罗湖区中医院	罗湖区	公立	三级	2018 年
5	宝安区中医院	宝安区	公立	三级甲等	2013 年
6	宝安纯中医治疗医院	宝安区	公立	三级	2019 年
7	深圳市中西医结合医院	宝安区	公立	三级	2016 年
8	北京中医药大学深圳医院（龙岗）	龙岗区	公立	三级甲等	2018 年
9	深圳平乐骨伤科医院（坪山区中医院）	坪山区 罗湖区	公立	三级甲等	2014 年
10	深圳五洲中医院	宝安区	社会办	一级	2005 年（原为深圳五洲中西医结合医院）
11	深圳天元中医肛肠医院	宝安区	社会办	二级	2019 年
12	深圳东进中医院	龙岗区	社会办	一级	2019 年

表 2 - 4　　　　　全市中医类医院中医药服务能力情况[24]

序号	指标	"十二五"时期	"十三五"时期	"十三五"目标值[①]	涨幅（%）	完成情况（达标/未达标）	备注
1	中医（中西医结合）医院数量（个）	9	12	15	33.3	未达标	
2	医院业务用房总面积（平方米）	276215	592217	-	-	-	
3	病床总数（张）	2559	6498	5000	153.9	达标	
4	执业医师（含助理）数	1755	5876		234.8		
5	诊疗人次（万人次）	4044.84	3440.26	1600	-14.9	达标	
6	中医诊疗比例（%）[②]	11.2	12		7.1		不含社康中医科数据
7	平均每诊疗人次费用（元）	143.79	304.05	-	111.5		
8	出院人数（万人）	30.40	62.71	10	106.3	达标	
9	病床使用率（%）	91.3	88.2	-	-3.4		
10	出院者平均住院日（天）	10.08	9.20	-	-8.7		

————————

　　① 目标值来源于《深圳市中医药事业发展规划（2013—2020 年）》（深卫计发〔2014〕5 号），部分指标无目标值，用"-"表示。
　　② 指全市各中医、中西医结合医院、综合医院中医科中医诊疗总人次占全市总诊疗人次的比例。

续表

序号	指标	"十二五"时期	"十三五"时期	"十三五"目标值	涨幅（%）	完成情况（达标/未达标）	备注
11	平均每出院者住院费用（元）	8581.43	12046.92	–	40.4		
12	中医治未病人次	135349	1236774	–	813.8		
13	中药（中药饮片、中成药、院内制剂）处方比（%）	61.5	58.3	≥70%	–5.2	未达标	
14	门诊中药饮片处方占比（%）	–	21.2	≥30%		未达标	
15	国家级重点专科数（个）	6	0		–100		
16	省中医重点（特色）专科数（个）	19	33		73.7		33为新增数，不包括"十二五"时期的19个
17	市级中医重点（特色）专科数（个）	55	80	80	45.5	达标	
18	全市每千常住人口中医床位数（张）	0.27	0.37	0.55	37.0	达标	2020年常住人口按2019年1343.88万人计算
19	全市每千常住人口中医执业医师（含助理）数（人）	0.31	0.42	0.4	35.5	达标	

基层中医药服务能力逐步提升。全市100%的社康中心建立中医馆或中医药服务区，100%的社康机构能提供中医药服务，中医诊疗人次占总诊疗人次的35.7%；能开展中医适宜技术6种以上的Ⅰ类社康中心占比94.19%，4种以上其他社康机构占比90.54%；中医类别医师（含助理）1132人，占比19.3%，其中中医类别全科医师852人，占全科医师比例28.31%；65岁以上老年人与0—36个月儿童中医药健康管理率分别达72.8%、76.2%，中医药服务能力及可及性明显提高。

在全市遴选设立了53个基层中医药服务能力提升工程优选建设单位。对社康机构的年度绩效考核中，中医药服务占15%以上比例，中药饮片不纳入药占比进行考核。深圳市及福田、南山、宝安、龙岗、光明等5个区顺利通过国家基层中医药工作先进单位复审。

中医"治未病"服务体系稳步构建。制定《深圳市医疗机构中医治未病工作规范》，组建市基层中医药和"治未病"工作指导中心及10个基层中医药服务和"治未病"工作指导中心，市中医院牵头全市13家医院组建"深圳市中医治未病联盟"；推动中医医疗机构治未病星级服务认证，北京中医药大学深圳医院（龙岗）治未病中心认证为5A，广州中医药大学深圳医院（福田）等4家单位认证为4A。宝安中医院（集团）建成全国第三批治未病预防保健服务试点单位，北京中医药大学深圳医院（龙岗）打造国家中医治未病升级版示范点。

3. 中医药学科水平和科研能力逐步提高

深圳市中医院已成为广东省高水平医院、国家区域中医（肝病）诊疗中心，政府加大财政投入以加强医院高水平中医药科研平台建设；此外，该院获批国家中医住院医师规范化培训基地，累计培养中医住培学员524人；荣获国家卫计委2013—2017年度全国创建"平安医院"活动表现突出集体；通过国家电子病历系统功能应用水平6级评审，成为全国唯一一家通过电子病历六级评审的中医医院。深圳市全市有国家和省市级中医临床重点专科和特色专科专病93个，名中医诊疗中心7个。2019年深圳市中医院肝病科、针灸科、肾病科、脾胃病专科、内分泌科，宝安区中医院康复科，以及平乐骨伤科医院骨伤科 7 个专科，被评为广东省高水平临床重点专科（以下简称"省高水平专科"）。宝安区中医院建有国家级脑卒中、胸痛中心及博士后创新实践基地。中医药全程深度参与新冠肺炎疫情预防、患者救治及出院后康复调理工作，中医药参与率 100%，取得明显成效。

推进中医药科研创新，深圳市建成中医药科研创新载体 18 家，其中国家级 3 家，省级 3 家。深圳市中医院打造高水平科研中心，北京中医药大学深圳医院（龙岗）成立中医治未病体质研究院，联合华大基因开展九种体质研究。宝安中医院（集团）与南方医科大学深圳医院共建诺奖实验室。光明区成立中医药传承创新研究院，中国科学院大学深圳医院（光明）成立中西医结合治疗中心，与广州中医药大学第一附属医院联合打造"中西医联盟合作单位"。全市中医系统共承担市级及以上科研课题 470 项，其中国家级课题 52 项，省级课题 224 项；获得中华中医药学会科技进步奖一等奖 2 项、二等奖 7 项、三等奖 3 项。

4. 中医药人才培养有所成效

"十三五"时期，深圳市加强与国内中医药院校合作办院办学，引进 25 个国内顶尖高层次中医人才团队；组建市中医医疗联盟和 8 个中医专科联盟；创建 9 家国家级综合医院中医药工作示范单位、2 家广东省中医名院，培养 29 名广东省名中医及 61 名深圳市名中医，全职引进市外省名中医近 20 名。建设省级以上名中医药专家学术传承工作室 36 个，遴选深圳市名中医药专家学术经验继承工作指导老师 90 名，建设了深圳市名中医药专家学术经验传承工作室 40 个。全市有国家中医住院医师规范化培训主基地 3 所，市中医治未病和中医适宜技术推广培训基地 24 家，市中医专科护士培训基地 7 家，为深圳培养中医药骨干人才提供支撑平台。

截至 2020 年底，全市中医师 5876 名，比"十二五"末增加 64.5%，其中正高中医师 391 名，副高 845 名；分别增加 108.5% 和 82.1%。

5. 中医药科技健康产业逐步发展

搭建中医药科技创新专业平台，全市建成中医药领域创新载体

18家，其中国家级3家，省级3家。推进光明区建设"国际中医药港"特色专业园区，坪山区打造生物医药产业园区。市中医院等3家医院建成互联网医院。启动"12361"工程——中医药综合管理信息平台系统建设，推动市、区中医院携手中国中医科学院、腾讯、华为、鹏城实验室等，大力发展智慧药房、智慧医院、中医大健康数据管理信息系统等服务模式。培育连锁中医医疗机构发展，本土企业和顺堂已成为拥有100家连锁店的中医中药一体化企业。举办中医药健康产业博览会，搭建中医药产业国际交流平台。支持大湾区高校、科研机构、企业等联合建立中医药产业技术创新联盟，推动"产学研医一体化产业链"发展。

6. 中医药文化宣传活动积极开展

举办深圳中医中药中国行、5·12深圳中医特色护理义诊、纪念世界传统医药日暨深圳市中医药推进月等系列活动，宣传普及中医药健康文化和养生保健知识。组建市区中医药健康文化科普宣讲团，开展中医药文化进机关、进社区、进校园、进企业、进党群服务中心等。推动建设市中医药健康文化宣教基地。建设中医药健康文化知识角，向群众科普中医药健康理念和养生保健治未病常识。宝安中医院建成全国第二批中医医院中医药文化建设试点单位。宝安纯中医治疗医院规划建设中医药博物馆。罗湖区与中国科学院仙湖植物园签订《中医药文化宣传推广共建协议》，开展罗湖区中小学肺健康宣传教育系列活动。龙岗区"中医药文化进校园"项目成功入选2020年深圳市"全民终身学习品牌项目"。深圳市中医院荣获国家卫计委2013—2017年度全国创建"平安医院"活动表现突出集体。

（二）中医药发展的问题与挑战

深圳市作为粤港澳大湾区核心城市，人口多密度高，中医药服务能力相对薄弱，学科带头人短缺，中医千人床位数与国家和省规划的2025年中医医院床位的目标要求有较大差距，市民日益增长的中医药健康服务需求和中医药医疗资源分布不均衡、不充分的矛盾日益突出，目前仍存在一些问题，需要积极采取措施，探索体制机制创新，推进中医药传承创新发展，努力建设国家中医药综合改革试验区、一流中医药传承创新城市。

1. 未设置独立的中医药管理机构，医保支付等补偿机制支持力度不足

目前市、区两级均未设置独立的中医药管理机构，中医药管理机构和人员不足。市卫健委内设中医处、编制5人，区级只有宝安、坪山、光明3区卫生健康局设1—2人编制的独立中医科，且管理职能分散多头，一定程度上制约了中医药发展。

中医药支持政策有待加强。中医优势治疗技术项目收费偏低，"同病异治不同价"现象突出（如"闭合性骨折"，中医不但减低病患痛苦避免2次手术，费用也仅为西医的10%—13%），未充分体现中医专业技术人员劳务价值。中药制剂审批严格、备案时限长，只能在一定范围内调剂使用，限制了中医药的特色优势发展。

2. 中医医师、病床等服务资源相对缺乏，中医治未病服务体系不健全

全市共有中医医疗机构1069家，占全市医疗机构的22.8%，中医院有病床数5346张，占全市病床数的8.4%。每千人口中医床位数为0.33，距离国家和省规划的2025年中医医院床位达0.7的目标要求差距比较大。深圳市共11个行政区中只有7个区建成或在建中医院，未达到广东省30万人口以上的区都有中医院的要求。每千常住人口中医师比例较低，学科带头人短缺，专科特色不突出。

中医药养生保健服务体系不健全。各医疗机构对中医治未病工作重视不足，中医治未病工作人员短缺、职称晋升渠道不畅，还没有建立起覆盖全生命周期的中医治未病服务体系。

3. 中医药人才政策、晋升和考核机制制约人才引进和发展

深圳中医药基础薄弱，缺乏本土中医药高等院校，教育体系不健全。由于中医药人才成长周期长，绝大多数引进对象超龄或学历职称受限，高层次人才引进困难。市区公立中医院全面去行政化，新引进人员没有编制、"同工不同酬"，一定程度上制约了人才的引进。高层次人才引进政策不符合中医药人才成长特殊性，年龄、学历等条件限制成为制约中医药人才引进的瓶颈。激励中医药人才下基层服务、中医药人才晋升政策及考核评价标准有待完善。

4. 中医药"产学研医用"体系不完善

符合中医药发展规律的中医药科技创新评价体系及"产学研医用"协同创新机制还未健全。基于自主创新、技术先进、接轨国际通行规范的中药药物创新体系有待完善。中医药产业园区建设的产业集聚效应尚未形成，光明国际中医药港、坪山生物医药产业园等迫切需要能够代表深圳参与国际竞争的中医药龙头企业支撑。

5. 中医药文化影响力不足

中医药作为我国优秀的传统文化资源，中医药的潜力和活力还没有很好地激发、释放出来。中医药文化传播体系还没有形成规模，缺乏有影响力的中医药文化传播基地。中医药参与新冠肺炎疫情的防控经验需要进一步挖掘研究，发扬光大。

三　深圳市中医药发展的策略

（一）完善中医药法规标准、管理体制及支持政策

1. 推进中医药服务法制化进程

修订实施《深圳经济特区中医药条例》，为促进深圳中医药传承创新发展提供法治保障。修订出台中医馆等中医门诊类医疗机构设置标准，支持中医馆和中医诊所等纯中医医疗机构发展。通过立法形式保障中医药医疗服务模式、管理机制、评价体系等创新政策实施。

2. 推进中医药管理体制建设

参照广东省政府《印发广东省中医药局主要职责内设机构和人员编制规定的通知》，结合深圳市情，在深圳市卫生健康委下设深圳市中医药局，增加4—5名管理人员编制，承担全市中医药行政管理工作。各区参照市级模式，加强机构和人员建设，强化中医药管理职能。

3. 建立中医药标准化体系

一是支持中医药综合管理、质量控制、绩效评估、诊疗技术、中药质量、科普旅游等国际、国家、行业及地方规范标准起草研制及实施应用。编制出台《深圳市中医重点学科建设管理办法》《深圳市中药饮片处方审核规范》《深圳市中医药健康文化宣教旅游示范基地评定标准》《深圳市社康机构中医药服务规范》《深圳市医疗机构中医治未病工作规范》和《深圳市非中医类医院中医药工作规范》等文件，促进《中药编码规则及编码》等国家标准推广应用。依托光明区中医药传承发展研究院，建立深圳市中医药传统知识保护数据库、保护名录，做好中医药知识产权保护和传承发展工作。二是推进中医药标准和服务国际化衔接。推动粤港澳大湾区中医医联体和中医优势专科集群建设，鼓励港澳医疗卫生服务提供主体加入。试点港澳中医师在深圳公立中医医疗机构执业，提供覆盖粤港澳三地和全生命周期的中医药服务。推进深圳中药编码国际化体系应用，提升中医药行业国际化和标准化水平。加快推进港澳已上市传统外用中成药在深圳市流通使用。

4. 健全中医药财政投入补偿机制

结合深圳市经济社会发展水平和财力状况，进一步完善"以事定费、购买服务、专项补助"财政补助政策，加大向中医药倾斜力度，完善中医药政策性亏损的补助机制，探索提高非中医类医院中医临床科室基本医疗服务补助标准。

5. 完善以健康为导向的中医药医保制度

按照国家和省统一部署，及时将符合条件的中医医疗服务项目和中药按规定纳入医保范围。进一步完善符合中医药特点的医保支付方式，发挥中医药优势，落实对中医药的倾斜政策。争取将更多符合规定的中医治未病项目纳入职工医保个人账户支付范围，鼓励中医医疗机构提供中医治未病服务，关口前移，医防协同。

6. 创新推进中医医疗服务价格改革

试点实施中医门诊传统诊疗药物、中医住院综合诊疗服务打包收费模式，及时总结分析运行效果，并推广应用。在市中医院等单位试点针灸特诊分级收费模式。探索中医优势病种中西医"同病同效同支付标准"。

（二）推动中医药服务供给侧改革

1. 打造中医药医疗高地

推进深圳市中医院对标北京、广州、上海等顶级中医医疗科研机构，打造现代化、综合性、研究型大湾区中医名院及广东省高水平医院。支持区级中医院错位发展，打造一批集"中医预防、治疗、康复、临床、科研和教学"为一体，"防—控—管—治"相结合的中医特色专科医学中心。推进深圳市中医肿瘤医学中心、中医治未病中心、中医康复中心等建设。推进深圳市中医肛肠医院（福田）建设三级中医肛肠专科医院，福田区妇幼保健院建设三级中西结合妇儿医院。

2. 提高中医药服务能力

一是提升中医医疗机构服务能力。推动深圳市中医院"一院四区"、南山区中医院、龙华区中医院加快建设，支持盐田区、大鹏新区建设中西医结合医院，实现30万人口以上的区中医医疗机构全覆盖。提升综合医院、妇幼保健院中医药服务能力和设施配置。推动中西医协同发展，打造中西医协同"旗舰"医院、"旗舰"科室。创建全国基层中医药工作示范市（县），推进基层医疗卫生机构"旗舰中医馆"建设。鼓励市、区中医院牵头组建医联体，积极创建国家、省级和市级中医区域医疗（诊疗）中心。建设平急结合、救治保障能力较强、具有中医药特色优势的市区中医应急救援和传染性疾病防治基地。二是提升基层中医药服务能力。推进社区健康服务机构中医药三个100%，即社区医院、社康中心100%设中医药综合服务区（中医馆）、社康站100%提供中医药服务。推进基层医疗机构将中医药融入家庭医生签约服务内容，打造基层医疗机构"旗舰中医馆"。积极创建新一轮全国基层中医药工作先进单位。

3. 扶持社会办中医机构发展

鼓励社会力量举办连锁中医医疗机构，支持有资质的中医专业技术人员特别是名老中医开办中医门诊部、诊所。修订中医馆等中医基层医疗机构设置标准，促进中医馆和中医诊所等纯中医医疗机构发展。支持社会办中医医疗机构在准入、执业、等级评审、购买服务、基本医疗保险、科研教学、医务人员职称评定和继续教育等方面享有与政府举办的中医医疗机构同等权利。开展社会办中医机构发展状况调研评估，促进医保、基本医疗服务补助等政策落实。

4. 探索创新中医药服务模式

一是推进公立中医医院管理体制、人事薪酬制度、服务模式等综合改革。深化龙岗区"三共享两获得一满意"中医药服务典型示范区建设。支持宝安纯中医治疗医院在运行机制、师承教育等方面大胆探索创新，研究制定适合纯中医医院发展的等级医院评审标准和年度综合考核评价指标等。鼓励医疗机构开设中医护理门诊，提供中医护理、康复指导、养生保健、中药药膳和中医适宜技术等服务。支持龙岗区发挥中医药在儿童康复中的独特作用，探索建设特殊儿童康复中心。二是推动"互联网＋中医药服务"创新。鼓励符合条件的医疗机构发展中医远程医疗、移动医疗、智慧医疗等新型服务模式，支持以智慧药房形式提供中药代煎、配送等服务。支持光明国际中医药港建设深圳市中药饮片代煎代配中心。推进5G智慧中医健康管理平台建设，建设深圳市中医药综合管理信息系统。鼓励探索应用中医人工智能诊疗服务。三是推动"中医药＋养老"产业发展。推动各区中医院加强与养老机构、社会康养机构合作，建设3—4家以中医药健康养老服务为特色的中医医养结合医院。推进宝安区燕罗社区医院、罗湖区中医院打造大湾区中医药医养结合新模式。推进广州中医大学深圳医院（福田）探索中医药医防融合特色项目。

5. 加快中医预防保健服务体系建设

推动建立覆盖全生命周期中医治未病服务体系，将治未病服务融入基层健康管理、家庭医生签约等服务内容。健全中医治未病服务网络，推动医疗机构建设中医治未病服务平台，社区健康服务机构设置治未病服务站，鼓励二级及以上综合医院等探索设置中医治未病科（或中心）。支持北京中医药大学深圳医院（龙岗）组建"粤港澳大湾区中医体质与治未病协作创新联盟"，打造国家中医治未病健康工程升级版，创建全国首个中医体质与治未病网络平台；支持宝安中医院（集团）建设医养融合医院。推进市区中医院全部设置康复科，鼓励社区健康服务中心设置中医康复诊室和康复治疗区。鼓励社会力量举办规范的中医养生保健机构。推进中医药防治服务全面融入重大传染性疾病应急预案和防控方案。大力推广中医药适宜技术应用，在社区健康服务机构运用中医药参与防控新冠肺炎等重大传染性疾病。探索疾病预防控制机构建立中医药部门和专家队伍。

6. 加强中医养生保健服务网络建设

创新中医药健康技术服务，丰富中医药健康服务模式，优化推广中医治未病特色服务包、中医康复诊疗方案。以健康服务产品、名优中成药及特色南药为核心，支持中医药健康服务相关产业规模化、品牌化发展，形成一批中医药知名品牌和产业集群。健全中医治未病和养生保健专业人才队伍，支持市区中医医疗机构开展相关中医专业人才培养。

（三）创新中医药人才培养模式

1. 完善中医药教育培养体系

深化中医药院校教育改革，推进深圳大学医学部筹建国医学院，构建中医药传承创新教育基地。依托市中医院建设国际针灸推拿培训中心，支持香港大学深圳医院设立粤港澳大湾区高端中医人才培训中心等。支持广州中医药大学深圳医院（福田）打造中医肿瘤实习基地；支持市中西医结合医院打造中西医结合脑病、心血管病、妇科实习基地等。探索开展中医专科护士进阶培训工作。

2. 大力发展中医药师承教育

展现深圳改革开放 40 年中医药事业发展历程，编撰《深圳中医药发展 40 年》。深度挖掘整理研究名老中医药专家学术经验，组织编写《鹏城杏林名医精粹》。支持上海中医药大学优才学院深圳分院建设，打造中医药流派传承基地。依托宝安纯中医治疗医院建设深圳市岐黄学院，改革创新中医药人才培养模式。支持罗湖区中医院建设上海中医药大学优才学院深圳分院，打造一流中医药流派传承基地。依托广州中医药大学深圳医院（福田）建设岭南中医肿瘤学术传承基地。依托深圳平乐骨伤科医院（坪山区中医院），建设国家中医药非物质文化遗产传承基地。支持光明区中医药传承发展研究院建设经方传习中心，构建国际经方交流分享平台。推进深圳鹏城岐黄工程，建设老中医药师承工作室。建设深圳市岐黄学院，探索多种师承模式培养中医药人才。

3. 拓宽中医药人才引育渠道

通过"外引内培"等方式集聚拔尖人才，整合优质资源打造一流中医优势学科。实施"医疗卫生三名工程",提高柔性引进中医药高层次医学团队比例,提升深圳市中医重点专科和特色专科建设水平。培养本土名优中医,举办深圳品牌高水平学术会议和中医药国际论坛,实施鹏城岐黄工程,加快深圳市中医药优才培养,打造高素质中医药人才队伍。依托中医药类学会、协会的力量,推进中医药职业教育发展和行业自律。

4. 探索中医药人才交流机制

推进建立中医药高层次人才、紧缺人才引进"绿色通道",落实名优中医人才待遇政策。在 CEPA(《关于建立更紧密经贸关系的安排》)允许港澳中医师赴内地开展短期行医的基础上,打破地域限制,在市区中医院设置国际医疗部,吸引港澳中医师来深执业。推进市区中医院等试点招聘 5. 港澳籍中医师,促进粤港澳大湾区中医药人才交流融合。

5. 完善中医药人才评价体系

改革中医药人才评价机制,重点考察中医药人员掌握运用中医经典理论、运用中医诊疗手段诊疗的能力,突出评价业绩水平和实际贡献。推进中医药人才职称制度改革,促进卫生职称制度与职业资格制度有效衔接,按照《中医药法》参加中医医师确有专长人员医师资格考核,取得中医(专长)医师资格的,可视同取得医师职称。改进中医药职称管理服务方式,推进深圳市中医院试点开展高级职称自主评审工作。

(四)促进中医药医研产协同发展

1. 健全中医药传承创新体系

坚持制度与技术创新双驱动,加强中医药科研重大项目的统筹规划,重点支持中医药基础前沿研究、共性关键技术研究和科研教学平台建设,促进中医药技术、产品、产业创新。建立市级科技、卫健部门中医药科研联动机制,在科技计划项目及科技成果评定中设置中医药研究方向,设立一定比例的中医药科研项目,推动中医药科研成果提名参评科技奖。支持创建中医药领域国家重点实验室,打造中医药传承创新高水平科研平台。依托光明区中医药传承发展研究院,开展中医药知识产权调研、保护工作。

2. 构建产学研用协同创新机制

鼓励高校、科研院所、医疗机构、企业等不同主体之间开展深度合作，建立技术创新联盟以及区域特色产业创新集群；鼓励企业设立中医药技术研发机构，围绕解决中药资源可持续发展、中药生产关键技术等重大问题，促进中药健康产品研发，加快中医药科研成果转移转化。推进广东省岭南药材资源与现代中药制造创新中心建设，促进中医药产业高质量发展。

3. 加强中医药科技创新平台载体建设

推进光明国际中医药港、坪山国际中医药特色示范区等建设自主知识产权的中医药特色创新研发与转化平台，挖掘一批疗效确切的中医临床名方特色制剂。支持医疗机构应用传统工艺配制中药制剂，建设符合中药制剂生产特点的制剂中心。探索扩大中药制剂调剂使用范围，推动医疗机构中药制剂共享和研发转化。探索深港澳三地中医药整合发展，支持深圳药检院国家药品监督管理局中药质量研究与评价重点实验室做大做强，打造粤港澳大湾区中药国际标准权威研究机构。

4. 推进中药医院制剂创新平台建设

推动建设服务大湾区的中药生产研发平台及制剂研发中心。推动市区域性中药医院制剂中心牵头组建大湾区中药医院制剂联盟，引领和带动基层中医医疗机构医院制剂发展。推动光明国际中医药港建设粤港中药院内制剂中心，争取先行先试中药医院制剂跨区域共享使用。支持各区中医院与高等院校、科研院所合作，进行临床经典名方制剂开发应用。

5. 推进中药现代制造业转型升级

支持光明国际中医药港，建设品质中药国际交易中心及中药材出口集聚区，打造从中药种植源头到成药的全流程流通体系。支持建设岭南药材资源与现代中药制造创新中心，推动中药制造业转型升级。支持光明国际中医药港建设公共卫生应急物资储备基地暨中药材战略储备库，构建动态储备、分类管理的医药储备机制，并在海关监管区域建立保税仓储物流中心，引进一批具有核心竞争力的中医药龙头企业，逐步建立覆盖全省乃至东南亚的"线上＋线下"

中医药交易平台，推动中医药产业流通发展。支持深圳企业中药品牌"走出去"，扩大国际市场份额。

6. 推进中医药国际交流合作发展

推进粤港澳三地中医药科技创新和中医药标准化、国际化，合力推动中医药从大湾区走向世界。争创区域中医医疗（诊疗）中心、国家中医药服务出口基地，建设国际中医医疗先行区。组建深港澳中医药海外发展联盟。支持市、区中医院与知名中医药大学、企业合作，在大湾区和"一带一路"沿线国家设立中医药海外中心、中医药产业园，以及多种形式开展中药产品海外注册，共同推动中医药产品和技术走出去。支持北京中医药大学深圳医院（龙岗）、北京中医药大学坪山国医堂深度参与北京中医药大学美国、澳大利亚、中东欧中医中心建设。支持宝安纯中医治疗医院牵头组建深港澳传统中医药联盟，促进大湾区传统中医药事业协同发展。借力湾区内中医药国家重点实验室和粤澳合作中医药科技产业园建设成果，推进粤港澳大湾区中医药临床传承创新中心、光明国际中医药港等平台建设，加快推进中医药产业高质量国际化发展。

（五）推进中医药健康文化传承创新

1. 开展中医药健康文化推进行动

深入开展中医药文化"进社区、进学校、进家庭、进机关、进企业、进党群服务中心"活动，引导各类媒体平台大力传播中医药文化，打造一批中医药文化传播基地或平台。总结中医药在抗疫中发挥的重要作用，进一步弘扬中医大医精诚。加强中医药健康文化宣传，开展中医药健康素养调查工作，普及中医药预防保健知识。

2. 健全中医药教育培训体系

依托深圳大学医学部筹建国医学院，构建大湾区中医药传承创新教育基地。推进中医药职业教育教学改革，培养高素质中医药技能人才。依托市中医院建设粤港澳大湾区国际针灸推拿培训中心；推动香港大学深圳医院设立大湾区高端中医人才培训中心；支持广州中医药大学深圳医院（福田）打造中医肿瘤实习基地；支持市中西医结合医院打造中西医结合脑病、心血管病、妇科实习基地等。探索开展中医专科护士进阶培训工作。

3. 开展中医药健康文化推进行动

深入开展中医药文化"进社区、进学校、进家庭、进机关、进企业、进党群服务中心"活动，引导各类媒体平台大力传播中医药文化，打造一批中医药文化传播基地或平台。总结中医药在抗疫中发挥的重要作用，进一步弘扬中医大医精诚。加强中医药健康文化宣传，开展中医药健康素养调查工作，普及中医药预防保健知识。

4. 打造中医药健康文化宣教旅游基地

推动中医药与文化旅游产业融合，发展中医药特色康养产业。依托东部华侨城、深圳中医药博物馆、仙湖植物园、光明"欢乐田园"千亩中药植物园等打造中医药健康文化旅游基地。支持深圳中医药博物馆建设国家级中医药文化旅游基地，打造岭南中医药文化、旅游、科普、教育基地。支持福田区成立"一带一路"中医药文化交流中心；支持罗湖区与深圳市中国科学院仙湖植物园合作，建设药用植物园，打造中医药文化科普推广基地；支持南山区建设中医药主题公园；支持龙岗区建立中医药观赏种植基地，积极创建全国中医旅游示范区；推进东部华侨城、宝安区灵芝公园等中医药文化旅游基地及主题公园建设；推动华侨城光明万苗中草药植物园建设。建立大湾区中医特色技术推广基地，参与"岭南中医药文化海外行"等项目，对外传播中医药文化。推进中医药文化进校园示范学校建设。

第四节　提升医疗服务国际化品质

一　医疗服务国际化相关概念及理论

从国际化的视角来看，国际化医疗服务通常是指根据国际标准，打造与国际相接轨的全服务流程，统一的国际商业保险结算平台为支撑，以良好的就医环境、先进的药械和技术为境内外高收入、高保障群体提供医疗服务。

医疗服务国际化被认为是城市国际化进程中必不可少的环节，医疗服务国际化常常与发展高端医疗和医疗旅游联系起来。高端医疗的发展是居民个性化的医疗服务需求体现，国际化的医疗服务是其重要的部分。高端医疗服务是随着经济发展与医药卫生体制改革而诞生的新名词，尚无专业著作或相关文献给予明确界定。国内政策制度文件等大都直接引用"高端医疗服务"一词，尚未深入阐述其服务内涵和覆盖范围。高端医疗服务一般具有高收费、高服务、高技术的特点，国际上通常将其等同于私人医疗。目前国内的高端医疗服务则是作为社会办医的发展重点，并有相应的国家政策支持，但多个地方的社会办医准入起点仍存在隐性壁垒。2014 年国家颁布相应的系列文件，放宽社会办医的准入条件，鼓励民营医院与公立医院错位发展，发展高端医疗，但人才科研力量等优质医疗资源仍高度集中在公立医院。国际上如英国、美国、德国等高端医疗服务方面则发展迅速。医疗旅游是将旅游和医疗健康服务结合的新兴服务业态。自 1997 年起，医疗旅游在欧美地区发展，并逐步扩散至亚洲地区。在东亚，以新加坡、中国台湾地区、日本、韩国为代表，国际医疗吸引力明显上升。目前全球有超过 300 万的病人到国外就医。根据 Deloitte（2009）调查，预计到 2017 年，全球海外就医者将达 1575 万人次。与国外医疗旅游不同，近年来国内各大城市为了满足改革开放以来日渐增多的外国人的医疗需求，逐渐开展国际化医疗服务，其理念与运作方式和"医疗旅游"具有密切关系。自 20 世纪 90 年代末开始，国内一线城市有个别三级医院划出国际医疗服务区域。之后逐渐增多，并出现了以提供国际服务为主的医院。

医疗国际化需要一系列相关产业的配套发展，培养专业人才，提供相应水平的住宿和交通以及与国际接轨的医疗保险制度。比如从美国波士顿到湾区，近年来医疗中心城市建设的最重要改变之一则是商学院在医疗保健中发挥的重要作用。随着肥胖、心脏病、空气污染等其他健康威胁加剧着人口老龄化，医疗保健已成为商学院议程的优先事项，越来越多的商学院提供健康和医疗保健相关课程和计划的专业选修课。

二 医疗服务国际化经验

英国数字医疗公司医贝（Medbelle）在研究报告 2019 *Hospital*

City Ranking 中对全球的医疗中心城市进行分析与排名，从基础设施、服务质量和可获得性等指标入手，提出医疗中心城市是基于整个城市的医院生态系统，包括产、教、研、数、养融合的大健康产业链，医疗中心城市建设应该与城市发展战略相协同。在城市特征方面，国际最佳的医疗中心城市往往也是国际大都市，"东京、伦敦、巴黎、纽约"作为典型的全球四大城市，三个城市位列前十并且排名靠前。在人均医疗人力资源和硬件方面，国际一流医疗中心城市拥有较高的人均病床及医护人员、顶级的医院以及一流的医科院校，如日本东京拥有三家世界顶级医院，波士顿拥有全美无可比拟的医疗资源，医科院校众多、医院高度集聚、医药产业高度发展。在医疗服务质量方面，国际一流医疗中心城市具有较高的服务满意度和医疗技术水平，如东京和波士顿是全球癌症治疗效率最高的两个城市。在医疗服务可获得性方面，国际一流医疗中心城市具有较高的医疗保障，公共福利性强的北欧国家公共医疗保障水平更高，可获得性更强。在医药健康产业方面，国际一流医疗中心城市具有创新性医药科技企业，如波士顿是美国医药企业聚集地，东京拥有众多五百强医疗器械企业。

（一）以整合型医疗卫生服务体系和完善的医疗保障制度为依托

一是优化医疗卫生资源配置，明确机构分工，提供整合型医疗服务。这些城市整合各类初级卫生保健机构（相当于中国的基层医疗卫生机构）和医院，为居民提供综合、一体化、连续的医疗卫生服务。如英国的初级卫生保健"托拉斯"（Primary health care trust），通过构建服务提供网络，使医院和全科诊所的全科医生、社区护士、其他的健康和社会保健专业人员协同工作；东京医疗圈采取分工合作的模式，根据地理、人口、交通等因素建立 3 级医疗圈，分别提供就近就医、一般性医疗、高端特殊医疗服务。二是推动形成多元化办医格局。通过立法、减免税收等方式，支持和鼓励社会办非营利性医疗卫生机构连锁化、品牌化、高端化发展，推动形成多元办医格局。美国和日本社会办非营利医院占比均达到 70% 左右。日本对社会办特定医疗法人（承担公益事业、被判定有公益性）和特殊医疗法人（将所有权捐献给国家）医疗机构给予免税资格。三是医疗保险涵盖境内外人群，实现健康保障全覆盖。扩大本地医疗保险覆盖范围，给予市民同等待遇，满足外籍患者医疗服务需求。如东京的境外人士可购买国民健康保险和雇员保险，旅游人群可购买旅游保险；伦敦短暂停留人士、短期移民可缴纳居民健康税或者购买商业保险；纽约的短期居留人群需强制性购买旅游保险。

（二）凝聚名校名院打造医疗服务高地

一是集聚一流医学院校，形成医学人才培养和科技创新重地。波士顿等著名国际医疗中心城市，因集聚哈佛大学、麻省理工学院、波士顿大学等著名医学院校，吸引大量研究人员，形成医疗服务人才池，为提升医疗技术和发展医药产业提供创新成果，使其成为全球疑难复杂病例会诊中心、医学科学研究中心、人才培养中心。二是依托全球顶尖医院、打造优势专科，形成国际影响力。日本东京等著名国际医疗中心城市，因聚集日顺天堂大学附属顺天堂医院、东京医科大学病院等顶尖医院，微创治疗、重离子治疗技术突出，以其医学成就、优势专科产生辐射全球的国际影响力。美国休斯敦安德森癌症中心提供靶向疗法、免疫疗法及多种疗法的联合治疗等高水平医疗服务，接诊全球大量癌症患者。

（三）开展区域合作推动医疗服务国际化

一是结合本地医疗特色，打造医疗服务旅游模式。积极打造将旅游和医疗健康服务结合的新兴服务业态，如韩国设立整容美容支援中心；马来西亚提供价格低廉的健康检查；以色列提供试管婴儿手术高额补助；德国柏林设立医院海外患者咨询与协调的国际办公室，拓展国际化服务。二是加强国际合作，促进医学人才流动。放宽外籍医生执业和进修政策，如德国允许符合条件的欧盟和中国医师在德从业，日本放宽外国医生临床进修限制。加强医学人才的国际培养，如日本特许设立以培养国际化医疗人才为目标的"国际医疗福利大学医学部"，招聘外籍教师，开展海外实习，加快人才引进和国际性医疗学会的举办。三是完善配套保障，推动医疗服务跨境衔接。德国为境外患者专设医疗签证，有效期为90天，保险公司提供跨境私人医疗保险服务。日本延长粒子线治疗等医疗技术重点领域国外医护签证时长，推动技术普及及医疗设备配置水平。

（四）政产学研融合发展，打造高质量生物医药产业集群

一是政府为产业发展提供政策和资金等支持。美国实施"生物技术产业激励政策"，专设生物技术委员会制定相应的财政预算、法律法规和税收政策，推动生物医药产业发展。日本制定生物产业立国战略。伦敦每年在医学类研究领域投入高达 5.8 亿英镑，出资设立奖金培养生物医药领域的顶尖科学人才。二是集聚医院、科研机构和创新生物医药企业，推动医疗、研究与产业融合发展。波士顿聚集多所大学、33 家医院、超过 240 家生物技术与制药企业，形成长木医疗产业区，是世界著名的健康、医疗教育和医学研究中心。医院提供临床研究基地，科研机构提供研究成果和人才，企业负责产业化和技术推广。英国的生命科学企业大多植根于高校，校企共同开展学术研究、医疗服务和教育培训。三是强化"科研机构—专利申请—商务拓展—政府扶持—市场投资—药企介入"的创新产业链。如德国柏林强大的医药产业得益于其完善的创新产业链条，高校及科研机构负责研究创新，专利管理部门负责科研成果专利申请和知识产权管理，商务部门协助科研人员筹备商务计划，国家相关基金对项目进行早期扶持和投资，市场风险投资后期介入，大型制药及工业企业最终收购或者上市运作。

三 深圳市医疗服务国际化发展进展和问题

（一）深圳市医疗服务国际化发展进展

深圳市政府于 2021 年 4 月印发《关于加快推动医疗服务跨境衔接的若干措施》，提出优化港澳主体来深办医行医的审批流程，推进港澳医疗保障在深跨境使用及直接结算，组织制定与国际接轨的医院评审认证标准和评价制度，畅通跨境转运。

1. 港澳服务主体在深办医环境持续优化，审批时长大幅缩减

深圳用好综合授权改革项目，出台系列措施，推动制定与国际接轨的医院评审认证标准体系，推动深港医疗一体化、同质化，简化港澳服务提供主体准入审批，将机构设置审批时限压减至 5 个工

作日,执业登记审批压减至12个工作日,港澳服务提供者来深办医环境持续优化。截至2021年年底,全市共开设12家港资独资合资医疗机构和1家香港名医诊疗中心,其中综合医院1家、眼科专科医院2家、门诊部8家、医学检验实验室1家,占全省同类机构总数的80%以上;2021年新批准设置6家港资医疗机构。

2. 港澳医师资质认定日趋便利,初步建立深港澳医师联合培训体系

深圳优化香港及外籍医疗专业人才执业资格认证和管理,试点开展37名港籍医生正高级专业技术资格认定;将港澳医师办理内地医师资格认定时限由20个工作日压缩至8个工作日;借鉴香港医学专科学院模式,联合香港师资力量,合作成立了深港医学专科培训中心和粤港澳全科医生师资培训中心,制定临床肿瘤等5个专科培训方案,联合开展深港澳全科、专科医生培养。截至2021年年底,共有348名港澳医师获内地医师执业资格,1098人次以短期行医方式在深执业。

3. 进口药械先行先试获得突破,风险管控机制逐渐完善

确定香港大学深圳医院为粤港澳大湾区使用临床急需进口药品医疗器械首批试点单位,积极指导香港大学深圳医院成立跨境药械专责小组,配合药监部门建立完善跨境药品、医疗器械采购及不良事件管理流程机制。在首批10类临床急需药品医疗器械申报清单基础上,获批使用13种临床急需进口药品和4种进口医疗器械。

4. 境外居民医疗保障制度基本构建,跨境转诊服务趋于完善

在公费医疗跨境方面,香港大学深圳医院"长者医疗券"试点工作趋于常态化,疫情期间推出"在粤患者复诊治疗服务支援计划",分别为4.3万名长者和3.3万人次滞留港人提供诊疗服务。在社保制度方面,按现行规定,在内地工作、经商及定居的港澳台居民可参加当地社会保险,参保待遇等同当地参保人。在商保制度方面,截至2021年底,深圳市共有13家医疗机构(含3家三级综合医院)与国际商保公司签订相关就医协议。在转诊方面,深圳与香港医管局签署了《香港病人转介项目合作协议》,全市现有7家定点医院提供香港病人转诊服务。

5. 深港疫情联防联控机制加强，信息互通取得进展

推进两地健康码转码和核酸检验结果互认，协助启动"回港易"计划，实现近 14 天在粤港人持 72 小时内核酸阴性证明返港。配合口岸管理部门对 1.1 万名跨境货车司机实施全流程闭环管理。集中隔离场所 24 小时医学观察管理和心理健康巡诊全覆盖。周密细致做好 2.7 万名跨境学童防控工作。全力支援香港临时医院、社区医疗设施（方舱医院）建设。

（二）深圳市医疗服务国际化发展存在问题

1. 医疗机构准入方面，准入标准严格形成隐形市场门槛

港澳服务提供者在内地设立医疗机构的准入设置标准和审批程序须按照国家《香港和澳门服务提供者在内地设立独资医院管理暂行办法》《港澳服务提供者设置门诊部实施细则（试行）》等执行，在举办规模、人员床位设备配置、可开展手术权限等方面的准入标准较为严格。在香港和澳门，开办医疗机构和门诊服务可自由选择规模，且在科室设置、人员和机构面积方面没有太多局限。此外，涉及翻译公证等的申请材料繁多，市场准入仍存在隐形门槛，在一定程度上影响了优质港澳服务提供者来深办医。

2. 医师行医资质方面，执业受限难以充分发挥其能力与水平

按照《香港和澳门特区行政区医疗专业技术人员在内地短期执业管理暂行规定》《关于医师执业注册中执业范围的暂行规定》等规定，目前港澳居民可通过参加医师资格考试、申请内地医师资格认定、办理短期行医许可等三种途径在内地合法行医。目前，只有 2007 年 12 月 31 日前已取得香港和澳门合法行医资格的香港、澳门永久性居民的中国公民才可以申请内地医师资格认定，港澳医师获得内地短期行医许可只允许注册一个专业，许可时间只有三年，其中的特殊岗位还需办理"上岗证"方可执业；此外，在港澳地区取得多个专业执业的港澳医师，来深圳办理短期执业注册的，不允许注册两个以上的专业执业范围，且不允许多点执业。

3. 创新药械引入方面，申报和审批流程烦琐，配套措施需进一步完善

药械申报所需材料和审批程序烦琐，涉及广深两地海关检验和通关事项的药械进口流程消耗较高时间成本。综合授权仍是现有法律法规条框下的有限突破。深圳市符合条件的港澳资医疗机构仅11家，有实际使用需求的高水平公立医院不在政策范围内。此外，进口药械定价、患者带药、不良反应监测等配套政策需明确完善。

4. 服务规则对接方面，支付和转诊制度有待完善

深港两地在医疗服务技术标准、医院管理规范、病历格式及语言等方面存在较大的差距，缺乏病历互联互通互认的技术基础。在法律层面，内地《国家健康医疗大数据标准、安全和服务管理办法（试行）》和香港地区《个人资料（私隐）条例》，均不允许健康医疗数据向境外提供或跨境查阅。同时，香港地区政府坚持"福利不外带"原则，一方面公费医疗难以过境，另一方面由于在保障水平、诊疗模式、收费标准、药品品规等方面存在差异，以及患者隐私保护和信息安全等方面问题，港澳人士购买内地社保意愿较低。此外，长者医疗券的使用范围并不包括住院服务，不便于在深圳生活的香港长者居民就近看诊与获得便捷的服务。

四　提升医疗服务国际化品质的策略

为提升医疗服务的国际化品质，短期内深圳市利用地理优势，以跨境衔接为抓手，建立健全与国际接轨的行业治理规则，推动医疗服务国际化、一体化协同发展。建立与国际接轨的人才培养、医院评价、医院管理、商保支付等制度，先行先试港澳上市药品和医疗器械，推动大湾区内的医疗卫生及优质医疗卫生资源的紧密合作，推动港澳医疗服务主体来深办医。利用港大深圳医院既有的制度创新和模式创新优势，叠加综合改革授权试点，打造与港澳衔接、与国际接轨的粤港澳大湾区综合性医疗中心。从长期目标出发，深圳应抢抓粤港澳大湾区和社会主义先行示范区"双区"建设，叠加深圳综合试点改革和全面深化前海深港现代服务业合作区改革开放"双改"动力，建成具有全球影响力的国际化医疗中心城市，成为国际顶尖水平医院和医学科技创新平台集聚高地，拥有引领全球的国际医学创新示范区和国际一流的生物医药产业集群。

（一）放宽医疗机构准入条件，打造医疗服务合作平台

一是争取国家授权下放深圳受理港澳服务提供者办医审批权限。

放宽医疗机构准入条件，重点审核人员资质与技术服务能力，推进境外（含港澳）资本举办医疗机构行政审批标准化，简化审批所用的公证材料。二是打造深港澳医疗服务合作平台。规划建设一批具有较强服务竞争力的国际医院、名医诊疗中心、国际化社康机构，推进香港大学深圳医院、香港中文大学（深圳）医院、前海蛇口自贸区医院等国际化医院建设，提升深港合作水平。三是加快推广应用与国际接轨的医院评审评价制度。推动三级医院评审制度国际化，促进大湾区医疗机构评审评价同标同质互认，以评价标准促进医院规范化建设，提升医疗卫生服务国际化水平。

（二）完善医师职称资格互认机制，延长境外医师行医时限

一是放宽港澳医师资格认定条件及执业限制。对于 2007 年 12 月 31 日以后取得香港和澳门合法行医资格的港澳永久性居民，只要符合执业满 5 年，且执业期间未发生重大医疗事故的，同意申请内地医师资格认定；扩大港澳专业技术人员高级职称认定范围，允许港澳医师多点执业；允许取得多个医师资格的港澳医师注册两个以上执业范围。二是简化执业注册申报要求。对境外及港澳台医师执业注册证明事项全面推行告知承诺制，由申请人对其提供材料真实性和遵守相关规定情况做出承诺，取得证照后若发现申请人有不实承诺或违背承诺内容再撤销许可。三是推动港澳医师在人才认定、岗位聘用、科研立项、学科建设等方面享受内地医师同等待遇。

（三）争取进口药械审批权限下放深圳，逐步扩大试点机构范围

一是争取进口药械审批权限下放深圳。为优化审批和通关流程，降低通关时间成本和费用，建议争取进口药械审批权限由广东省下放至深圳市。二是逐步扩大国际前沿药械试点范围。因深圳市大部分港资独资合资医疗机构为门诊部，为最大限度发挥"药械通"政策效用，建议争取扩大港澳上市药品、医疗器械试点医疗机构范围至深圳市高水平医院。三是完善进口药械准入和使用配套政策措施。包括制定科学合理的定价机制、不良反应报告及监管规范制度、保险赔付机制，保障进口药械安全使用。

（四）借鉴"长者医疗券"和"在粤患者复诊治疗服务支援计划"使用经验，推动跨境医疗服务便利化

一是扩大医疗券使用范围，推动患者信息互认互通。加强与香港特区政府的沟通合作，推广港大深圳医院"长者医疗券"和"在粤患者复诊治疗服务支援计划"使用经验，将其使用范围逐步扩大到自愿在深就诊的港澳居民，探索深港澳三地病历病案、检查检验结果、费用结算互认互通机制。二是完善境外居民在深圳参保规定细则。鼓励港澳居民参加深圳市医保，并推动本地参保的港澳居民获得与深圳居民同等的"市民待遇"。三是推动医院与国际商保机构加强合作。建立与国际医疗保险机构费用结算相衔接的"一站式"支付体系，逐步增加深圳定点医疗机构和国际商保公司定点协议医院数量。

（五）建立健全跨境转诊服务体系，便利转诊患者通关就诊

一是扩大深圳跨境转诊定点医疗机构及其服务范围。二是优化转诊操作流程。推动建立联合会诊、跨境转诊及相关运送制度安排，对一般转诊病人和危急重病人建立不同的跨境转运机制，并试点建立与转诊相关联的"一站式"医疗保险结算。三是建立更加便利的深港两地医疗转运车服务机制。优化医疗转运车辆口岸通关模式，探索建立紧急医疗转运无障碍绿色通道，实现点对点式跨境转诊服务。四是完善海、陆、空院前医疗急救协作联动机制。依托高水平医院，建设规范化的紧急医学救援队伍和集演练、培训、科研于一体的航空、海上、陆地紧急医学救援基地。

（六）支持前海建设国际医学创新示范区

以前海为示范，建立国际化的行业治理规则，打造国际化医疗机构高地。在医疗行业规则与国际接轨、集聚高端医疗资源方面率先实现现代医疗服务创新发展先行示范，促进港澳医疗机构、高端社会办医疗机构在前海集聚发展，探索医疗机构与国际接轨、高质量发展的路径。探索取消高端社会办医疗机构大型医用设备配置规划及配置许可，实行备案管理；探索实施社会力量办医疗机构购买和慈善机构捐赠资金购买乙类大型医用设备不受配额限制。培育社会资本举办高端妇产科、儿科、口腔、眼科、医疗美容等品牌专科

和康复护理机构，支持社会办养老机构建立医养融合特色老年专病中心、慢性病中心，鼓励慈善公益基金参与建设非营利性医疗机构。

抓住"双改"机遇，建立国际化的科研规则，打造粤港澳医学科技高地。加快创新要素高效流动，积极促进粤港澳规则衔接和机制对接，争取国家授权开展创新要素出入境综合改革试点，推动税收优惠制度对接和科研仪器设备、生物样品跨境便利流通，研究实施促进三地人流、物流、工作、居住等更加便利化的政策措施，探索搭建粤港澳大型科学仪器设施资源共享平台。充分发挥粤港澳强强联手的独特优势，深入实施粤港、粤澳联合资助计划。大力推动港澳高校来粤合作办学，加强粤港澳高校教育科技交流，提升高等教育服务科技创新能力。创新合作管理运行机制，联动香港探索适用国际先进的科研规则体系，设立多元化深港合作创投基金，发展粤港澳合作的新型研发机构，先行先试更加便利的出入境和停居留政策，加快打造前海国际人才港，在健康医疗领域率先开展新技术新产品等应用示范，试点开展数据跨境流动，建设国际知识产权合作平台，吸引国际知识产权落地转化。

第三章　打造一流健康城市

第一节　健康深圳行动

　　深圳市坚持以先行示范使命担当，以习近平新时代中国特色社会主义思想为指导，始终把人民健康放在优先发展的战略地位，以打造健康中国"深圳样板"为目标，持续完善制度设计、优化服务体系、提升治理能力，积极推动贯彻把健康融入所有政策的原则，在强化健康深圳法治保障、构建重大疾病防治模式、提升基层健康治理能力等方面先行示范，健康深圳建设的法治保障、组织领导、考核评价、社会动员、服务体系逐步健全。

一　相关理论和概念

（一）健康

　　健康是一个多维度的衡量概念，其既是促进社会发展进步的必要手段，又是社会发展进步的重要目标和衡量指标之一；健康是全球范围内各个国家和民族实现可持续发展最基本的奠基石，也是中国特色社会主义现代化建设中影响人民群众各项切身利益的发展途径和结果。世界卫生组织（WHO）强调健康指的是身体、心理以及社会适应的多维良好状态。习近平总书记多次强调，健康是促进人的全面发展的必然要求，是经济社会发展的基础条件，是民族昌盛和国家富强的重要标志，也是广大人民群众对美好生活的共同追求。总体而言，居民健康水平的不断提升必将为中国社会的现代化进程带来直接而深远的影响。"没有全民健康，就没有全民小康"，将人民健康放在优先发展的战略地位，深入推进健康理念融入所有政策，对中国极具现实意义和长远战略影响，是为实现中华民族伟大复兴的中国梦打下健康基础的坚实理论。

（二）健康优先

"把健康放在优先发展的战略地位"（"健康优先"）首次提出是在 2016 年全国卫生与健康大会上，健康优先的基本内涵的丰富主要来源于，全人群健康素养水平的不断提升，对健康的认知逐步由单一的身体健康状态、避免疾病的病痛等因素向生理、心理、社会、环境等综合因素转变，这表明"健康优先"的概念及论述是健康这一衡量维度成熟发展的必然性选择。同时，"健康优先"也是伴随社会经济不断发展而产生并逐步成熟的理论概念，其基本内涵必将随着时代的变迁而不断丰富，也将根据人群疾病谱、健康服务需求的变化而不断完善，但归根结底"健康优先"所倡导的是在一切发展的措施和理念中充分体现健康的优先性和全局性，在公共服务政策和财政投入等角度均向着保证健康目标的方向予以倾斜，从而在此基础上经过发展理念、发展规划、发展措施、评估评价等全流程的健康优先原则的实践，进一步提炼出"健康入万策"的理论概念。

（三）健康入万策

"将健康融入所有政策"（"健康入万策"）是多部门联合做好健康工作，充分发挥部门内外部资源协调作用的跨部门治理的政策措施和健康战略，其实施关键是卫生健康部门如何开展与其他相关部门的资源联动和合作，共同制定和实施相关政策，这需要建立运行高效的跨部门协作及沟通机制。"健康入万策"的内涵纳入了对健康的地位和作用的理解及价值判断，包含着对健康及其相关领域联动协调的战略要求，具有全局性、基础性、战略性、一惯性和规制性的显著特征。

（四）健康中国战略

1. 内涵与定位

党的十八大明确提出"全面落实经济建设、政治建设、文化建设、社会建设、生态文明建设"五位一体的总体布局和战略，推进现代化建设各方面协调发展。健康中国战略则是通过将人民健康放在优先发展地位，将全局化的社会主义现代化建设统筹推进的重要支撑和坚实积淀。

健康中国是为了全面提高人民群众健康水平而确立的国家战略，以提高人民健康水平为核心，以体制机制改革为核心动力，从影响健康的广泛因素着手，全方位全周期贯彻健康优先和健康入万策的方针理念，大幅提高健康水平，显著促进健康公平。从健康事业角度而言，健康中国战略是总体发展目标，通过对标国际先进水平，推进全民健康水平、重要健康指标的发展和达到世界领先水平；从提升全民生活水平角度而言，健康中国战略是对健康生活方式的贯彻与推进，倡导人人拥有更加成熟的健康理念和健康生活方式；从国家发展角度而言，健康中国战略倡导可持续发展模式，通过健康优先地位的坚决贯彻与落实，努力实现健康与经济社会同步进步，互相促进的可持续发展模式。

健康中国建设上升为国家战略是新时期推进健康现代化建设的里程碑式突破，标志着卫生健康事业的发展由行业管理逐步转向社会综合治理和公共事务全方位管理，也是中国作为负责任的大国积极回应国际呼吁，参与全球健康治理，履行联合国"2030可持续发展议程"目标的重要战略举措。

人民健康与经济社会运行发展是相互促进、相互协调、共同推进的和谐共生关系，健康结局与经济发展目标具有互相可转化的双重属性。健康水平对保障经济社会发展的劳动力数量、生产效率、人力资本对经济增长贡献度以及经济发展转型均有重要意义。经济社会的发展和进步一定程度上有利于健康水平的改善和对健康保障提供必要支撑、物质技术条件。值得关注的是，健康与经济是否能够良性互动，根本上取决于经济发展模式是否在建构基本价值观和发展路径时考虑到健康的各项影响因素，只有实施健康中国战略，促进社会加快形成有利于健康的经济社会发展模式，以健康需求为驱动和牵引动能，扩大优质健康产品和健康服务供给，完善健康消费机制体制，从而在实现经济跨越式发展的基础上保证健康水平的有效提升。

2. 发展与路径

2019 年 7 月，国务院印发《国务院关于实施健康中国行动的意见》，成立健康中国行动推进委员会，出台《健康中国行动组织实施和考核方案》。建设健康中国以大健康格局为导向，以全民健康为目标，推动实现人民健康与经济社会协调可持续发展的重要国家战略，也是中国实现 2030 年联合国可持续发展目标的重要组成部分。健康中国战略是基于国家经济积累发展、人民日益增长且多元化的健康需求以及疾病谱的变化而有针对性提出的全局性发展健康战略和理念。

从国家战略层面，习近平总书记多次强调"要把人民健康放在优先发展的战略地位，努力全方位全周期地保障人民健康"，"没有全民健康，就没有全民小康"，强调共建共享、全民健康。《"健康中国 2030"规划纲要》为预防为主的大健康格局与健康中国建设提供了思想和理论上的指导，并提出了目标与方向上的基本要求。《健康中国行动（2019—2030 年）》围绕重点疾病、重点人群、重点领域等提出并细化落实 15 项专项行动。

二 深圳市健康城市建设进展

党中央、国务院召开全国卫生与健康大会以来，深圳市各级党委政府积极深入贯彻落实健康中国、健康广东战略规划，以"共建共享、全民健康"为战略主题，以提高市民健康素养水平及各项健康指标水平为核心目标，以普及健康生活、优化健康服务、完善健康保障、建设健康环境、发展健康产业为五大主线，协调相关部门推进健康深圳建设，努力打造健康中国"深圳样板"。同时，着力"补短板、强基层、建高地、促健康"，大力推进卫生健康供给侧结构性改革，加快构建与经济发展和城市定位相适应、与市民健康需求相适应的优质高效整合型医疗卫生服务体系。

（一）突出法治保障，构建大健康格局

1. 健全全民健康法治保障

深圳充分发挥经济特区的立法权优势，运用法治思维和法治方式维护人民健康权益，加强健康治理重点领域立法立规工作，多部条例为全国范围内首部地方立法。通过颁布健康条例等法律法规，构建全面健康管理制度，将健康体检纳入社保支付范围，重大建设工程审批需参考健康影响评估评价等科学依据，将健康和健康公平作为规划制定的重要因素内容。同时，探索制定基本公共卫生服务、家庭医生服务、智慧家庭病床、医养结合等"深圳规范和标准"，以法完善健康深圳顶层设计，明确保障健康各方责任，建立健康管理制度规范，依法明确用人单位、公共场所、学校、业主委员会和物业服务企业、居民个人和家庭的健康管理责任。深圳通过系列措施做法以法规形式巩固完善大卫生大健康治理体系，为深圳特区建设国际一流、全球标杆型健康城市提供法治支持和保障。

2. 系统推进健康深圳建设

建立健康深圳行动组织动员体系，市、区两级政府成立健康深圳行动推进委员会，负责统筹推进健康城区建设。街道办事处和社区工作站成立健康社区建设行动委员会，社区基层组织成立健康社区工作小组，负责组织开展和实施健康社区建设工作。发挥绩效考核的导向和驱动作用，2020年起将传染病防治、慢性病防治、分级诊疗等7项健康深圳建设核心指标纳入政府绩效考核体系，考评结果作为各区领导班子考核依据。建立健康影响评估制度，对城市建设和发展过程中需要制定的专项规划、政府规章、工程项目，可能会对公共卫生安全、人体健康、生物安全、医学伦理等造成影响的，开展健康影响评估。

3. 实施健康深圳行动计划

深圳始终将健康深圳建设作为国家可持续发展议程创新示范区建设的重要议题和主要内容，制订实施新一轮健康深圳行动计划。将健康中国"设计图"转化为健康深圳"施工图"，出台关于打造健康中国"深圳样板"的实施意见，滚动实施健康深圳三年行动计划，以"一张蓝图绘到底"的思路高标准高质量推进健康深圳建设发展。启动11个公共卫生专项强化行动，将重大疾病和公共卫生问题纳入国民经济发展规划，制订实施国民营养和艾滋病、慢性病、精神病、职业病等防治规划。加强部门之间、医疗机构和专业公共卫生机构之间的协同联动，在社会心理健康服务、医防融合、医养结合等七个方面承担了国家试验区或示范区建设任务。"体卫融合"获评健康中国行动推进办 18 个健康中国行动推进典型经验案例之一，为广东省唯一入选案例。

（二）突出共建共享，完善大健康机制

1. 构建全民健康新格局

深圳将每年 8 月定为"深圳健康活动月"，主要发布健康城市统计调查报告和居民健康白皮书，组织开展健康促进、健康公益活动，促进形成"每个人都是自己健康的第一责任人"的社会氛围。在机关企事业单位建立健康管理员制度，基层医疗集团、社康机构与规模以上企业、中小学校建立卫生健康对口协作机制。探索建立市民健康管理积分等全民健康促进新机制，对参与居民电子健康档案建档、基本公共卫生、家庭医生和突发公共卫生事件报告等社区健康服务的市民予以积分奖励。发布深圳市民健康公约 20 条、公共卫生安全守则 10 条，全国首创售卖酒精和碳酸饮料特制标识。制定和实施更严格的控烟政策，率先将电子烟纳入控烟范畴，加强公共场所控烟执法宣传，打造"无烟中国"深圳样板。将健康深圳建设与爱国卫生运动有机融合，以卫生创建活动为载体，持续开展环境卫生整洁行动，在全国率先实现"国家卫生城市"全域创建。

2. 健全居民健康管理制度

深圳通过立法明确建立以社区健康服务机构为平台，以全科医生为健康管理责任医师、以居民电子健康档案为载体的居民健康管理制度，为居民提供网格化、契约化、清单化、智能化的健康服务。制定社区健康服务管理办法，从业务用房保障、卫生装备建设、人才队伍建设、医疗卫生机构协同运作等方面保障社区健康服务体系可持续发展。

3. 推进健康细胞示范创建

推动基层医疗集团、社康机构与企业、中小学校等建立卫生健康对口协作机制，狠抓机关、社区、学校、企业等健康细胞示范建设。把加强学校卫生工作摆在突出位置，突出健康教育、促进健康习惯培养，实施二年级小学生免费窝沟封闭、儿童青少年近视防控项目、中小学生脊柱侧弯免费筛查等民生实事项目，推动健康校园建设。出台"示范健康社区建设"十大倡议，突出健康环境改善、健康服务供给，构建健康社区组织领导、技术支持、信息支撑和全民动员新机制。

（三）突出智慧健康，加强信息化支撑

出台智慧健康服务体系建设实施方案，推进全民健康信息化"12361"工程，推动全民健康信息共建共享。制定健康医疗大数据管理办法，推动将全市所有医疗机构数据接入大数据中心、所有公立医院纳入 DRG 综合管理平台。推进智慧疾控建设，加强公共卫生信息支撑能力，全力推进国家疾病预防控制信息化试点，加快公共卫生信息平台建设，充分利用 5G、大数据、人工智能、物联网等新技术开展传染病、慢性病防控，促进智慧健康领域新型健康服务业的发展。

（四）突出健康优先，居民健康指标水平持续提升

主要居民健康指标不断提升，逐步稳定在世界先进国家和地区水平。居民人均期望寿命从 2009 年的 77.68 岁提高到 2020 年的 83.53 岁；孕产妇死亡率、婴儿死亡率分别从 16.1/10 万、2.0‰下降到 4.79/10 万、1.14‰，2021 年市民健康素养水平达到 45.98%，居民健康指标持续稳定在世界先进国家和地区水平，深圳连续两年获评"清华城市健康指数"健康引领型城市首位。

三　存在问题

（一）健康深圳建设统筹协调机制亟待健全

健康深圳建设是一项长期复杂的系统工程，仅由少数几个部门统筹落实，推动力度远远不够。健康城市建设亟待建立高效协同长效的多部门参与协调工作机制，并制定长期持续跟踪的指标评价体系。而目前，健康城市建设的评价指标体系和督查考核、激励问责机制尚未建立健全。

（二）健康城市相关法律法规体系有待完善

法律法规是保障健康深圳各项工作任务落实的重要保障，深圳市虽已出台了一系列推进健康城市建设法律法规，但仍缺乏系统有效的全局性法治规划，部分领域仍缺乏有针对性和可操作性的法律

法规，法治边界有待进一步完善，同时现行法规的落实贯彻情况有所差异，处罚力度需进一步加强，违法成本相对较低。

（三）健康教育宣传有效性有待提升

虽然深圳在居民健康素养水平等方面已经提前达到预定指标，但是部分指标与北上广等城市水平相比还存在一定差距。在健康饮食、健身锻炼、心理健康、垃圾分类、疾病防控等方面，虽然深圳已经积极采取了专项活动、广播、电视、学校教育等手段，广泛宣传倡导健康生活方式，但效果仍需提升，大多数市民依然持有重治疗轻预防的思想，生活中高盐、高脂肪等不健康的饮食习惯普遍存在，学校体育锻炼时间无法保障，社会对心理健康问题重视程度不足。

（四）环境健康风险管理体系建设缓慢

环境健康风险监测评估分属于环保、卫生、水务、城管等部门，工作内容条块分割，工作资源孤立分散，各部门间缺乏长效沟通机制，工作难以形成合力。深圳市环境健康风险管理工作起步较晚，风险监测评估能力较低，相关技术规范亟待完善。

（五）粤港澳大湾区健康促进衔接机制不顺畅

粤港澳三地存在法律制度和政策的差异，人员、资金、信息、货物、技术等要素跨境流动不顺畅，三地医疗卫生合作、食品食用农产品安全合作等工作推进时有法律和政策的障碍，协调难度较大，亟须在现有沟通框架下完善协调工作机制。如由于药品监管制度差异，香港中成药产品进入内地市场十分困难；深港两地疾控中心无法实现疫情信息共建与实时共享；粤港澳三地实行不同关税制度，查验标准和行政管理体制差异较大，信息难以共享，通关效率较低；港澳与内地资本市场虽有互通通道但"限流措施"较多，科研、创业等资金跨境流动管理不够灵活等。

四　未来发展策略

全面落实健康中国战略，积极响应"健康深圳"建设发展目标，坚持把人民健康放在优先发展的战略地位，围绕普及健康生活、优化健康服务、完善健康保障、建设健康环境、发展健康产业，将健康融入所有政策，着力转变健康城市发展方式，整体提升健康服务能力，全方位、全周期维护和保障市民健康，持续提高市民健康水平，打造"健康中国"深圳样板。

（一）建立健全体制机制

紧扣"共建共享、全民健康"的健康中国战略主题，一是健康深圳推进委员会统筹协调推进健康深圳建设全局性工作，审议重大项目、重大政策、重大工程、重大问题、重要工作安排对居民健康、公共卫生安全的影响，努力以较低的成本实现较高的健康绩效；建立健全公共卫生安全"一岗双责"管理、企业健康管理员、学校卫生健康副校长、市民健康积分管理等制度体系，发挥社区公共卫生委员会作用，落实政府、社会、个人责任，构建全民参与的健康深圳建设新格局。二是建立完善健康深圳建设评价指标体系，从健康影响因素的广泛性、社会性、整体性出发，加快建立健康影响评估制度，定期评估落实状况，促进健康深圳工作的开展，定期向社会公布评估结果，形成人人参与健康城市建设的氛围。三是将健康深圳建设纳入绩效考核，制订完善健康深圳建设绩效评价方案，将主要健康指标纳入各级党委和政府绩效考核指标，建立健全相应考核机制和问责制度，推动形成维护和促进健康的强大合力。

（二）加强法律规范保障

坚持源头治理、标本兼治、综合治理，以现代化理念推进城市建设，加大完善现有法律法规体系及政策方针实施力度，深入贯彻落实《深圳经济特区健康条例》，组织各部门落实各项配套措施，建立健全组织领导、法治保障、社会动员、服务支撑、考核评价等闭环管理制度。将全生命周期健康管理理念贯穿于城市规划、建设、管理全过程各环节，制订落实健康深圳行动计划，推进体卫融合发展、教卫联动、医防融合、医养结合，发布健康城市统计调查数据和报告、居民健康白皮书，推动将健康融入所有政策。系统梳理与健康深圳建设相关的法律法规，出台相关实施细则，增强法律法规的可操作性。同时加强法律实施的监督检查，发现实施过程中的问题，及时研究进行动态修订。

（三）积极普及健康生活

1. 加强健康教育及宣传力度

加强各级各类健康教育服务基地建设，鼓励医疗卫生机构和社会力量设置健康生活体验馆等健康教育设施；打造健康教育活动项目品牌，利用新旧媒体积极宣传健康生活方式，引导更多的市民参加健康活动；充分利用大数据技术，推进"智慧＋健康生活"，依托人口健康大数据，探索个性化、精准化健康教育；加大学校健康教育力度，把健康教育纳入各级各类学校教学计划，作为素质教育的重要内容，把提升学生健康素养纳入学校发展规划和教育督导评估体系。

2. 推进体卫融合工作深入开展

推动全民健身与全民健康深度融合。完善体卫融合机制，试点建立运动处方培训认证体系。鼓励科学运动与健康促进、疾病预防、身心康复融合发展，支持在社康机构中设立科学健身门诊，推动医护人员参与科学健身指导工作。加强社会体育指导员培训，提升科学健身指导能力，为职业人群提供体质健康评估、开具"运动处方"等服务。严格保障体育场地供给，防止随意挪用改用，加强对新建、改建、扩建的旧城或住宅建设实施过程中的督办力度；加快明确政府的闲置用地、公园用地、水库、河堤、边坡等区域建设体育用地的规定和标准，推动体育设施的建设；引导社会力量参与公共体育场地设施管理，提升公共体育场地的使用效率；支持在体育场馆使用智能化全民健身公共服务体系，通过信息化提升健身科学性，收集市民相关大数据，为健康城市建设提供支撑。进一步推进体教结合，将青少年体育公共服务纳入经济社会发展规划和体育公共服务体系，建立青少年体育健身活动状况调查（抽查）制度。

3. 开展食品安全放心工程建设行动

以创建国际食品安全示范城市为目标，完善食品安全责任、风险防控、全程监管、权威执法以及专业技术支撑、供深食品标准、优质食品供给、食品安全社会共治体系。开展婴幼儿配方乳粉提升行动、校园食品安全守护与营养改善行动、餐饮质量安全提升行动、保健食品专项整治和行业提升行动、熟食中心与长者饭堂建设优化行动、"三小"（小作坊、小摊贩、小餐饮）食品品质提升行动等食品安全放心工程建设行动。推广应用酒精饮料、碳酸饮料健康损害提示标识，鼓励食品生产者生产低盐、低油、低糖、无糖食品。积极建立居民合理膳食引导机制，实施国民营养计划，利用深圳居民膳食、营养状况的精准数据，完善营养标准、营养监测体系，制定满足不同人群需要的"健康食谱""营养套餐"，探索各人群的膳食干预实用性适宜技术，建立深圳食物成分数据查询平台、居民膳食评价及良好膳食选择的指导平台等，构建以营养需求为导向的健康食品产业体系。

（四）积极建设健康环境

一是建议联合多部门建设深圳市环境健康风险监测预警公布体系，制订相关工作方案，厘清各部门职责，建立合作机制，深入推进大气污染防治攻坚行动，以细颗粒物（PM2.5）和臭氧（O_3）协同控制为主线，加强工业源、移动源、扬尘源等污染协同治理和区域联防联控。二是成立环境健康风险监测工作队伍，搭建信息公布平台，建立健全环境与健康风险评估制度，定期向全市公开市区环境健康风险因素实时监测结果、风险评估分级预警情况、健康建议措施，探索构建生态环境健康管理体系，积极推进国家生态环境与健康管理试点。三是稳步推进饮用水源水质保障工程和饮用水源二级保护区内面源治理，深化"污水零直排区"创建工作，实施污水全收集、全处理工程，协同推进土壤和地下水污染防治。四是深化"无废城市"建设，大力推进固体垃圾源头减量、资源化利用和无害化处置，提高医疗废物处理能力。加强噪声源头预防和监管，完善光污染防治管理体系。

（五）深入开展爱国卫生运动

充分发挥爱国卫生运动制度优势、组织优势、文化优势和群众优势，推动从环境卫生治理向全面社会健康管理转变，积极开展"爱国卫生月"暨"清洁深圳月"等群众性爱国卫生运动，倡导文明健康、绿色环保的生活方式。巩固和发展卫生创建成果，打造卫生城市升级版。健全常态化爱卫监管机制，完善病媒生物综合防制机制。深入推进厕所革命，推广智能环保移动厕所。制定健康社区建设标准，完善健康社区建设组织领导、业务指导、技术保障、考核评价机制。持续推进无烟城市建设，创建无烟场所，把各级党政机关建设成无烟机关。

（六）加强大湾区交流合作

一是建立深港澳健康促进协调机制。设立协同推进工作机制，明确任务分工，落实工作责任，推动各项改革举措和建设任务加快实施。二是推动大湾区内医疗数据互联互通，促进医疗卫生合作，加强在卫生健康信息共享、疾病防控、垃圾处理、交流沟通、人才共同培养等方面的统筹协调。三是在医疗人才待遇、资质认证等方面，加强与香港合作，建立与国际接轨的体制机制，吸引国际优秀医生、学者等创新要素。四是打造粤港澳大湾区药物临床试验平台，充分利用港澳地区雄厚的科研和临床资源，引进先进管理运营经验，打造覆盖粤港澳大湾区，具有国际标准的多中心药物临床试验平台。五是推动建立大湾区内医疗机构之间的检测及服务资质的统一互认标准，提升健康要素流动的便利性。

第二节　突发公共卫生事件应急管理

公共卫生安全是总体国家安全战略的重要组成部分。公共卫生承担着保障人民群众健康的首要职责，是从源头上控制各类疾病的发生发展，维护全体人民健康、保障国家安全和经济发展、维护社会和谐稳定的综合社会行动。新冠肺炎疫情暴发以来，深圳市公共卫生体系的强大韧性得到充分展现，城市治理能力和治理体系得到体现，但同时加强以重大疫情防控救治为主的公共卫生应急管理体系建设、提升突发公共卫生事件防控救治能力，成为当前加强公共卫生工作的最重要、最紧迫任务。

一　基本概念及相关理论

近20年来大规模突发公共卫生事件由于其具有突发性、严重性、频发性和国际性的特点，给人民群众的身体健康和生命安全造成严重危害，成为全球公共卫生安全治理的重大难题。由于不同类型突发公共卫生事件发生的原因、导致危急状态的影响程度和范围、产生社会危害的严重程度有很大差异，即使是相同类型突发公共卫生事件，其在不同阶段（如预警期、爆发期、缓解期和善后期）对政府应急管理采取的措施要求也不尽相同，因此，国家应急管理体系很难为各种可能出现的突发公共事件制订出一一对应的管理方案。为了及时、有效地应对各种突发公共卫生事件，更好地完善公共卫生应急管理体系，这就要求我们深入理解并分析不同类别和级别的突发公共卫生事件的基本理论。

（一）突发公共卫生事件的概念

突发公共卫生事件指的是突然发生，造成或可能造成社会公共健康严重损害的重大传染病疫情、群体性不明原因疾病、重大食物和职业中毒、重大动物疫情以及其他严重影响公众健康的事件。突发公共卫生事件可概括为五大特征：突发性、复杂性、强制性、公共性及公益性和危害性。一般而言，突发公共卫生事件可分为如下5类：重大传染疫情、群体性不明原因疾病、重大食物中毒、职业中毒、其他严重影响公众健康事件。直至"非典"暴发，为及时掌握疫情等公共卫生信息，将"非典"防治工作纳入规范法治、理论科学的轨道，国务院颁布了《突发公共卫生事件应急条例》，才以法规条文的形式正式阐述了突发公共卫生事件的定义，即"突然发生，造成或可能造成社会公众健康严重损害的重大传染病疫情、群体性不明原因疾病、重大食物和职业中毒以及其他影响公众健康的事件"。

（二）突发公共卫生事件应急管理体系理论研究

应急管理，是指政府为应对突发公共事件而采取的系列措施，具体包括防控、应对、恢复、动员等过程。对公共卫生应急管理的研究，始于突发公共卫生事件的应对机制，通过全面分析突发公共卫生事件和卫生行政部门这两个因素，明确突发公共卫生事件的特性，以指导具体卫生应急预案的制定，并据此做好预防工作与处置事件的统一。突发公共卫生事件的应对是指为了公众安全和健康，由特定的组织机构针对突发公共卫生事件实施采取一系列预防控制措施的行为，不仅仅指事件发生后的应对活动，还包含针对突发公共卫生事件发生全过程的预防、缓解和恢复的行为措施。

20 世纪 80 年代，公共卫生应急管理的理论研究在研究内容方面，从最初的单一技术领域扩展到政治、社会等领域，更多地涉及灾难、危机管理等，在研究方法上也发生了根本性的改变，学者们更多地从整体上对突发事件应急管理的一个相关方面展开研究。美国学者 Robert Health 从管理角度出发，在他的著作《危机管理》中对危机进行了系统的研究，率先提出危机管理 4R 模式，该模式由危机管理由消减（Reduction）、预备（Readiness）、响应（Response）、恢复（Recovery）四个阶段组成。

北京大学杨开忠教授 2003 年《国外公共卫生突发事件管理要览》一书中系统介绍了西方国家公共卫生管理体系，多角度分析了国外突发公共卫生事件应急体系，深入研究了公共卫生事件与经济、政治的关系，政治和经济体系对公共卫生应急管理的影响等。2003 年"非典"疫情的暴发开启了中国公共卫生应急管理之路，随后清华大学教授薛澜的《危机管理：转型期中国面临的挑战》著作的出版翻开了中国公共卫生应急管理的研究新的篇章。薛澜教授在本书中提出，在社会不断转型的大背景下，政府要建立独立的应急管理机构，构建应急管理体系，协调政府各个部门实施高效的应急管理，把危机管理作为政府日常管理的重要组成部分。南京大学政府管理学院童星教授编著的《中国应急管理——理论、实践、政策》（2012）一书创新了应急管理的领域，在整合重构了灾害、风险、危机三大概念的基础上提出"三位一体"的具有可操作性的战略治理措施，即掌握社会风险的主动治理，深入推动公共危机治理，不断完善应急管理体系。

二　国内外公共卫生应急管理发展沿革

（一）中国公共卫生应急管理发展沿革

自 2003 年"非典"疫情以来，中国逐步在公共卫生体系建设道路不断进行社会实践和探索创新，取得应急管理水平和应急处置能力的巨大提升。中国在公共卫生应急管理组织体系上逐步形成上下联动、日趋完善的组织架构，相应的法律法规体系也不断完善，针对各类突发公共卫生事件和公共卫生领域社会风险的监测预警、预防应急、人才储备、风险沟通、医疗救援等体制机制均得到长足的发展。

1. 应急管理组织体系

经过 2003 年"非典"疫情后，中央到地方逐步建立以"一案三制"（预案、体制、机制、法制）为核心框架，包括国家、省（自治区、直辖市）、市、县（区）四级卫生行政部门的纵向管理，即"中央—省—地市—县"四级公共卫生应急管理工作网络。应急管理预案通过全覆盖的卫生应急预案体系针对性解决应急过程中实践操作层面的问题；体制、机制要素分别规范卫生应急权责、运行及程序等层面的流程，逐步完善形成基本完备的突发公共卫生事件应对体系；法制要素为应急管理提供法律依据，保证政府在紧急状态下有效行使紧急权力并高效协调全社会资源，突出系统性和完善性。

2. 法律法规体系

中国通过在现行法律法规基础上，不断补充和完善公共卫生应急法律规范内容。为解决各类突发公共卫生危机导致的卫生、社会、经济危机，依法实施有效的卫生应急防控措施，提供了法律制度保障。

党中央、国务院高度重视公共卫生应急管理体系建设，在公共卫生应急管理等方面出台了一系列政策措施和法律法规，但仍需进一步完善突发公共卫生事件应对的相关法律法规。目前，在法律顶层设计方面共有 5 部法律，《基本医疗卫生与健康促进法》作为卫生健康领域法律的源头，给其余细分领域的法律搭建了基础框架，为发展医疗卫生与健康事业的发展，满足全体公民基本医疗卫生服务需求，作为推动落实健康中国战略的核心法律，从根本上明确规定了国家的基本医疗卫生制度。《中华人民共和国突发事件应对法》对防范各类突发事件的风险，加强前置应对，预防各类突发事件发生的措施以及减轻或消除突发事件造成的社会危害进行明确规定。《传染病防治法》规定预防、控制和防控传染病发生及传染病疫情暴发的相关内容。《国境卫生检疫法》为防范传染病输出或输入风险，落实国境卫生检疫措施。《动物防疫法》则是从法律层面将对动物防疫的管理、预防、控制、消杀等措施进行固化，针对人畜共患传染病进行防控。目前已颁布的与突发公共卫生事件应急有关的法律法规还有《中华人民共和国职业病防治法》《中华人民共和国食品卫生法》《使用有毒物品作业场所劳动保护条例》《突发公共卫生事件与传染病疫情监测信息报告管理办法》《危险化学品安全管理条例》等（见表 3 - 1）。

表 3 - 1　　　　　公共卫生应急管理体系建设顶层设计法律法规

编号	名称	实施日期	最新修订日期
1	《基本医疗卫生与健康促进法》	2020 年 6 月 1 日	—
2	《突发事件应对法》	2007 年 11 月 1 日	—
3	《传染病防治法》	1989 年 9 月 1 日	2020 年 10 月 2 日
4	《国境卫生检疫法》	1989 年 5 月 1 日	2018 年 4 月 21 日
5	《动物防疫法》	1997 年 7 月 31 日	2021 年 5 月 1 日

上述各类法律法规，在有效应对突发公共卫生事件中起到了重要作用，使政府的行为在公共卫生应急管理中更具合法性，同时为充分收集信息和采取有效策略提供了法律保障。

3. 监测与预警准备体系

监测是指持续、系统地收集、分析并解释相关数据以支持公共卫生行动，并对数据进行处理整合以发布给需要的单位及个人，通过早期监测发现传染病的流行，及时采取有效的控制措施以减少公共卫生事件中的发病率和死亡率。监测的基本公共卫生职能包括：病例监测、公共卫生干预、估计疾病或伤害的影响、描述卫生状况的自然史、确定疾病分布和传播、提出理论并展开调查、评估预防和控制措施、规划以及预测暴发。预警则是在充分考虑资料的不完全性和危害的不确定性后，有必要采取措施进行警告的方法。监测是预警的基础，预警是监测的目的。

为实现公共卫生信息系统的信息互通，中国建立了"国家传染病自动预警系统"，可以科学有效地收集并分析传染病信息，将结果及时上报有关部门，并进一步整合医疗机构、互联网、传统媒体、120等平台的监测信息，建立了制度化的突发公共卫生事件风险评估机制。目前，全国各级疾病预防控制机构，绝大多数县级以上医疗机构和部分乡（镇）卫生院都可以直接在互联网上报告，实现传染病的个性化管理，以提高流行病报告的及时性和可靠性。

4. 预防与应急准备体系

（1）公共卫生应急基础建设

在基础设施设备布局和建设方面，中国的公共卫生应急基础设施、实验室配置、仪器设备等硬件实现了跨越式发展，与此同时各类教学平台、培训基地、研究中心等也进一步完善了国家预防与应急准备体系的软实力，实现"两条腿走路"双向提升。公共卫生应急基础设施与突发公共卫生事件处置工作有着密不可分的联系。中国先后建设了多个国家级和省级应急医疗救援基地、核辐射损伤救治基地、化学中毒救治基地。

（2）卫生应急物资保障

在突发公共卫生事件应急处置过程中，应急物资的保障协调是必不可少的关键环节。主要的卫生应急物资包括个人及医用防护用品、应急医疗器械、应急药品、非医药应急物品、医疗消耗品等。在预防阶段，医疗物资管理部门需要根据日常医护需求及应急需要保证储备一定量的防疫物资。在监测预警阶段，相关部门需要按时核查储备的物资数量，检查物资储备期限，确保突发事件发生时能够及时投入使用并保证数量。在应对处置阶段，相关部门应该做好物资调配工作，保证防疫物质能够合理准确地投放到最需要的地方，保证应对工作的有序开展，同时医疗物资管理部门还要兼顾防止二次危害发生的任务。在恢复重建阶段，相关部门则需要研究评估公共卫生应急物资的消耗量并优化公共卫生应急管理体系，评价和选择物资供应商、调整医疗物资库存储备量、引进新技术。建立国家公共卫生应急物资储备体系，完善公共卫生应急物资协调调用机制，在历次重大突发事件应对中发挥了重要的保障作用。

（3）公共卫生事件应急预案制度

中国目前的国家突发公共卫生事件应急预案体系是在《国家突发公共事件总体应急预案》的总体指导下，以《国家突发公共卫生事件应急预案》和《国家突发公共事件医疗卫生救援应急预案》两个专项预案为主体。包括 22 项单项预案、7 项部门预案以及 1 项《突发公共卫生事件社区（乡镇）应急预案编制指南（试行）》构成的预案体系。另外，各级人民政府已经或正在制定本地的突发公共卫生事件应急预案和不同类型突发公共卫生事件的单项应急预案。

5. 应急人才队伍建设体系

突发公共卫生事件专业应急人才需要熟悉并掌握突发公共卫生事件的产生、进展、危害及解决办法，并能把握事件发展态势和进程，同时能在事件发展各个阶段提供精准且快速的解决对策和措施。中国突发公共卫生事件应急人才的培养已有多年历史。目前，中国已经有超过 30 个省市地区对传染病主治医生进行业务技能培训。此外，卫生管理部门还会组织应急事故演练，以便检验工作人员的业务能力与管理水平。2003 年，《关于建立应急卫生救治队伍的意见》出台，要求各政府及地区在管辖范围内挑选工作经验丰富的医护人员组成突发公共卫生事件应急处理队伍，负责传染病的防控，为应急事件处理队伍配备完善的工作设施。另外，卫生行政部门根据实际发展需求组织建设有丰富经验的专家咨询队伍，并不断融入新的资源，为提高公共卫生事件的管理与预防能力打好根基作用。

6. 社会动员体系

社会动员在突发公共卫生事件的应对当中逐步发展完善。社会动员的主要内容包括：政治动员、经济动员、人力动员、信息和文化动员以及物质动员。对突发公共卫生事件的紧急反应需要政府的倡导，多部门合作，全社会的广泛参与以及社会资源的统一调动，从而确保应对突发事件的人力、物力和财力。

发生突发公共卫生事件时，尽管政府在控制资源和组织体系方面具有优势，但不可避免地会有一定的局限性。因此，无论是在事前预警、事中准备、事后救援阶段，我们都应积极吸收和发挥社会力量的作用，动员有关部门和整个社会，提高危机处理的效率，维护社会稳定，保护公众的身体健康和生命安全，有效预防，及时控制和消除突发公共卫生事件的危害，并将损失和影响降至最低。

7. 医疗救治体系

突发公共卫生应急防治工作的核心任务之一是提高收治率和治愈率、降低感染率和病死率。医院作为医疗救治的主要场所，是突发公共卫生事件应急处置的前沿阵地，而二级以上医院的应对能力会直接影响突发公共卫生事件的防控效果。随着公共卫生应急体系的不断完善，中国二级以上医院对突发公共卫生事件的预警和救治能力有明显提高。《国家突发公共事件医疗卫生救援应急预案》出台，对全国医疗卫生救援组织体系和职责进行了明确规定，包括各级卫生行政部门负责成立的医疗卫生救援领导小组、专家组、医疗卫生救援机构及现场医疗卫生救援指挥部。同时，预案提出"平战结合、常备不懈"的医疗卫生救援原则，并强调信息系统、急救机构、综合性应急队伍、物资储备、经费支持、交通运输等相应的医疗卫生应急救援的保障要素。

8. 科技支撑体系

加强政府部门应急管理体系建设一直以来就是世界各国发展公共卫生应急能力的重要途径。其中，关键技术研发是重中之重。中国高度重视公共卫生领域的科技支撑和体系建设工作，同时，国家自然科学基金公共卫生应急管理项目资助经费逐年增加。此外，党和政府不断加强对突发公共卫生应急科研工作的支持和投入。中国先后成为 H1N1 流感疫苗、H5N1 高致病性禽流感快速诊断试剂盒、H7N9 禽流感病毒快速检测试剂的首个研发国。卫生应急人才培养、病原学与流行病学研究、中毒类突发事件诊断等方面均取得重大突破。

（二）国际公共卫生应急管理发展沿革

完善的公共卫生事件应对体系应该具备预先计划和协调的快速反应能力和专业且充足的应急队伍以及完善的问责和质量改进机制，还应该具备设计成熟的应急管理体系、应对组织架构和应急处置流程的能力。通过文献查阅和分析，从组织结构、管理系统、法律体系等方面，对美国、英国、日本、澳大利亚、新加坡 5 个国家的突发公共卫生事件管理体系简要概括。"他山之石、可以攻玉"，学习和借鉴各国公共卫生事件政策和体系，旨在完善中国突发公共卫生事件管理体系提供经验与启示，加快提高中国公共卫生管理水平。

1. 美国公共卫生应急管理体系

美国是一个联邦制国家，州政府和联邦政府在体制上没有对应关系，州政府不是联邦政府的下属，各州享有自主权，因此美国各州建立有独立的公共卫生应急体系。美国不断建设和完善中的突发公共卫生事件应对系统，是一个全方位、立体化、多层次和综合性的应急管理网络，包括公共卫生、突发事件管理、执法、医疗服务、科研力量和第一现场应对人员（如消防员、救护人员）等在内的多维度、多领域的综合、联动、协作系统。美国突发事件管理（包含公共卫生突发事件）发展较早，同时也是世界上突发事件管理体系发展得最为完善、公共卫生技术和设备最为先进的国家之一。

美国针对各种突发事件设有基于联邦层面的综合性应对机制——联邦响应框架（National Response Framework，NRF），由国土安全部统筹管理，摒弃了传统的分灾种、分部门的单一管理模式。NRF 分为 12 个领域，不同领域有各自主要职能机构，而突发公共卫生事件属于第 8 项紧急支援功能——卫生与医疗服务功能（ESF8）。美国突发公共卫生事件应对主体包括联邦疾病预防控制中心（Centers for Disease Control and Prevention，CDC）、（州）卫生资源和服务管理部（Health Resources and Services Administration，HRSA）、（地方）城市医疗应急系统（Metropolitan Medical Response System，MMRS）三级应对体系。联邦疾病预防控制中心（CDC）属于国家卫生部（DHHS）部门，其主要职能包括：制定全国性的疾病控制和预防战略、公共卫生监测和预警、突发事件应对、资源整合、公共卫生领域管理者和工作人员的培养，是整个突发公共卫生事件应对系统的核心和协调中心。卫生资源和服务管理部（HR-

SA）隶属于美国卫生部，与 CDC 是平行关系。HRSA 为每个州的卫生保健人员提供财政支持和指引，接受 HRSA 资助的人员主要为未保险人员、与 HIV/AIDS 共同生活人员、孕妇和母婴等。HRSA 医院应急准备系统主要通过提高州和地方医院、门诊中心和其他卫生保健合作部门的应急救援能力，来发展区域应对突发公共卫生事件的能力。该系统在全国实行分区管理，区内以州为单位实现联动。城市医疗应急系统（MMRS）是地方层面应对突发公共卫生事件的运作系统，由美国联邦紧急事务管理署（FEMA）应急准备办公室于 1996 年出资建立的。基于突发事件始于地方、止于地方的认识，MMRS 致力于提高地方应急准备系统能力，建立一个综合应对系统。其主要特征是：具有完善的医疗反应系统，具有详细的应急预案，具有受过专业培训的反应队伍，具有专门的突发事件响应设备，具有专门的医疗设备和药物储备，具有高效的医疗运输和治理能力。MMRS 通过合同签约，使现有的应急反应系统、应急管理系统、医疗和精神卫生医生、公共卫生部门、执法部门、消防部门、紧急医学救援部门（EMS）和国家卫兵等整合在一起应对突发事件。具有美国健康与人类服务部，美国州政府卫生局公共卫生部、卫生管理委员会，美国地方性公共卫生机构、委员会及部门的纵向层次特征。全国公共卫生信息系统、公共卫生实验室诊断系统、现场流行病调查系统、应急物资救援反应系统和健康教育系统等 6 个子系统横向协作模式。

2. 英国公共卫生应急管理体系

英国突发公共卫生事件应对系统是包括战略层和执行层的综合体系。卫生部及其下设机构负责战略层面的宏观指挥，主要负责突发公共卫生事件的应对，以及完善突发事件应对准备的培训。英国国民健康服务系统（National Health Service，NHS）主要负责执行层面的突发事件快速应对反应和日常工作，确保应急工作及时和高效。英国突发公共卫生事件应对体系的综合框架按照英国卫生部下设的突发事件计划协作机构（EPCU）颁布的"国民健康服务系统突发事件应对计划"组织实施，现在更多的突发公共卫生事件应对职能已从国民健康服务系统（NHS）的卫生局转向基本医疗委托机

构（PCTS）。2003 年 4 月 1 日英国卫生部成立了健康保护机构
（Health Promotion Association，HPA），主要职能是保护国民健康；
向公众及政府提供信息和政策建议；监测公共卫生领域的威胁；提
供快速应对、开展研发，教育和培训活动等。HPA 包括了生物医
学、化学、放射性物质等多种学科的研究机构，整合了监测、实
验、管理和服务等多项资源，构建了英国公共卫生应急管理架构。
英国组建了从内阁、政府部门到社会机构的完整组织体系，国家应
急管理办事机构是隶属于内阁办公室的国民紧急事务秘书处
（CCS），作为常设机构负责协调跨部门的应急管理工作和紧急救援
行动，其所属的紧急事务规划学院（EPC）负责全国跨部门、跨地
区的综合性应急管理教育培训。

3. 日本公共卫生应急管理体系

日本是自然灾害频发的岛国，在长期的实践过程中，逐步建立
了从中央到地方、以点带面的公共卫生事件应急管理体系。日本的
突发公共卫生事件应急管理体系由主管健康卫生、福利、劳保的厚
生劳动省负责建立并以之为核心，并同时被纳入整个国家危机管理
体系。日本突发公共卫生事件应急管理体系覆盖面很广，该体系建
立在其三级分权治理体系的基础上，包括国家政府、47 个县和
1719 个直辖市，都在其管辖范围内负有相应的责任，并根据国家指
导方针制订行动计划。《基本灾害管理计划》和《全国大流行性流
感和新发传染病行动计划》指导着政府的工作，并在全国具有同样
效力。

日本应对突发公共卫生事件的执行机构由两大系统和三级政府
组成，两大系统包括国家突发公共卫生事件应急系统和地方卫生应
急系统。作为国家突发公共卫生事件应急系统核心的厚生劳动省，
其成员包括 8 个派驻地区分局、13 家检疫所、47 所国立大学医学
院及其附属医院、5 家国立研究所、62 家国立医院和 125 家国立疗
养院；地方卫生应急系统由都、道、府、县的卫生健康局、卫生试
验所、保健所、县立医院和市町村的保健中心组成。

在保障体系方面，主要包括人员储备、基础设施保障和物资保
障等。人员储备主要是建立了专业医护人员和接受专业培训的志愿

者相结合的应急队伍；基础设施保障方面，厚生劳动省在每个二级医疗区域建立了至少一个基础设施完善的应急医院；在物资保障方面，制定了针对疾病暴发的医疗储备政策，如果储备物资不足，都道府县知事可向指定行政机关请求提供物资，市町村长也可向所在都、道、府、县的知事请求提供物资。"物资"除了疫苗和抗流感病毒药物以外，还包括口罩、消毒药品等医疗物资和食品等。

在法律体系方面，日本拥有完善的法律框架来应对国家紧急情况及其对公共卫生的影响，明确规定了在传染病大流行和灾害风险发生时各政府部门的作用和职责。日本制定了一系列法律法规，以保障突发事件应急管理的顺利实施。1947 年制定了《灾害救助法》，并在此基础上出台了《灾害对策基本法》，该法案是日本在防灾应急方面的主要法律，首次将应对各种灾害的对策进行了体系化。此外，《大流行性流感和新传染病的防范和应对特别措施法》规定了国家和地方政府、公共机构和商业经营者应对流行性疾病的责任以及对策；《传染病控制法》根据疾病的传染性和症状的严重程度将其分类，并且制定了监测系统和传染病控制措施。

4. 澳大利亚公共卫生应急管理体系

澳大利亚—新西兰应急管理委员会（ANZEMC）是负责应急管理的最高政府委员会。其主要职能是影响和倡导国家政策来减少灾害风险，最大限度降低潜在危害并维护公众对应急管理安排的信任和信心。澳大利亚—新西兰应急管理委员会（ANZEMC）与澳大利亚卫生部及其警察、消防、国家安全部门、紧急事件服务机构等协同工作，共同应对突发公共卫生事件。

澳大利亚卫生保护委员会（AHPPC）是突发公共卫生事件的决策机构，负责计划、准备和协调应对突发公共卫生事件。突发公共卫生事件的执行机构包括澳大利亚卫生部、卫生防护办公室、州和领地卫生局。卫生部对卫生工作起全面领导作用，协调各部门做好应对紧急情况，对卫生人力资源、物资进行协调，持续监测国际和国内卫生防护事件和威胁；卫生防护办公室负责制定预防政策议程，进行常规的疾病预防项目管理；州和领地卫生局负责制定完善的应急管理预案，根据制定好的应急管理法案，进行综合应急管理安排，在事件发生地辖区的卫生局负责协调卫生设施，协调救护车等后勤保障服务，监测各自管辖范围内的公共卫生事件和威胁。

在法律体系方面，澳大利亚的应急法律体系具有层级性，不同级别政府都有相关的法律，以实现各组织机构和政府间的有效合作。在联邦层面，1908 年颁布了《检疫法》，用来防止特定疾病在澳大利亚传入和境内传播；2003 年颁布了《灾难管理法》，规定了州和其他机构在应对灾害时响应、协调合作的机制；2007 年颁布了《国家卫生安全法》，指明了对公共卫生监测的具体实施要求；此外，《澳大利亚危机管理法》规定了政府在应对突发事件时的职责、权力和程序。在地方层面，各州（领地）也制定了独立的法规、条例以有效应对突发事件，比如 1989 年新南威尔士州颁布的应对突发事件的《新南威尔士州突发事件与援救管理法》和 2003 年昆士兰州颁布的《昆士兰州灾难管理法》等。为了更好地实现联邦和地方政府的有效合作，澳大利亚还出台了《国家卫生安全协定》，该协定支持联邦政府发布的《国家卫生安全法》，为国家应对突发卫生事件的决策响应制定框架。

5. 新加坡公共卫生应急管理体系

与美国、日本、澳大利亚不同，新加坡未设立独立的突发公共卫生事件应对系统，而是建立适应环境变化的指挥系统和组织结构。新加坡设有国土危机管理系统，用于协调国家级重要灾害发生时政府层面的应对。该系统由内政部长主持的国土危机处理部长级委员会指挥，为危机应对提供政策指导和战略决策。国土危机处理部长级委员会下设国土危机处理执行小组，由各相关部门负责的危机管理小组组成，卫生危机管理小组是一个涉及内政部、卫生部、外交部、国防部等部门的跨部门组织，主要职能包括提供实时疫情信息，处理危机期间的所有医疗问题，提供应急医疗服务，并协调各部门激活"疾病暴发应系统"（Disease Outbreak Response System Condition，DORSCON），同时着手评估疫情对公共卫生的影响。疾病暴发反应系统（DORS）分为五级，依次以绿、黄、橙、红、黑五个颜色为信号表示。此外，卫生部还建立了一个由关键决策者、公共卫生从业人员、高级临床医生和传染病专家共同组成的特别小组，由卫生部常任秘书长领导，负责执行所有公共卫生管制措施。

法律体系方面，为了给突发事件应急准备和灾害管理活动提供法律支持，新加坡早在 1986 年就颁布了《民防法》（CDA），该法案为宣布紧急状态以及动员和部署准备就绪的国家救援人员提供法律依据。此后，新加坡于 1977 年颁布了《传染病法》（IDA），作为新加坡应对突发公共卫生事件的第一部法律，由卫生部和国家环境局共同执行。《传染病法》不仅规定了特定传染病的通报要求，而且为传染病患者的医疗检查、治疗以及流行病学调查提供了有力的法律保障。《民防法》和《传染病法》为新加坡在迅速应对传染病疫情方面发挥了重要作用。此外，新加坡政府各部门与民间合作伙伴、利益相关者在应对公共卫生突发事件期间能够密切协商并迅速修订《传染病法》，以确保在公共卫生应急响应中各部门继续保持有效的合作。

三　深圳市突发公共卫生事件应急管理现状

（一）主要做法

深圳作为超大型城市、移民城市、口岸城市，人流物流量非常之大，构建运行高效、协同联动的公共卫生应急体系对深圳而言是重中之重。同时，深圳作为要打造社会主义先行示范区以及粤港澳大湾区中心城市，在"双区驱动"下，着力打造健康城市的标杆，从城市治理以及发展的角度提供一流的公共卫生服务，建设一流的公共卫生应急管理体系。深圳作为一座年轻城市，40 多年以来，其城市的治理能力在不断加强，公共卫生应急管理体系不断完善，应对重大疫情和突发公共卫生事件的能力水平稳步加强，虽然还有所短板，但随着超大型城市治理体系和治理能力现代化的加快推进，深圳公共卫生体系日趋完善。

1. 规划引领

深圳市不断出台《健康深圳行动计划（2017—2020 年）》《关于打造健康中国"深圳样板"的实施意见》等引领性文件，完善公共卫生政策体系，明确规范相关部门和机构的职能，将重大疾病和公共卫生问题纳入国民经济发展规划，实施传染病等防治规划，不断加强部门之间、医疗机构之间和公共卫生机构之间的协同联动。

2. 强化公共卫生应急管理法治支撑

推动出台了新冠肺炎疫情后首部地方突发公共卫生事件应急条例，《深圳经济特区突发公共卫生事件应急条例》总结近年来深圳应对突发公共卫生事件的经验做法，全面系统规范了突发公共卫生应急全链条工作，从建制度、树权威、强监管、强保障等四个方面着手，提出赋予应急指挥机构法律地位，建立联防联控、群防群治的防控体系，强化应急队伍建设，加强应急物资储备与供应，畅通信息反映和举报渠道等要求，为建设统一高效的公共卫生应急管理体系，保障人民群众生命安全和身体健康提供法治保障支撑。

3. 强化公共卫生应急管理能力建设

一是健全公共卫生应急管理体系和机制。市委市政府及时出台完善重大疫情防控机制健全公共卫生应急管理体系实施意见，建立健全公共卫生应急管理"五大体系"，健全常态化疫情防控救治"七大机制"。启动实施公共卫生应急能力建设三年行动计划，全面提升医疗救治、流行病学调查、核酸检测、隔离医学观察、物资储备、疫苗接种等公共卫生应急能力，在基层社区防控、疫情信息公开、严防境外疫情输入传播等方面形成了"深圳经验"。二是强化国家级临床医学研究中心以及重大实验室建设。成立了国家感染性疾病临床医学研究中心，建立了国内领先的二噁英实验室、毒理学实验室、重大传染病监控重大传染病监控实验室、医学分子生物学实验室。成功应对SARS、人禽流感、甲流、登革热、麻疹、人感染猪链球菌等一系列重大疫情的挑战，实现SARS病人救治零死亡。消除了疟疾这一城市建设之初最大的顽疾。

4. 强化重点区域、重点人群、重点疾病防控

建立市防治重大疾病工作联席会议制度，协调解决影响市民健康的重大公共卫生问题，强化统一领导、部门协同、市区联动，以市、区、街道三级疾控机构为主，全市各级各类医疗卫生机构共同参与，由公共卫生专业人员组成流行病学调查队伍，提高疾控专业工作能力。加强季节性传染病、新发传染病、境外输入传染病的管

理；将水痘、流感、肺炎等传染病疫苗纳入对适龄儿童和老年人的免疫规划或疾病应急接种计划。加强防控中东呼吸综合征、埃博拉出血热、登革热、人感染 H7N9 禽流感等重大传染病，严格控制突发公共卫生事件发生率，保证迅速响应，全面提升自然灾害医疗援救能力。

（二）建设成效

深圳市卫生应急事业得到全面发展，通过认真总结抗击人感染高致病性禽流感、基孔肯雅热、埃博拉、新冠肺炎等传染病的经验和教训，坚持联防联控和预防为主的方针，加强设施建设、深化体制改革、调整资源配置、提高装备水平、加快人才培养等措施，全面加快"一案三制"卫生应急体系建设步伐，取得了一系列令人瞩目的成就。

1. 公共卫生应急体制机制逐步健全

全市进一步建立完善市、区、医疗卫生机构应对突发公共卫生事件和突发公共事件医疗救援工作网络，有效建立了人感染高致病性禽流感、基孔肯雅热、埃博拉等重大传染病联防联控机制，突发公共卫生事件"四个一"应急处置体系建设初见成效。

2. 公共卫生应急预案体系不断完善

在《深圳市突发事件总体应急预案》的基础上，修订了《深圳市突发事件伤病员医疗救治信息报告工作规范》《深圳市突发急性传染病疫情卫生应急预案》《深圳市卫生健康系统群体性职业病危害事件应急处置预案》《深圳市预防接种突发事件应急预案》《深圳市严重精神障碍患者突发事件应急医疗处置预案》《深圳市人间感染病原微生物实验室生物安全事件应急处置工作预案》《深圳市卫生健康系统药品安全突发事件应急预案》《深圳市严重精神障碍信息安全事件应急预案》等预案，增强了卫生应急预案的实用性和可操作性。

3. 公共卫生应急队伍处置能力得到提高

根据职能转变和卫生机构人员变动，调整完善卫生应急专家委员会和医疗卫生应急处置队伍，成立了包括突发急性传染病处置、移动医院紧急医学救援、陆地紧急医学救援、航空紧急医学救援、海上紧急医学救援、职业中毒处置、食物中毒处置、核辐射事件处置等专项处置分队，共计220余人的卫生应急骨干队伍，为快速有效实施突发事件医疗卫生救援工作提供有力保障。组织举办全市的医疗卫生远程救援队野外生存技能、急性职业中毒事故、核与辐射事故场外医疗卫生救援、突发公共卫生事件早期发现能力、医疗救援信息报告工作规范等培训班；组织开展全市的核事故医学救援、急性化学中毒卫生应急处置、各类突发公共卫生事件处置、远程救援防疫队和医疗队拉练等卫生应急演练。

4. 应急物资保障能力得到增强

建立以政府储备、商业储备、销售终端储备相结合，政府储备为主的分级储备保障体制。储备了一批应对急性呼吸道传染病的特殊药品等和反恐应急特效解毒药、核与辐射防治药物，市区疾病防控和医疗救治机构均按要求储备了相应的卫生应急物资。各级卫生健康部门都建立了卫生应急专项储备。

5. 公共卫生应急信息化手段不断健全

卫生应急指挥系统得到全新设计并启用，实现了卫生应急资源、突发事件伤病员救治信息、突发传染病疫情信息及应急值守等卫生应急工作信息化管理。通过国家和深圳市"突发公共卫生事件与传染病疫情监测系统"，扩大了突发公共卫生事件及相关信息监测的覆盖面。

6. 公共卫生应急防控成效显著

近年来，深圳市有效处置人感染高致病性禽流感、基孔肯雅热、埃博拉、新冠肺炎等重大传染病疫情，大型突发事故紧急医疗救援和公共卫生事件应急处置能力明显提高；各类大型社会活动医疗卫生保障实现"零"差错、"零"延误、"零"投诉。这些工作对保障公众健康、维护社会和谐稳定起到了良好的促进作用。

（1）新冠肺炎疫情防控成效显著

新冠肺炎疫情是新中国成立以来在中国发生的传播速度最快、感染范围最广、防控难度最大的一次特别重大突发公共卫生事件。深圳市坚持科学防控、动态防控、联防联控、群防群控，外防输入、内防反弹，因时因势调整防控策略，落实全流程闭环式管理，完善常态化防控机制。深圳市把基层医疗集团、社区健康服务机构作为社区突发公共卫生事件应急处置的基层堡垒。全市社区健康服务中心参与组建"三位一体"社区防控小组,构建人防、技防、制度防"三防合一"防控网络,保持社区传播零报告、院感事件零发生、特殊场所零感染、复工复产零发病。坚持"外严防输入,内严防反弹",妥善处置了"歌诗达·威尼斯号"邮轮等多起应急事件,迅速遏制了疫情蔓延势头。全力推进复工复产复学,实施秋冬季、冬春季、元旦春节等重要节点专项疫情防控,定期不定期组织全市疫情防控指导督导,严格落实常态化疫情防控各项措施。落实精准防控和"四早"原则,争分夺秒开展流行病学调查,快速阻断疫情传播链条。全市疾控系统经受住了新冠肺炎疫情的考验,取得了抗击疫情重大战略成果,世界卫生组织考察组高度评价深圳防控策略,将其作为唯一城市防控经典案例通报全球,为疫情防控贡献了"深圳经验"。

(2)各类急性传染病获得有效控制

深圳市甲类传染病已极少发生,仅 2016 年发现 1 例霍乱病例,乙类传染病长期平稳控制在低流行水平,突发公共卫生事件连续多年低于全国水平,成功应对 SARS、人禽流感、埃博拉出血热、中东呼吸综合征、登革热等突发公共卫生事件。坚持科技防控,综合运用大数据、人工智能等现代化科技手段,流感、登革热、手足口病等重点传染病得到有效防控。

(三)存在问题

在重大疫情防控体制机制、公共卫生应急管理体系等方面深圳市仍然存在的明显短板和不足,在面对传染性更强、传播速度更快的变异病毒,面对更加复杂严峻的疫情防控形势上仍然暴露出劣势,与有效应对复杂多变的公共卫生安全形势的要求不相适应,与卫生健康治理体系和治理能力现代化的要求不相适应,与先行示范区、粤港澳大湾区核心引擎城市功能定位不相适应。主要体现在:

1. 应对重大疫情防控的医疗救治资源存在短板

医疗卫生机构重大疫情防控和救治相关基础设施设备不足。全市医院发热门诊网络体系、ICU 床位配置、实验室检测能力储备和定点救治医院负压病房、负压急救车、呼吸机、ECMO 等专业设备配置等存在一定短板，与重大疫情防控要求还有一定差距。

2. 公共卫生应急治理能力现代化水平不高。

公共卫生应急管理监督执法机制需要进一步落实，疫情防控救治规范标准需要总结提升。卫生应急信息化水平相对滞后，部门之间疫情防控信息共建共享程度不高，运用大数据、人工智能等新技术开展突发公共卫生事件风险研判、流行病学调查的能力有待提升，监测预警和应急信息化建设有待加强。卫生应急预案体系有待进一步完善，其衔接性、科学性和可操作性有待加强，卫生应急专业队伍培训演练有待加强，远程快速联动和不同专业应急队伍间的协同能力有待提高。

3. 公共卫生应急物资研产备体系不健全

卫生应急物资储备不足，方式较为单一，物资管理、轮换、补偿等制度有待完善。卫生防护物资生产能力不强、产业链不完善，缺少战略物资储备基地，物资储备品类、规模不足。重大传染病医学隔离观察设施设备配置需要进一步强化和规范。

四　未来发展策略

完善重大疫情防控体制机制，健全公共卫生应急管理体系，要深入贯彻习近平总书记关于疫情防控工作的重要讲话和重要指示批示精神，坚决贯彻预防为主的卫生与健康工作方针，坚持把人民群众生命安全和身体健康放在第一位，坚持以制度建设、能力建设、人才建设为主线，着力补短板、堵漏洞、强弱项，健全及时发现、快速处置、精准管控、有效救治的常态化疫情防控体制机制，以法治建设为引领、以机制创新为动力、以能力提升为重点，着力补短板、堵漏洞、强弱项，建设现代化、法治化、精准化、智慧化的一流公共卫生应急管理体系，努力在推进公共卫生治理体系和治理能力现代化上发挥先行示范作用，打造全球公共卫生服务最好、公共卫生安全水平最高、公共卫生治理最优的城市之一。

（一）健全集中统一高效公共卫生应急领导指挥体系和机制

坚持依法、科学、精准的防控策略，坚持党政主导、部门协作、社会动员、全民参与的工作机制，发挥将党的群众路线运用于疫情防控实践的优势，落实属地、部门、单位、个人"四方责任"，进一步推动疫情防控重心下沉、关口前移，健全条块结合、专群结合、防治结合的严密防线。

1. 加强党对公共卫生应急管理的领导

各级党委要把完善重大疫情防控体制机制、健全公共卫生应急管理体系作为推进城市治理体系和治理能力现代化的重要工作来抓，把公共卫生应急管理工作纳入领导干部任期考核，完善激励约束机制。各有关单位要加强公共卫生和应急管理人才队伍建设，组织领导干部开展突发公共卫生事件应对专题培训，增强统筹推进疫情防控、经济运行、民生保障等工作的本领。

2. 完善突发公共卫生事件应急管理体系和体制

完善市突发公共卫生事件专项应急组织架构，构建统一指挥、专常兼备、反应灵敏、上下联动、平战结合的公共卫生应急领导指挥体系。加强突发公共卫生事件应急指挥力量配备，落实应对处置重大突发事件"四个一"工作机制和全市"一盘棋"应急响应机制。完善市、区两级分级响应机制，明确分级处置责任，坚持应急处置与常态化防控相结合，强化属地管理、先行处置责任。设立市突发公共卫生事件应急指挥平台，完善统一领导、权责匹配、权威高效的公共卫生应急管理体系，健全重大风险研判、评估、决策、防控协同机制。健全市防治重大疾病工作联席会议制度，优化平战结合的联防联控机制和上下联动的疫情应对工作机制。推动粤港澳大湾区及其他周边城市开展突发公共卫生事件应急区域合作，完善口岸—地方突发公共卫生事件联防联控和信息共享机制，加强全球传染病疫情及相关危险因素联合监测、预警与协同管控。

3. 完善突发公共卫生事件应急响应机制

一是完善突发公共卫生事件应急预案体系和定期修订制度，细化事件分级标准，完善不同等级事件应对处置方案，定期开展应对不同风险情景的突发公共卫生事件应急演练和预案动态改进工作。二是坚持常态化精准防控和局部应急处置有机结合，进一步完善常态化防控机制，对防控漏洞再排查、防控重点再加固、防控要求再落实，及时妥善处置聚集性疫情，坚决防止疫情反弹。三是将疫情监测网络延伸到各行业各领域，组建跨专业的公共卫生应急研判和风险评估队伍，提高突发公共卫生事件应急信息整合、分析、研判能力，提升重点单位、重点场所、重点人群和重大活动疫情风险评估水平；加强境内外疫情监测和输入风险防范，加强实时分析、集中研判，做到早发现、早报告、早处置。四是加强公共卫生应急响应防范能力储备。建设应急医疗救援、疫情防控、心理危机干预、核辐射和中毒处置等卫生应急队伍，提升应对突发公共卫生事件的快速响应能力。

4. 强化突发公共卫生事件基层治理

健全基层公共卫生应急管理工作责任制，督促和指导街道办、社区、用人单位等落实疫情防控主体责任。进一步完善社区工作者、社区医务人员、社区民警"三位一体"的社区小区联防联控机制，引导社会组织、慈善组织、志愿服务和社工组织依法有序参与公共卫生社会治理。加强基层公共卫生应急管理能力建设，推动用人单位建立健康管理员制度，推进健康社区、健康校园、健康企业等"健康细胞"示范点建设，加强学校、企业、养老机构与医疗卫生机构之间的卫生应急管理协作。

5. 完善突发公共卫生事件信息公开机制

完善突发公共卫生事件信息发布制度，坚持政府权威发布为主，强化信息发布时效管理，推动疫情信息公开与疫情进展同步、与应急管理同步。及时向社会发布防控政策要求、疫区疫点、涉疫人群和主要风险信息，建立重点传染病风险指数发布机制，促进社会力量和市民积极参与疫情防控、公共卫生风险分析。通过市政务服务热线、投诉举报专线、新媒体等渠道，加强舆情监测，强化舆情分析与研判，提高虚假信息甄别和舆情快速应对能力，及时发布准确信息，回应社会关切。

（二）健全系统完备、科学规范、运行有效的疫情防控法治体系

1. 完善疫情防控和生物安全法规规章

贯彻落实《深圳经济特区突发公共卫生事件应急条例》各项要

求，细化研究各项配套措施与文件支持。贯彻落实生物安全法律、法规和规章，完善生物安全事件应急处置预案，加强生物安全宣传教育和应急演练。探索建立健全生物安全地方法规政策体系，完善生物安全风险评估和动物防疫、病媒生物预防控制、医疗废物管理等规章制度，尤其针对生物健康产业、新技术研发的生物安全法规，积极探索监管漏洞，一一攻破可能出现的暴露风险。

2. 加大对危害疫情防控行为的查处力度

完善联合执法、失信联合惩戒、执法督察机制，提升大数据监管、协同监管和信用监管水平。依法严厉打击妨害疫情防控违法犯罪行为，坚决取缔非法野生动物市场和贸易，依法严厉打击暴力伤医、制假售假、哄抬物价、造谣传谣、抗拒突发公共卫生事件应急处置等违法犯罪行为。

3. 提升公共卫生应急处置能力

将重大公共卫生建设项目纳入"十四五"规划建设重点项目，加快实施《深圳市加强公共卫生应急能力建设三年行动计划（2020—2022年）》，全面提升疾病预防控制、公共卫生联防联控、重大疫情救治、公共卫生应急保障、公共卫生科技支撑、公共卫生信息支撑等"六大能力"，加快实现疾病预防控制机构、传染病区域医疗中心、公共卫生基层网底、公共卫生监测平台"四个一流"。

4. 加强健康教育和健康促进

完善全民健康教育制度，健全居民健康积分奖励制度，增进居民参与健康促进活动的自觉性，普及公共卫生知识。完善中小学校和学前教育机构健康教育制度，将健康教育纳入教学内容，将学生的常见病和传染病预防、健康生活方式、伤害防范意识等健康素养水平纳入初中学生综合素质评价内容。加强病人健康教育，将健康教育工作开展情况纳入医疗卫生机构综合考核、医务人员职称评审和专业技术考核的内容。

（三）健全平战结合的重大疫情防控和救治体系

1. 完善及时发现机制

建立突发公共卫生事件综合监测平台，加强对国境口岸、"两站一场一港口"、各类学校、养老机构、福利院、司法行政监所、零售药店、诊所等重点场所的监测，及时发现和排查各类疫情线索。完善口岸卫生检疫、国内交通卫生检疫、社区排查、发热门诊筛查、流行病学调查等制度，实现重点管控对象登记、转运、医学隔离观察全流程封闭式管理。加强进口货物监测，对高风险国家和地区进口商品实行风险监测，加大对进口冷冻肉制品、水产品及其制品食品以及国际邮件、货物的监督抽检，扩大监督抽检覆盖面。

2. 健全快速处置机制

提升全市核酸检测能力，加强实验室聚合酶链反应（PCR）、基因测序等检测技术能力建设，二级以上公立综合医院和各级疾病预防控制机构要全部具备新冠病毒核酸检测资质。制定大规模人群检测预案，一旦发生重大传染性疾病相关疫情，采用机动检测队参与、混合检测等方式，具备快速对疫情发生地所在行政区（管理区）实行全员应急筛查的能力。建立完善流行病学调查员制度，加强流行病学调查员队伍建设，进一步拓展全市流行病学调查人员储备力量。完善疫情处置部门协同机制，疾控机构、公安部门、基层社区组织同时赶赴现场，同时开展调查，同时处置疫情。

3. 完善精准管控机制

综合利用公共卫生、大数据技术和智能化手段，提高感染来源、密切接触者、传播链调查分析能力。细化风险等级划分区域，将划分风险等级的区域调整至社区或街道，最小防控单元从一个社区、一个城中村、一家企业、一所学校等为起点，根据病例的活动轨迹和活动过的场所适当扩大防控区域范围。完善境外来深人员管控机制，加强跨境货车司机、重要公务商务人员、跨境学童等各类豁免集中隔离医学观察人员的事前审批、事中检疫、事后管理，加强跟踪管理和抽检排查。加强海域边境管控，强化流动渔民健康管理。按照国家和广东省政策，落实高中风险地区人群管控措施。

4. 加强卫生应急救治体系建设

坚持平急结合，加强传染病市级医疗中心建设，进一步完善综合医院传染病防治设施标准，加强感染、急诊、重症、呼吸、麻醉、检验等重大疫情救治相关专科建设，强化发热门诊（诊室）建设，建立健全分级分层分流的重大疫情救治机制。坚持集中患者、集中资源、集中专家、集中收治，构建"传染病区域医疗中心＋传染病战略后备医院＋发热门诊网络医院"为主体的传染病救治医院网络体系。建设国家级紧急医学救援基地、国家中医疫病防治基地和航空、海上、陆地紧急医学救援基地，依托高水平医院建设规范化的紧急医学救援队伍和航空紧急医学救援站点，健全核辐射紧急医学救援体系。完善以市急救中心、急救站（点）以及提供院前医疗急救服务医院为支撑的城市院前医疗急救网络并加强标准化建设，织牢织密"溶栓地图""心梗地图"等救治网络，提升创伤、烧伤、胸痛、卒中等急危重症救治能力和抢救成功率。加强传染病救治网络医院重症医学科、呼吸内科、感染科等学科建设，规范储备应急处置装备、药品和试剂耗材。完善应对重大传染病疫情的应急调度机制，健全后备医院、大型公共设施紧急转换为医疗卫生设施的应急预案。将发热门诊纳入医院建设标准，推动全市二、三级医院全部按照规范设置发热门诊。加强发热门诊网络医院的负压病房、负压手术室、生物安全实验室、负压救护车、呼吸机等设施设备配置，提升公共卫生应急储备能力。完善中西医结合机制。坚持中医药早期介入、全程参与，坚持中西医联合会诊，中医药和西医药优势互补，提高救治临床疗效。

（四）健全公共卫生应急保障体系

1. 健全统一的应急物资保障体系

加强应急物资储备，健全实物储备、社会储备和生产能力储备机制，健全公共卫生应急物资储备预案、储备信息共享机制和紧急生产、政府采购、收储轮换、调剂调用、物流配送制度。建设集研发、生产、战备为一体的公共卫生战略物资储备基地，建立和储备必要的物资生产线，完善应急征用响应机制，支持应急征用企业实施功能技术改造。完善应急物资采购供应机制。建立全球采购机制，搭建应急物流服务平台，设立紧缺物资运输快速通道，优化政府采购流程制度，形成高效安全可控的应急物资供应保障网，确保医用物资优先保障突发公共卫生事件应急处置一线工作需要。规范公共卫生应急社会捐赠，建立透明、高效、顺畅的社会捐赠渠道。

2. 健全重大疾病医疗保险和救助制度

健全重大疫情医疗救治医保支付政策，在突发重大疫情和公共卫生应急状态等紧急情况下，对定点医疗机构发生的患者医疗费用，不纳入医疗机构医保总额预算。按照国家统一部署，统筹基本医疗保险基金和公共卫生服务资金使用，实现公共卫生服务和医疗服务有效衔接。优化异地住院医保直接结算流程，确保在突发重大疫情和公共卫生应急状态下，患者在异地得到及时救治。探索建立特殊群体、特定疾病医药费豁免制度，有针对性免除医保支付目录、支付限额、用药量等限制性条款，减轻困难群众就医就诊后顾之忧。

第三节　重大疾病防治

深化疾控体系改革是巩固疫情防控成果、构建强大公共卫生体系、全面推进健康中国建设的重大举措。习近平总书记主持召开中央深改委会议，亲自审议通过疾病预防控制体系改革方案，按"先中央、再地方"的顺序启动了疾控体系改革大幕，强调完善重大疫情防控体制机制，健全国家公共卫生应急管理体系。

一　基本概念及相关理论

公共卫生安全是总体国家安全战略的重要组成部分。公共卫生体系涵盖传染病、慢性病、职业病、地方病等疾病预防控制，健康教育、妇幼保健、精神卫生、院前急救、采供血、食品安全风险监测评估、出生缺陷防治，以及公共场所卫生、学校卫生、放射卫生、生活饮用水卫生等方面，贯穿于健康影响因素全方位干预、健康管理全生命周期、卫生健康服务全过程。

（一）公共卫生的概念

关于公共卫生确切含义，21 世纪以来具有代表性的主要有：（1）耶鲁大学公共卫生学教授温斯洛于 1920 年提出："公共卫生（public health）是指通过有组织的社区力量，高效率地预防疾病、

延长寿命、促进心理和身体健康的科学和艺术。"（2） Fraser Brock-
ington 教授在其代表作 *A Short History of Public Health* 中指出："公共
卫生即应用医学科学知识保护并增进人群的健康。"（3） 中华医学
会于 2009 年召开的首届全国公共卫生学术会议，将公共卫生定义
为："公共卫生是以保障和促进公众健康为宗旨的公共事业，通过
国家与社会共同努力，防控疾病与伤残，改善与健康相关的自然和
社会环境，提供基本医疗卫生服务，培养公众健康素养，实现全社
会的健康促进，创建人人享有健康的社会。"虽然目前仍未形成较
为一致的看法，但综上多数定义中均包含这样一种观点，即公共卫
生是为消除或变更某区域内可能对全体公民产生不良影响因素而采
取的积极集体行动。结合我国现实国情，理论界更多地赞成最后一
种定义。

（二） 疾病预防控制体系的概念

疾病预防控制体系是公共卫生体系的核心力量，主要承担慢性
传染病、慢性病、职业病、地方病等疾病预防控制和健康教育、食
品安全风险监测评估等职责。党中央、国务院始终高度重视，不断
强化顶层设计，优化体制机制。

二 中国重大疾病防治工作沿革

2001 年，原卫生部印发《关于卫生监督体制改革实施的若干意
见》《关于疾病预防控制体制改革的指导意见》，按照政事分开的原
则，调整和理顺卫生监督与技术服务的关系，把有关卫生事业单位
中的疾病预防控制和公共卫生技术管理、服务等职能集中于疾病预
防控制机构（以下简称"疾控机构"），将疾控机构定位为"政府
举办的实施疾病预防控制与公共卫生技术管理和服务的公益事业单
位"，构建了我国现行疾控机构工作体系。

（一） 法律体系

近年来，中国大力推动公共卫生依法治理，形成主要由《基本
医疗卫生与健康促进法》《传染病防治法》《突发公共卫生事件应急
条例》等 9 部法律、12 部行政法规构成的法律法规体系（见表 3 -
2），近年来制定修订和出台的《疫苗管理法》《食品安全法》《职

表 3 - 2　中国公共卫生相关法律体系

序号	法律法规	条款涉及职能	主要承担机构
1	中华人民共和国基本医疗卫生与健康促进法	专业公共卫生机构主要承担传染病、慢性非传染性疾病、职业病、地方病等疾病预防控制和健康教育，妇幼保健、精神卫生、院前急救、采供血、食品安全风险监测评估、出生缺陷防治等公共卫生服务	疾控中心、慢病中心、职业病防治院、妇幼保健院、精神卫生中心、急救中心、血液中心、健促中心、卫生监督局
2	中华人民共和国传染病防治法	预防、控制和消除传染病的发生与流行	疾控中心、慢病中心、职业病防治院、妇幼保健院、精神卫生中心、急救中心、血液中心、健促中心、卫生监督局
3	中华人民共和国生物安全法	防控重大新发突发传染病疫情、病原微生物实验室生物安全管理、人类遗传资源与生物资源安全管理	疾控中心、卫生监督局
4	中华人民共和国职业病防治法	预防、控制和消除职业病危害，防治职业病	职业病防治院、卫生监督局
5	中华人民共和国疫苗管理法	疫苗采购、供应、运输、应急处置、技术指导、宣传教育等，预防接种监督管理	疾控中心、卫生监督局
6	中华人民共和国食品安全法	食品抽查检测、风险评估、食品安全事故卫生处理、流行病学调查	疾控中心
7	中华人民共和国精神卫生法	开展维护和增进公民心理健康、预防和治疗精神障碍、促进精神障碍患者康复的活动	精神卫生中心

续表

序号	法律法规	条款涉及职能	主要承担机构
8	中华人民共和国献血法	保证医疗临床用血需要和安全、保障献血者和用血者身体健康	血液中心、卫生监督局
9	中华人民共和国母婴保健法	保障母亲和婴儿健康，提高出生人口素质	妇幼保健院、卫生监督局
10	公共场所卫生管理条例	公共场所卫生监测、技术指导、卫生监督	疾控中心、卫生监督局
11	中华人民共和国尘肺病防治条例	尘肺病诊断、监测、健康管理、业务指导和技术培训	职业病防治院、卫生监督局
12	学校卫生工作条例	监测学生健康状况；对学生进行健康教育，培养学生良好的卫生习惯；改善学校卫生环境和教学卫生条件；加强对传染病、学生常见病的预防和治疗	疾控中心、慢病中心、健促中心、卫生监督局
13	医疗机构管理条例	医疗机构监督管理	卫生监督局
14	血液制品管理条例	原料血浆的采集、供应和血液制品的生产、经营活动监督管理	血液中心、卫生监督局
15	国内交通卫生检疫条例	实施交通卫生检疫措施及监督管理	疾控中心、卫生监督局
16	使用有毒物品作业场所劳动保护条例	对作业场所使用有毒物品作业及职业中毒危害检测、评价活动进行监督检查	卫生监督局、职业病防治院
17	突发公共卫生事件应急条例	突发公共卫生事件报告、调查、处置	疾控中心、职业病防治院、精神卫生中心、急救中心、血液中心、健促中心、卫生监督局

序号	法律法规	条款涉及职能	主要承担机构
18	医疗废物管理条例	医疗废物处理监督管理	卫生监督局
19	病原微生物实验室生物安全管理条例	与人体健康有关的实验室及其实验活动的生物安全监督、从事病原微生物实验室感染至感染事故处置	疾控中心、卫生监督局
20	放射性同位素与射线装置安全和防护条例	放射性同位素、射线装置的安全和防护工作监督管理	职业病防治院、卫生监督局
21	艾滋病防治条例	艾滋病发生、流行及影响因素监测、艾滋病人随访管理、艾滋病防治工作技术指导、监督管理	疾控中心、卫生监督局

业病防治法》《学校卫生工作条例》《艾滋病防治条例》等法律法规、部门规章,进一步明确和规范了疾控机构的职责与任务。

(二)工作职能

疾控机构作为《基本医疗卫生与健康促进法》《传染病防治法》等法律法规授权界定的"专业公共卫生机构",根据《基本医疗卫生与健康促进法》第35条第3款,职责为"主要提供传染病、慢性非传染性疾病、职业病、地方病等疾病预防控制和健康教育、妇幼保健、精神卫生、院前急救、采供血、食品安全风险监测评估、出生缺陷防治等公共卫生服务"(主要工作项目11项)。依据《传染病防治法》第18、33、40条,疾控机构必须履行传染病监测、报告、通报、收集和分析传染病疫情信息等法律职责,必须履行开展流行病学调查、健康教育咨询、对有关单位和个人进行指导以及向行政机关提出咨询建议等职责。

(三)涉及机构

国家疾病预防控制体系下,各个省市传染病、慢性非传染性疾病、职业病等疾病预防控制工作和健康教育等公共卫生服务职能一般集中在各级疾病预防控制中心,承担公共卫生相关的各项工作。

三 深圳市提升重大疾病防治现状

(一)主要做法

1. 强化体系建设

(1)完善基本公共卫生服务

提升基本公共卫生服务均等化水平,基本公共卫生服务项目扩大到29项,逐步提高人均补助标准。推进公共卫生服务强化行动,推动医防融合发展,引导基层妇幼、慢性病、老年病等"预防、治疗、管理"相结合的专业公共卫生机构融入基层医疗集团服务,推动区域内预防保健、临床诊疗和康复护理服务链条整合,为居民提供系统性、综合性和连续性的医疗卫生服务。

(2)疾病预防控制体系

建立了市、区两级卫生监督、疾病预防控制、妇幼保健、慢性病防治、职业病防治、健康教育、血液采供、卫生应急等专业公共卫生机构，健全"一老一小"服务体系，形成了以专业公共卫生机构为龙头、医院为骨干、社康中心为网底的公共卫生服务工作网络。

（3）重大疾病防治体系

围绕当前影响市民健康的心血管、肿瘤、慢性呼吸系统等15类重大疾病，依托市级医疗中心设立15个重大疾病防治中心，强化公立医院公共卫生责任，牵头开展重大疾病防治体系建设，以市级医疗中心为"技术龙头"、基层医疗集团为"业务骨干"、社区健康服务机构为"服务网底"构建重大疾病防治联盟，初步形成"预防保健、临床诊疗、健康管理"一体化、闭环管理的重大疾病防治模式。组建15个医防融合专家小组，指导基层医疗集团和社康机构开展疾病筛查、临床诊疗和健康管理工作，建立健全重大疾病防治体制机制和服务体系，全面提升重大疾病的预防救治能力。

（4）医疗机构公共卫生责任落实

强化医疗机构的公共卫生服务职能，制定医疗机构公共卫生服务责任清单，将健康宣教、传染病监测报告、院内感染控制、突发事件医疗救治等公共卫生服务职责和任务完成情况纳入公立医院综合绩效考核范畴。

2. 提升疾病防治能力

（1）推进法治化、标准化建设

深圳先后颁布实施特区健康条例、应急条例、急救条例、控烟条例等卫生健康特区法规（见表3－3），制定了基本公共卫生服务管理办法、社区健康服务管理办法和医养结合、家庭病床等服务规范标准，推动公共卫生服务法治化、标准化。

（2）积极承担国家改革试点项目

承担了精神卫生综合管理试点、全国社会心理服务体系建设试点、基层高血压医防融合试点、医养结合试点等国家改革任务。除深汕特别合作区外，全市10个区（新区）全部建成"国家慢性非传染性疾病综合防控示范区"；福田区、罗湖区、宝安区为全国艾滋病综合防治示范区；宝安区为全国卫生应急示范区；罗湖区为全国医养结合试点区、龙华区为全国健康促进区。

表3-3 深圳市公共卫生相关法律法规

序号	法律法规	条款涉及职能
1	深圳经济特区健康条例	健康教育、健康促进、健康评估、心理健康、职业健康、重点人群健康管理、重大疾病防治
2	深圳经济特区突发公共卫生事件应急条例	预防控制传染病疫情、职业中毒、群体性不明原因疾病以及其他严重影响公众健康的事件
3	深圳经济特区控制吸烟条例	拟定并组织实施控烟工作规划，统一组织、协调、指导、监测和评估控烟工作，负责指导、协调、部署、组织开展控烟宣传和烟草危害的健康教育，组织医疗卫生机构开展戒烟医疗服务、提供戒烟咨询和指导，按照规定履行控烟监督管理与行政执法职责
4	深圳经济特区无偿献血条例	保证医疗临床用血安全和需要，保障献血者和用血者的身体健康
5	深圳经济特区医疗急救条例	促进医疗急救事业发展，健全医疗急救服务体系，规范医疗急救行为，提高医疗急救能力和水平

3. 以重点疾病防治为抓手

重视重点慢性传染病防控工作，认真落实"四免一关怀"政策，艾滋病发病人数进入"平台期"，自2017年开始出现稳中有降的局面，治疗成功率（98.8%）全省前列，大力推进第四轮艾滋病综合防治示范区建设。率先实施结核病分级诊疗和综合防治服务新模式，推广新诊断技术应用，肺结核报告发病率由2017年的55.3/10万降至2020年的41.3/10万，治疗成功率达93%。启动淋病和生殖道沙眼衣原体感染综合防治，落实以性病筛查、诊断与治疗、高危人群行为干预、预防母婴传播等为重点的性病综合防治措施。巩固基本消除麻风病成效，全人口麻风病患病率持续稳定下降。

（二）建设成效

1. 疾病预防控制财政投入逐步增加

近年来，深圳市加大疾病预防控制投入力度，改善基础设施和工作条件。按照事业单位现行工资政策规定，疾病预防控制机构实行岗位绩效工资制度，所需经费由财政全额保障。2020年全市疾病预防控制机构总投入 98.5 亿元，占财政对卫生总投入的 22.4%。2016年至2020年，公共卫生项目经费从 28.26 亿元增加到 79.9 亿元，年均增长 29%，疾病预防控制机构固定资产投资从 2.24 亿元增加到 7.09 亿元，年均增长 33%。

2. 传染病防控能力不断增强

市疾病预防控制中心实验室升级改造应急工程项目开工建设，各区级疾病预防控制中心先后启动新建、改扩建工程，增加业务用房，升级及新增仪器设备。完善发热门诊、药店、重点场所等监测哨点建设，建立灵敏高效的传染病监测系统，法定传染病监测报告质量位居全省前列，实现科学研判、及时预警、早期发现、快速处置、精准防控。艾滋病得到有效遏制，90% 以上的聚集性疫情扑灭在萌芽状态。突发公共卫生事件连续多年低于全国水平，成功应对 SARS、人禽流感、埃博拉出血热、中东呼吸综合征、登革热等突发公共卫生事件。

3. 促进基本公共卫生服务均等化

全面实施 29 项国家基本公共卫生服务项目。根据市民健康需求和疾病谱变化，新增免费婚前和孕前优生健康检查等 32 项本市增补公共卫生服务项目，2020年人均财政补助标准在国家标准 74 元基础上提高到 134 元，提高 1.8 倍。

4. 免疫规划民生实事项目成效显著

在原国家免疫规划的基础上，2016年底开始实施 60 岁以上老年人流感、肺炎疫苗免费接种民生实事项目，在保障老年人健康，减少因呼吸道疾病住院、发生重症甚至死亡病例方面发挥了重要作用；2018年5月起实施儿童脊髓灰质炎疫苗序贯免疫（2 剂 IPV + 2 剂 bOPV）项目，减少了因使用口服脊髓灰质炎减毒活疫苗而出现急性迟缓性麻痹的病例；对深圳市儿童和青少年健康造成重大影响的水痘、流感等重点传染病，深圳市自 2018 年 12 月新增适龄儿童水痘疫苗免费接种、水痘疫苗应急免费接种和在校中小学生流感疫苗免费接种项目，大幅度降低了儿童和中小学生发生水痘、流感聚集性疫情的水平。顺利完成疫苗智能冷链安全监控项目，搭建深圳市疫苗储运智能管理系统，精准管控疫苗储存和运输的各个环节，有效保障疫苗质量和接种安全。积极稳妥推进新冠病毒疫苗接种，筑牢免疫屏障。

5. 慢性病防治体系逐步健全

全市已基本建立完善的高血压、糖尿病、癌症等慢性病防治网络，高血压、糖尿病、肿瘤等慢性病防治工作在国内处于领先水平，南山区被评为全国慢性病综合防控优秀示范区第一名。基层高血压医防融合项目实现全覆盖，试点社工参与糖尿病防控项目。高血压、糖尿病患者管理数量分别由 2015 年的 31 万、10.6 万提升到2020 年的 50.3 万和 19.5 万，管理数量分别增加 62% 和 84%。老年人管理数量由 2018 年 14.2 万提升到 2020 年的 28.7 万，2020 年老年健康管理率达到 78%，超过省绩效考核要求。慢性病医防融合模式入选深圳市"新医改"十年典型案例。推进癌症早期筛查和综合干预，"十三五"时期筛查重点癌症高风险人群 4.8 万人次，完成临床筛查 2.5 万余人次，确诊恶性肿瘤 50 余例，筛查人群死亡率降低。2020 年启动社区居民结直肠癌筛查项目，完成 52714 例社区人群风险评估。窝沟封闭项目连续 6 年纳入市政府民生实事，逾 47万人享受免费窝沟封闭服务。探索"家—校—卫"联动的学生营养健康服务模式。

6. 精神卫生体系建设发展迅速

深圳市建立政府主导统筹协调机制，持续完善精神卫生服务体系，先后成为国家精神卫生综合管理和社会心理服务体系建设试点城市，在国家精神卫生综合管理试点国家考评中名列前茅。全市 74个街道综合管理小组和 661 个社区建立关爱帮扶小组实现全覆盖，建立中途宿舍、庇护工场、家属资源中心等精神康复机构 81 家，为精神障碍患者随访管理和康复服务。全市 74 个街道（100%）、658

个社区（99%）、139家一类社康中心（100%），"舒心驿站"心理咨询室示范点和校外未成年人心理健康教育辅导站（中心）实现全覆盖，各级各类中小学心理辅导室覆盖率100%。不断壮大心理卫生专业队伍。由卫健部门牵头，多部门联合印发严重精神障碍社区关爱帮扶小组工作方案及手册，强化患者社区管理。

7. 职业病防治规范化水平不断提高

建立健全市、区、街道三级职业病防治服务网络，形成涵盖职业病诊断、职业健康检查、职业病监测等多方面的职业病防治技术支撑体系。全市现有职业病诊断机构3家，职业健康检查机构24家，各区均至少有1家公立医疗卫生机构承担本辖区职业健康检查。全市纳入治理的重点行业用人单位职业病危害项目申报率99%，工作场所职业病危害因素定期检测率99%，接触职业病危害的劳动者在岗期间职业健康检查率达到98%。2019年开始我市新发报告职业病例数平稳下降，2019年与2020年新发职业病例数较2018年分别减少33%和35%。接尘工龄不足5年的劳动者新发尘肺病报告例数年度占比从2016年的16.67%下降到2020年底的8.33%。

（三）存在问题

深圳市疾病预防控制体系在保护人民健康、保障公共卫生安全、维护经济社会稳定方面发挥了重要作用，但随着经济社会发展和全球公共卫生形势变化，疾病预防控制体系发展不平衡不充分问题显现，尤其是在本次新冠肺炎疫情应对中暴露出定位不准、人员不足、机制不活、动力不足、防治结合不紧密等问题，与新时代新任务新要求有一定差距。

1. 公共卫生治理能力需要提升

（1）部门协作需加强

卫生健康、教育、文体旅游、民政等部门加强协作，对完善公共卫生体系尤为重要。目前，教育部门与卫生健康部门协作需要加强，比如学生健康体检后，存在"检而不管"的问题，后续系统性的健康管理工作不到位。中小学校的校园聚集性疫情占全市聚集性疫情，需要加强对中小学生的"手卫生"健康教育、加强厕所卫生管理。视力不良、龋齿、肥胖、脊柱侧弯等中小学生健康问题突出，但课业负担重，需要加强健康教育、强化体育运动，课室照明、课桌椅设置，中小学生健康问题直接反映出部门间联动协调的工作机制尚待健全，各相关责任单位沟通、协调、联合培训、评估考核需加强融合、协同管理。重大疾病防治体系建设处于起步阶段，尚未形成预防保健（包括健康促进、疾病筛查）、临床诊疗、健康管理脱节（包括健康管理效果监测）闭环。国家基本公共卫生服务项目及新增的本市增补公共卫生服务项目尚未按照全方位全周期保障市民健康的要求进行梳理，而是按照组织实施部门、项目管理机构来进行划分，造成管理空白、交叉重叠。

（2）传染病防控面临新发和传统传染病双重挑战

深圳市面临多重疾病威胁并存、多种健康影响因素交织的复杂局面，传染病防控面临新发传染病和传统传染病双重挑战。近年来，新发传染病持续出现，中东呼吸综合征、埃博拉出血热、人感染 H7N9 禽流感、新冠肺炎等重大传染病都对公共卫生造成重大影响，新冠病毒肺炎疫情在全球范围还没有得到有效控制。另一方面，疟疾、登革热等输入性疫情持续存在，流感、肺结核、艾滋病、性病等传统传染病防控仍然面临巨大压力，突发公共卫生事件科学监测、精准研判、精准管控需要持续提升。。

（3）重大慢性病高发态势需要得到有效遏制

由于经济社会转型中居民生活环境与生活方式的原因，心脑血管疾病、肿瘤、慢性呼吸系统疾病以及糖尿病等发病率快速增长，成为影响居民健康和死亡的主要因素，严重影响居民生活质量，给个人和社会造成巨大的疾病负担。因慢性病和癌症死亡的占总死亡人数的85%以上，与之相适应的重大慢性病防治体系【疾病筛查、健康管理、分级诊疗、健康评价、科学研究相互衔接】、健康管理服务能力【社康机构医务人员仅占全市医务人员总数的12%】等需要加快完善，居民健康素养的提高和健康生活方式的养成还任重道远。

（4）精神卫生综合管理协调机制有待完善

一方面，心理卫生服务资源不足。全市精神科床位1780张，平均每10万人口精神科床位仅10.1张，不足国家和广东省平均配置水平的三分之一；2020年，我市精神科执业（助理）医师数为634人，每十万人口精神科执业（助理）医师数为3.61人，低于广州5.60人。另一方面，社会心理服务体系建设面临挑战。社会心理服务面向不同人群，全生命周期，涉及范围广，社会心理服务队伍来自不同领域、不同部门、不同机构，心理服务能力亟待提升，心理咨询从业人员的资质认定和从业标准亟须明确。此外，严重精神障碍患者社区管理难度大，患者流动大，人档分离，落实社区管理难度大；严重精神障碍患者社区康复机构建设尚不完善，社区康复面临挑战。

（5）职业病防治风险逐步复杂化

随着健康中国战略的全面实施和职业病防治工作的不断深入，保障劳动者健康面临新的形势和要求：一是传统职业病危害需要加强控制，新的职业危害不断出现，职业性肌肉骨骼疾患、身心疾病等与工作相关疾病累及人群与日俱增，新型冠状病毒肺炎对职业健康带来新的挑战。二是现行的职业病防治技术支撑体系是围绕传统职业病防治工作而规划设计，人财物配备、服务规模和技术能力建设与健康中国战略目标之间尚有差距。需要加强职业健康技术支撑体系建设。三是小微企业职业病防治工作亟待加强。由于规模限制、管理相对松散，小微企业职业病防治工作基础普遍相对薄弱，主要负责人对职业病防治工作认识程度不足、重视程度不够，一线作业人员的职业病防治知识、自我保护意识相对较差，导致重点行业职业病危害主要集中在小微企业中，小微企业在职业病危害项目申报、工作场所职业病危害因素定期检测、在岗期间职业健康检查以及职业卫生培训等方面的主体责任仍需进一步加强落实。四是职业卫生、放射卫生质量控制工作有待进一步夯实。区疾控中心和街道预防保健所陆续停止开展职业卫生技术服务和职业健康体检，许多民营机构逐渐填补市场空白，全市职业卫生、放射卫生质量控制需要进一步加强。

2. 疾控体系能力需要提升

（1）疾控机构定位与"大健康"格局不相适应

传统的疾病预防控制中心作为纯技术型事业单位，主要履行传染病监测、预警、调查、报告，公共场所、学校、生活饮用水及涉水产品、食品卫生监测评价，免疫规划组织实施等职能。卫生监督局（所）作为行政执法单位，主要承担上述领域的公共卫生和传染病卫生监督执法职能。目前，深圳市疾病预防控制技术服务职能和行政监督执法职能相对分离，导致疾控机构的疫情监测预警、公共卫生检测等与卫生监督机构的传染病防治监督、公共卫生监督衔接不紧，疾控机构有权收集传染病疫情信息、开展卫生检测评价，却无权对其进行卫生监督执法，不利于形成公共卫生问题及时发现、快速处置闭环。疾病预防控制机构的功能定位、职责任务与大卫生大健康发展理念和"大疾控"体系发展要求匹配度有待提升，传染病管理和慢性病管理相对割裂，平战结合体制机制不完善，综合开展全人群、全病种和影响人群健康的多因素分析和研究面临挑战。

（2）疾控机构服务能力有待加强

疾病预防控制中心等专业公共卫生机构在健康风险评估与影响评价、公共卫生服务项目研究与评价、公共卫生科技教育、公共卫生国际交流与合作等方面的职能有待加强。同时，各级专业公共卫生机构之间分工不够明确、责任不够清晰，协同联动的工作机制尚不健全，存在实验室资源重复配置、专业力量分散、数据整合难等问题。

（3）疾控机构内生动力有待强化

疾控机构一般作为一类事业单位管理，平均薪酬与公立医院差距较大，同等专业同等资历公卫专业人员在疾控机构薪酬待遇水平与公立医院差距较大。薪酬分配缺少绩效考核机制，存在收入分配"大锅饭"情况，激励机制不健全，没有形成多劳多得、优劳优酬的分配机制。

（4）疾控体系职数分散、资源调配职能不足

与中国疾控中心、上海疾控中心实行"大疾控"体系不同，深圳疾病预防控制机构分设、职责分散，协同作战、平急结合不紧密。市级疾病预防控制机构主要承担传染病防治，不履行健康促进、慢性病和职业病等重大疾病防治职责（国家分别由中国疾控慢病中心、中国疾控职业卫生所承担），无法统筹全市疾病监测、分

析和评估工作，提出疾病预防控制总体战略、策略和政策建议能力不强，难以适应健康中国战略新要求，难以提升"全方位干预健康影响因素、维护全生命周期健康和防控重大疾病"的能力。市慢性病防治中心、职业病防治院既承担慢性病、皮肤病及职业病等疾病防控公共卫生服务职能，又因实行差额拨款、需要通过开展医疗服务保障机构正常运作，存在"重医轻防"发展倾向。作为公共卫生机构，其难以提升临床医学专科诊疗水平，无法开展重大慢性病、职业病的疑难重症救治工作，又因公共卫生专业人员配置不足导致无法更好履行疾病预防和重点人群健康管理职责。市健康促进中心不承担疾病预防控制具体业务，健康教育和健康促进工作得不到专业支撑。同时，在出现重大疫情情况下，慢性病防治中心、职业病防治院、健康促进中心等机构因平时未参与传染病防治工作，战时也不能发挥专业防控作用，导致疾控资源配置"平急结合"不紧密，资源集中调度效能不足。

（5）基层公共卫生网底能力需提升

卫生健康服务体系整合、协同不够，基层服务能力还有待进一步提高，街道、社区公共卫生力量较薄弱，社康机构作为公共卫生基层网底，存在网点不足、力量不足等问题。深圳市实际管理服务人口超过2000万，全市万人全科医生数与上海、北京、江苏、浙江等发达地区、省份相比仍有较大差距。全市社康机构医务人员承担全市居民健康管理服务任务，力量明显不足，老年人、高血压、糖尿病规范化管理水平有待提高。

3. 公共卫生信息联动需加强

（1）疾病综合监测信息系统不完善

传染病、慢性病、精神卫生、职业病、突发公共卫生事件、疑似预防接种异常反应监测、妇幼健康、老年健康监测与评价工作分属不同的公共机构开展，全市各种疾病监测系统超过45个，有些单位的内设机构之间未能共享疾病监测数据，造成全市难以建立统一的市民健康状况和重大疾病监测体系，难以开展多因素、多病种疾病综合分析。

（2）社康与公卫、医院信息对接需加强

社康信息系统实现了与慢病管理、计划免疫数据对接，但与传染病管理、精神卫生、妇幼保健等公共卫生信息系统和医院的数据未能全面对接，与网格管理、公安、民政等的大数据不对接，造成服务对象的基本信息不能及时更新，卫生健康大数据未能共建共享，增加了基层工作人员比对和重复录入的工作负担，也无法对居民进行全方位全周期健康管理。

（3）卫生健康大数据运用不充分

疾病预防控制大数据运用存在明显短板，科技赋能水平有待提高，多部门业务协同和信息共享机制还需要进一步完善。公共卫生机构未充分利用市卫生健康数据中心的大数据，未充分利用临床诊疗、基本公共卫生数据开展疾病分析，对全市公共卫生风险的分析研判能力需进一步提高。

四　未来发展策略

（一）改革完善疾病预防控制体系

坚持系统重塑、预防为主、科学防控、协调高效，优化完善疾病预防控制机构职能设置，夯实基层医疗卫生机构网底，构建完善市、区、街道、社区四级疾病预防控制体系，健全各级疾病预防控制机构协调联动机制，强化各级医疗机构疾病防控职责，完善疾病监测与卫生监督闭环，构建上下协同、防治结合、运行高效、专业有力的"大疾控"体系。2021年5月13日，国家疾控局正式挂牌，国家疾控局是隶属国家卫健委管理的副部级机构，将负责制定传染病防控及公共卫生监督的政策，指导疾病预防控制体系建设，规划指导疫情监测预警体系建设，指导疾控科研体系建设，公共卫生监督管理、传染病防治监督等。下一步，深圳将在国家、广东省统一部署下，结合深圳实际，按照系统重塑、预防为主、科学防控、协调高效的原则，理顺体制机制、明确功能定位、提升专业能力，构建上下协同、运行高效、专业有力的"大疾控"体系，更好地统筹力量加强疫情防控，构建一体化的卫生监测和监督执法闭环，提高及时发现、快速处置能力，提高常态化应对突发公共卫生事件的能力。针对基层疾病预防控制工作的精细化开展，在每个街道、每个社区分别指定一家社区医院或社康中心承担辖区内疾病预防控制职能。

（二）增强疾控机构内生动力

一是改革疾控机构财政补助方式。坚持保障和激励相结合，对疾病预防控制机构实行"公益一类保障、公益二类管理"，在编人员经费和运行经费由财政全额保障，创新科研和社会化服务机制；开展的政府指令性的公共卫生项目，经费实行"以事定费"，建立动态调整机制。二是改革疾控机构薪酬分配机制。合理确定疾控机构薪酬水平和总量，并建立动态调整机制。疾控机构在核定的在编人员薪酬总额内，实行绩效工资管理，自主确定各级各类岗位的薪酬标准、薪酬结构，建立健全绩效考核机制。三是改革疾控机构考核评价机制。建立健全疾病预防控制机构考核制度，完善考核指标体系，重点考核政府指令性公共卫生项目完成情况、基本公共卫生项目督导落实情况、突发公共卫生事件处置情况、持续发展情况、员工和服务对象满意度情况。考核结果与机构财政补助、绩效工资总额、领导班子绩效挂钩。

（三）健全市、区疾控体系协同机制

明确各级疾控中心的功能定位，由市疾控局按照"统筹规划、差异发展、标准建设"原则，加快疾控中心标准化建设，健全"市区一体、上下联动、功能完备"的疾病预防控制网络。做优做强市疾控中心，提升公共卫生事件调查处置中"一锤定音"能力和群体健康干预能力；各区疾控中心同时加挂"市疾控中心分中心"牌子，实行市区共管、平时以区为主、战时统一调度的管理体制。区级疾控中心重点提升疫情监测、流行病学调查和区域性突发公共卫生事件应急处置核心能力。加强疾病预防控制实验室体系建设，构建统一质控、资源联动、信息共享的疾病预防控制实验室检测网络。

（四）加强公共卫生服务项目管理

一是改革基本公共卫生服务经费核拨和考核方式。改革基本公共卫生服务经费按服务人口标准拨付方式，实行"以事定费"，按实际完成工作量、绩效评价结果和群众满意度为核算依据拨付财政补助，提高基层医疗集团和社康机构开展基本公共卫生服务积极性。推动基本医疗、基本公共卫生捆绑式考核，将考核结果与举办医院和社康中心基本医疗、基本公共卫生财政补助挂钩。二是改革医疗机构开展公共卫生服务财政补助经费拨付和考核方式。对医院提供的公共卫生服务，实行"以事定费"，按实际完成工作量、绩效评价结果和群众满意度为核算依据拨付财政补助。加强医疗机构公共卫生责任清单考核，将疾病预防控制、公共卫生应急、健康促进与教育纳入公立医院绩效考核范围，考核结果与基本医疗服务补助、薪酬总额、医院主要负责人年薪等挂钩。

（五）提升基层公共卫生治理能力

将公共卫生治理纳入基层治理体系，接受区卫生健康部门业务指导，承担健康促进、健康管理、疫情防控、爱国卫生运动等公共卫生行政管理工作。完善社区公共卫生委员会工作机制，统一制定公共卫生委员会工作责任清单，建立健全公共卫生委员会工作议事机制和工作绩效考核标准，保障委员会工作规范化运行。核定社区公共卫生委员会专职人员编制职数，每个社区调派1—2名专职人员。完善社区公共卫生委员会与社康机构在宣传组织发动群众、社区健康服务技术支持等方面的联动机制，营造群防群控、专群结合的公共卫生治理格局。

（六）加强公共卫生人才队伍和学科建设

一是加强公共卫生人才队伍建设。加强公共卫生机构的人员配备，完善公共卫生人才引进、培养、聘用、评价和使用等激励政策。加强公共卫生类高层次医学人才队伍建设，引进和培养一批具有国际影响力的杰出科学家、领军人才、青年科技人才和高水平创新团队，建立首席公共卫生专家制度。实施公共卫生人才研修项目，支持公共卫生人才国际交流合作。二是加强公共卫生学科建设。支持全市高校设立公共卫生学院或预防医学系。建设一批具有国际影响力和竞争力的公共卫生重点学科群、国家级和省部级重点实验室、工程技术中心、企业技术中心以及新型研发机构，打造一批国际一流公共卫生创新平台。

（七）加强公共卫生科技攻关能力建设

加快推进全新机制的医学科学院等重大医学科研创新平台建设，

增强公共卫生领域科技核心竞争力。完善科学研究、疾病控制、临床治疗的有效协同机制，加大突发公共卫生事件应对和公共卫生治理科研投入，加强知识产权登记管理、科技成果转化、科技人员自主创新创业等服务，落实鼓励科研人员开展科技创新和成果转化的相关政策措施。支持医疗卫生机构与生物医药企业协同开展医学检验、诊断与治疗方法、中医药适宜技术、药物与疫苗研发等公共卫生防治技术攻关，加快形成一批具有自主知识产权的公共卫生新技术、新方法。

（八）推动智慧公共卫生建设

推动公共卫生大数据整合和运用，推进疾病预防控制数据与电子病历、居民电子健康档案、全员人口信息数据库互联互通，形成多部门业务协同和信息共享机制。构建公共卫生综合监测平台，整合各类传染病、食源性疾病、水源、空气监测，以及预检分诊、症状监测、院内感染、耐药菌与抗菌药物使用，药品、疫苗、实验室生物安全等监测数据，建立覆盖重大疾病、主要健康危险因素和死因的综合监测网络，推动多病种、多因素、多维度联合监测，提高对重点区域、重点人群、重点疾病的监测、排查、预警和防控能力。一是建设公共卫生综合管理平台。推动传染病防治、慢性病防治、职业病防治、精神卫生等疾控系统数据共建共享，推动多因素、多病种综合分析。二是构建统一的疾病监测系统，形成统一的、综合性的多因素、多病种综合监测体系。优化包括医疗机构、药店、中小学校等在内的疾病监测哨点，运用市卫生健康数据中心的数据加强对临床症状的监测，构建智慧化疫情监测多点触发预警机制。三是推动社康系统与公共卫生、医疗机构信息互联互通，加强居民健康管理，开展社区诊断，推动健康社区建设。

第四节　幼有善育

妇女儿童健康是全民健康的基石，是衡量社会文明进步的标尺，是人类可持续发展的基础和前提。深圳市政府历来高度重视妇女儿童健康，将其作为保护妇女儿童权益，促进妇女儿童全面发展的重要基础性工作，不断加强完善对妇幼健康体系的建设，加大对妇幼保健事业的投入，提升妇幼保健服务水平，为母婴安全保驾护航。近年来，随着各项工作的不断完善，社会的不断发展，以及医药卫生体制改革的不断深入，深圳市妇幼健康事业的发展进入新的历史阶段。

一 中国妇幼健康事业发展概况

妇幼健康是国民健康的重要组成部分，新中国成立以来，中国便高度重视妇幼健康事业的发展。中国承诺实现的"联合国千年发展目标"的重点之一就是降低中国的孕产妇死亡率和儿童死亡率。2016 年，中共中央、国务院印发的《"健康中国 2030"规划纲要》中明确指出，要加强重点人群健康服务，通过为孕产妇提供生育全程的基本卫生保健服务、构建完善的出生缺陷综合防治体系、实施健康儿童计划和加强妇女常见病筛查力度等手段切实提高妇幼健康水平。然而随着"全面二孩""全面三孩"政策的开放与实施，高龄产妇、疤痕子宫以及出生人口数量和服务需求持续增加，生育高峰使得妇幼保健机构面临重重问题，产儿科医师、助产士及护士人才紧缺，妇幼健康服务资源总量不足，优质资源缺乏的供需矛盾进一步突出。与此同时，伴随着中国疾病谱的变化，妇女和儿童所面临的疾病风险种类也将大大增加。新时期中国妇幼健康工作面临着更大的挑战。而妇幼保健机构作为以妇女和儿童为中心的专业医疗机构，是中国实现"一法两纲"（《中华人民共和国母婴保健法》《中国儿童发展纲要》《中国妇女发展纲要》）的重要载体之一。面对日益增加的妇幼健康需求，妇幼保健机构需要重新思考自身定位，通过体制机制改革适应新发展，在妇幼健康事业中发挥更加重要的作用（见表 3 - 4）。

表 3 – 4　　　　　中国妇幼健康事业发展相关政策

时间	标题	内容
1994 年	《中华人民共和国母婴保健法》	母婴保健事业应当纳入国民经济和社会发展计划。
2001 年	《中国妇女发展纲要（2001—2010 年）》	确定 2001—2010 年妇女发展的总目标和主要目标；确定 6 个优先发展领域，即：妇女与经济、妇女参与决策和管理、妇女与教育、妇女与健康、妇女与法律、妇女与环境，并把促进妇女发展的主题贯穿始终。
	《中国儿童发展纲要（2001—2010 年）》	确定 2001—2010 年儿童发展的总目标，从健康、教育、法律保护、社会环境四个领域提出儿童发展的主要目标和策略措施。
2010 年	《全国儿童保健工作规范（试行）》	根据不同年龄儿童生理和心理发育特点，提供基本保健服务。
2011 年	《中国妇女发展纲要（2011—2020 年）》	确定 2011—2020 年妇女发展的总目标和主要目标；确定 7 个优先发展领域，即：妇女与健康、妇女与教育、妇女与经济、妇女参与决策和管理、妇女与社会保障、妇女与环境、妇女与法律。
	《中国儿童发展纲要（2011—2020 年）》	确定 2011—2020 年儿童发展的总目标，从健康、教育、福利、社会环境、法律保护五个领域提出儿童发展的主要目标和策略措施。
2016 年	《三级妇幼保健院评审标准实施细则（2016 年版）》	是评审标准配套文件，是各地开展妇幼保健院评审工作的主要依据，也是妇幼保健机构加强内部管理的重要参考工具。
	《二级妇幼保健院评审标准实施细则（2016 年版）》	
	《"健康中国 2030"规划纲要》	健康中国建设主要指标：婴儿死亡率（‰），2015 年为 8.1，2020 年下降到 7.5，2030 年下降到 5.0。5 岁以下儿童死亡率（‰），2015 年为 10.7，2020 年下降到 9.5，2030 年下降到 6.0。孕产妇死亡率（1/10 万），2015 年为 20.1，2020 年下降到 18.0，2030 年下降到 12.0。

二　深圳市妇幼健康进展及成效

（一）各项妇幼健康指标发展向好

2020 年，深圳市常住人口孕产妇死亡率为 4.79/10 万，比 2015 年下降 0.51 个 10 万分点，婴儿死亡率 1.14‰，比 2015 年下降 0.69 个千分点，该两项指标均达到 2020 年目标值。

（二）妇幼健康体系建设成效显著

1. 加快妇幼保健机构建设

截至 2020 年底，全市共有妇幼保健机构 11 家，助产机构 79 家，其中公立 47 家，民营 32 家；产科开放床位 3843 张，儿科和新生儿科床位 4478 张，产科医生 1540 人，儿科医生 1989 人，助产士 1307 人。顺利完成区级妇幼保健、计生技术服务资源整合，实现资源共享及优势互补。

2. 推进妇幼保健服务资源整合和规范管理

深圳市已完成区级妇幼保健服务机构整合，实现妇幼保健、计生技术服务资源共享、优势互补，各项妇幼健康公共卫生服务项目及免费计划生育技术服务项目落实到位，呈现基层服务队伍稳定，财政支出合理等多赢目标。建立学科联盟，推进妇幼优质资源共享，市妇幼保健院、龙岗区分别成立了妇幼健康学科联盟，集中人才技术优势服务于重症孕产妇新生儿救治。

（三）母婴安全保障能力稳步提高

一是加大了市区两级重症孕产妇、新生儿救治中心建设力度，市、区均建成了本级重症孕产妇、新生儿救治中心，市人民医院、市妇幼保健院被广东省评为"省级重症孕产妇救治中心"和"省级重症新生儿救治中心"。二是开展急危重症处理、产儿科主任培训等各类专业培训，举办职工技术创新运动会——新生儿复苏技术竞赛项目等，不断提高产儿科技术水平。三是继续落实孕产妇高危评分与分级管理，开展了危重症孕产妇及死亡评审，密切监测、诊疗妊娠合并症和并发症。根据"全面二孩"政策后孕产妇的特点，推出"二胎门诊"和"高危门诊"等针对性措施，降低妊娠风险。四是加大助产机构产科建设，通过三名工程引进知名妇产科学科带头人，加强公立医院产科人员配置，扩大产科优质资源。

（四）妇幼服务内涵质量明显提升

积极开展妇幼健康优质服务示范工程、儿童早期发展和青少年健康发展示范基地的创建工作，2016—2017 年，宝安区、龙岗区获得"国家级妇幼健康优质服务示范区"称号，南山区、罗湖区获得"广东省妇幼健康优质服务示范区"称号，宝安区妇幼保健院获得"省级儿童早期发展示范基地"称号；福田区、罗湖区被选定为国家"青少年健康发展"试点区，宝安区为国家"消除艾滋病、乙肝、梅毒母婴传播"试点区。市妇幼保健院获评国家孕产期保健特色专科建设单位，市妇幼保健院、宝安区妇幼保健院获广东省新生儿保健特色专科建设单位。

（五）出生缺陷综合干预中心建设逐渐完成

2016 年以来，根据国家、省及市有关部署，持续加快深圳市区级出生缺陷综合干预中心建设工作，全市 9 个行政区已全部建成区级出生缺陷综合干预中心。新增市第二人民医院、香港大学深圳医院、南山区妇幼保健院、罗湖区人民医院 4 家产前诊断机构。目前全市产前诊断机构 9 家，产前筛查机构 74 家。深圳市逐步形成以市、区级妇幼健康机构为指导，各产前诊断机构、出生缺陷综合干预中心为龙头，助产医疗机构为基础，社康机构为补充的出生缺陷综合防控服务体系，形成区域性出生缺陷防控网络。

（六）妇幼安康工程项目持续推进

继续稳步推进妇幼安康工程，包括"两癌"筛查、产后抑郁筛查与干预、产后康复、儿童心理行为问题筛查与干预、高危儿管理、婴幼儿喂养与营养改善、降低儿童贫血患病率等项目，通过实施妇幼安康项目，拓展深圳市妇幼健康服务内容。同时，规范开展人员培训、筛查、诊治及流行病学研究，专科建设水平明显提高。2020 年，完成宫颈癌筛查 29 万人，乳腺癌筛查 20 万人。

（七）出生缺陷三级综合防控逐步完善

1. 做好出生缺陷一级预防

一是实施免费婚前及孕前优生健康检查项目，2020 年全市约 4. 39 万对夫妇参加检查，完成目标人群覆盖率达 80% 的考核目标，财政投入经费 3600 余万元；二是自 2017 年起将地中海贫血预防控制项目纳入惠民项目，实施地贫干预全程免费服务，每年为所有建册孕妇开展免费地中海贫血筛查。

2. 做好出生缺陷二级预防

一是开展产前筛查和产前诊断，2020 年产前筛查胎儿约 31 万例，全市围产儿出生缺陷发生率为 21.63‰，严重致残的出生缺陷发生率为 7.26/万，其中重症地中海贫血发生率为 0.12/万，重度先天性心脏病发生率为 4.00/万，唐氏综合征发生率为 0.81/万，四项指标均提前达到深圳市妇女儿童发展规划 2020 年目标。二是开展预防艾滋病、梅毒、乙肝母婴传播项目，全年为 26.5 万孕产妇提供免费艾滋病、梅毒和乙肝的检测与咨询，检测率为 98.24%，对阳性孕产妇和新生儿进行了免费干预与追踪。三是 2017 年起新增实施高通量基因检测 21、13、18——三体综合征产前筛查项目，2020 年孕妇外周血高通量基因筛查 18 万例。

3. 做好出生缺陷三级预防

一是自 2016 年起，对在本市出生的新生儿实施新生儿遗传代谢性疾病筛查财政补助 80%，2020 年全年筛查 171601 人，筛查率 99.60%，阳性患儿及时给予了追踪治疗。二是自 2017 年起，对在本市出生的新生儿实施新生儿听力筛查财政补助 80%，2020 年听力筛查 170334 人，筛查率 98.86%，新生儿听力障碍得以尽早发现，及时矫治。三是将对具有本市户籍或在深圳出生并持有居住证的非本市户籍常住人口中的 0 岁至 18 岁苯丙酮尿症孩子定点治疗，并将其所需特殊食品费用予以保障，截至 2020 年底已有 65 个家庭通过该项目免费领取特殊食品。

三 存在问题

（一）母婴安全保障压力持续增加

近年来，随着中国生育政策的调整，深圳市妇女儿童卫生保健服务量持续大幅度增长，2017 年甚至出现 24 万分娩量的峰值，高龄高危孕产妇占比增加，妇幼保健任务异常繁重，孕产妇死亡防控形势严峻。由于历史形成原因，深圳市妇幼保健优质资源不平衡，福田区、罗湖区市属医疗保健机构众多，优秀人才汇集，吸引市内外孕产妇竞相来就医，部分医院压力巨大；而其他各区妇幼优质资源相对贫乏，危重孕产妇、新生儿救治能力相对薄弱，紧急救治必须依靠市级危重孕产妇、新生儿救治中心的支持，由于距离较远以及交通条件限制，给深圳市母婴安全工作造成隐患。必须继续强化医务人员技术培训，提高产科质量，加强流动孕产妇宣教工作，提高孕产妇保健意识，减少可避免的孕产妇死亡，保障母婴安全。

（二）出生缺陷防控压力持续增大

由于全面二孩政策实施，高龄高危因素增加，生育质量受影响明显，虽然出生缺陷防控工作进展较大，但最近两年出生缺陷发生率仍有所升高。市区卫生健康行政部门和医疗保健机构要继续努力，增加投入，扩大妇幼公共卫生项目覆盖面，重视出生缺陷防控项目实施推广，加强宣教，争取降低出生缺陷发生率，提高出生人口素质。

（三）基层妇幼保健服务能力有待提高

深圳是个年轻的城市，流动人口多，孕产妇追踪随访困难，系统管理率不理想；基层儿童保健队伍配置不足，专业水平有待提高，儿童流动性大，监护人居住地和电话变更频繁，导致儿童系统管理存在一定困难。各级卫生健康行政部门和医疗保健机构要高度重视社区健康服务中心的儿童保健工作，保证工作的稳定性和连续性。

（四）妇幼健康信息化建设急需加快

目前深圳市妇幼健康信息管理系统仍未与各级医院的信息管理信息系统完成互联互通，增加了各级妇幼保健工作人员的工作量，造成大量妇幼保健相关数据未能顺利导入妇幼健康信息管理系统，影响了全市妇幼健康相关数据收集分析、研究利用。

（五）青少年智育和体育发展不均衡

目前深圳市在校学生健康评价体系中缺少健康相关指标，近年来追求升学率的现象有增无减，使得学生、家长、社会重智育、轻体育现象十分普遍，使得青少年原本就不多的体育时间不断压缩，导致视力不良率、超重和肥胖率、沙眼患病率等不断上升，严重影响青少年的健康成长。

四　未来发展策略

（一）强化生育政策技术配套衔接

依法实施三孩生育政策，加强人口监测和生育形势研判，完善支持家庭生育的经济社会政策和公共服务，降低生育、养育、教育成本。大力普及妇幼健康科学知识，推广婚姻登记、婚前医学检查和生育指导"一站式"服务模式。创新生育全程服务模式，加强生殖健康科学研究，围绕生育、节育、不育，为群众提供科学备孕、避孕节育和不孕不育诊治等精细化服务；对拟生育家庭提供科学备孕及生育力评估指导、孕前优生服务；为生育困难的夫妇提供不孕不育诊治，指导科学备孕；做好人工流产后避孕服务，规范产后避孕服务，提高免费避孕药具发放服务可及性，更好地满足新时期群众生殖健康需求。推进在公共文化和体育场馆、社康机构、公园、地铁枢纽站等公共场所配置智能母婴室、移动母婴室。

（二）强化母婴安全保障体系建设

为控制降低深圳市孕产妇死亡率、婴儿死亡率，消除新生儿破伤风，强力推进妇幼健康服务体系建设，继续强化市区两级急危重症孕产妇和新生儿救治中心建设，市、区级均建立危重孕产妇救治中心和危重新生儿救治中心；健全危急重症孕产妇和新生儿转会诊网络，完善二级以上综合医院、妇幼保健院危重孕产妇救治床位设施设备配置，严格妇幼保健机构准入及监管，完善生育全程妇幼健康服务链条。落实妊娠风险筛查评估、高危专案管理、危急重症救治、孕产妇死亡个案报告和约谈通报5项制度，做好全市孕产妇、5岁以下儿童死亡评审及危重症孕产妇评审工作。做好高危孕产妇、新生儿专案管理，加大妇幼保健宣传力度，提高群众孕期保健和儿童健康检查意识，继续举办有针对性的妇幼保健技术培训班；完善高危孕产妇追踪管理制度，做好妊娠风险评估和高危孕产妇专案管理，严格按妊娠风险级别分级收治孕产妇，确保母婴安全。

（三）完善生育全程妇幼健康服务链条

一是完善妇幼健康服务体系。推进市妇幼保健院建设高水平妇幼保健中心、婴幼儿照护指导中心和妇产科市级医疗中心，加强各级妇幼健康服务机构标准化建设和规范化管理，根据上级部署做好妇幼保健机构等级评审工作，承担辖区妇幼健康和计划生育服务业务管理和技术指导工作，提升妇幼健康服务品质。加强重症孕产妇、新生儿救治中心建设和管理，积极探索改革完善妇产、儿科医疗服务价格政策和运行补偿机制，体现妇产科、儿科医护人员劳务价值，调动积极性。二是实施母婴安全、健康儿童行动提升计划和母乳喂养促进行动，加强婚前、孕前、孕产期、新生儿期和儿童期保健工作，完善母子健康手册，以微信公众号及小程序为基础推广使用电子版母子健康手册，为妇女儿童提供系统、规范、便捷的妇幼保健服务。落实母婴安全5项制度，加强高危儿管理，建立和完善全市高危儿三级管理网络，确保母婴安全。继续推进全市妇幼健康服务提升项目建设；实施妇女健康"两降一消"行动，深入实施艾滋病、梅毒和乙肝母婴传播等妇幼公共卫生服务项目；完善适龄妇女子宫颈癌及乳腺癌（以下简称"两癌"）防治方案，继续实施"两癌"防治项目，落实常住人口适龄妇女宫颈癌、乳腺癌免费筛查等惠民举措；推进青春期、更年期等女性全生命周期健康管理。三是推进出生缺陷综合防控。加大出生缺陷综合防控宣传和干预力度，继续完善区级出生缺陷综合干预中心创建工作，市、区级均应依托本级妇幼健康服务机构建成符合标准的出生缺陷综合干预中心。积极争取财政支持，提高出生缺陷综合防治服务可及性，继续扩大孕产妇免费筛查项目范围，修订实施免费婚前及孕前优生健康检查项目，继续实施产前筛查与产前诊断项目、消除艾滋病梅毒乙肝母婴传播项目、新生儿遗传代谢病筛查及听力筛查项目。逐步扩大新生儿疾病筛查病种，加强新生儿听力障碍诊治中心建设，完善听力筛查三级网络。

（四）推进婴幼儿照护服务发展

加强婴幼儿照护服务的统筹管理，将婴幼儿照护服务纳入经济社会发展规划，建立健全促进婴幼儿照护服务发展的政策法规、标准规范和监督管理体系，基本形成管理规范、主体多元、布局合理、服务优质的婴幼儿照护服务体系，加快实现幼有善育。加强对家庭照护和社区照护服务的指导，为婴幼儿家庭开展新生儿访视、膳食营养、生长发育、预防接种、安全防护、疾病防控等服务，增强家庭的科学育儿能力。加大对社会力量开展婴幼儿照护服务、用人单位内设婴幼儿照护服务机构的支持力度，鼓励幼儿园发展托幼一体化服务，鼓励引导社会力量举办普惠性托育机构，鼓励发展社区托育服务。

（五）提升基层妇幼健康服务水平

根据基层妇幼保健工作和妇幼保健业务发展的需要，继续分级分类举办有针对性的妇幼保健技术培训班，加强儿科、产科、助产等急需人才培养。加强社区妇女、儿童保健工作的管理，加强社康机构与幼儿园卫生保健工作的协作，提高基层妇幼保健工作质量。鼓励成立区域妇幼健康学科联盟，集中人才技术优势，联合服务网络，共享区域母婴保健优质资源。鼓励市区各类机构成立相应的医疗集团，加强集团内部妇幼保健高级人才交流，借鉴优秀管理服务经验，以不同形式实现以强带弱，互相帮扶，弥补短板，共同提高妇幼健康服务能力水平。加强基层督导管理力度，坚持做好全市妇幼健康工作半年督导及年度评估，对重点区域及项目开展专项督导及质控，理顺项目服务流程，提升项目覆盖率或参检率，更有效服务群众。

（六）加强青少年健康管理

全面落实"双减"政策，促进学生全面发展、健康成长。完善"教卫联动"机制，全面落实学校卫生工作主体责任，制定中小学校和学前教育机构的健康教育课程教学大纲，保障每学期开设不少于六个课时的健康教育课程。推动健康校园建设，加强"社康服务进校园、学生健康体检进社康"政策保障，围绕近视眼、龋齿、脊柱侧弯、肥胖、营养不良、贫血等学生主要健康问题，持续开展儿童青少年近视防控项目、中小学生脊柱侧弯免费筛查，小学生龋齿防控、学生营养健康干预项目。开展全民洗手健康促进项目、学生健康监测等重点传染病防控强化行动，切实控制水痘、手足口病、流感、感染性腹泻、结核病等聚集性疫情。

第五节　老有颐养

深圳市目前还是一座年轻的城市，但人口老龄化态势已经显现，老年人口数量正迅速增加。随着全球人口老龄化程度加深，为贯彻国家积极应对人口老龄化的战略部署，提早应对深圳未来"断崖式"增长的老龄人口，结合深圳户籍老年人口倒挂、整齐划一变老、高龄化趋势突出等特点，解决老年人的需求将成为未来健康城市发展的重要课题。这迫切需要从新型城镇化破局，全面对接健康老龄化的需求，通过老年健康服务体系的完善健全、失能照护资源的有效整合，突破老年健康服务工作阻碍，助力实现老有颐养。

一　相关理论和概念

"健康老龄化"（healthy aging）是联合国于 20 世纪 70 年代提出的概念，是发展和维护老年健康生活所需功能发挥的过程。健康老龄化贯穿整个生命过程，并且与每个人息息相关，而不仅仅是目前没有疾病的人。在任何时候，内在能力取决于多种因素，包括内在的生理和心理变化、与健康相关的行为以及疾病的存在与否。

2002 年，世界卫生组织进一步发布了《积极老龄化：政策框架》一书，提出积极老龄化的概念是在试图将各自独立的政策领域协调的结合为一体时而出现的。该框架将积极老龄化定义为"为提高老年人的生活质量，尽可能优化其健康、社会参与和保障机会的过程"。该定义强调了对多部门行动的需求，目标是确保"老年人始终是其家庭、所在社区和经济体的有益资源"。WHO 的政策框架确定了积极老龄化的六个重要的决定因素：经济、行为、个体、社会、卫生和社会服务、物理环境。建议了卫生政策响应的四个必要组成部分：一是预防和减少因过多失能、慢性病和过早死亡所导致的负担；二是减少重大疾病的危险因素，增加整个生命过程中的健康保护因素；三是建立可负担、可及、优质和关爱老年人的连续的卫生和社会服务体系，解决老年人的需求和权利问题；四是为照护人员提供教育和培训。

2020 年，WHO 发布了《2020—2030 健康老龄化行动十年》，进一步明确了达到健康老龄化的行动指南，该计划的核心将是老年人自己，并将使政府、民间社会、国际机构、专业人员、学术界、媒体和私立部门共同努力改善老年人、其家庭和社区的生活。这需要在多个层面和多个部门采取行动改善健康老龄化，以便预防疾病，促进健康，保持内在能力并发挥身体功能。该行动涉及四个行动领域：一是改变我们对年龄和老龄化的想法、感觉和行为；二是确保社区提高老年人的能力；三是提供以人为本并满足老年人需求的综合护理和初级保健服务；四是为有需要的老年人提供长期护理。

但是，迄今为止，中国的老年健康服务体系仍然是以疾病，特别是急性病救治为中心的体系，注重单病、短期和机构化治疗，对失能预防、共病治疗、长期照护、康复、用药指导等缺乏总体的战略规划和具体操作指南，近年来围绕老年人提供健康管理、疾病治疗、护理康复、安宁疗护等多层次的健康相关服务，内涵不断延伸和丰富，连续型的老年健康服务体系构想正在形成。但是在连续和综合服务方面，尤其是需要多部门参与的整合照护服务依然处在初级探索阶段。

二 国内外老龄健康事业发展概况

（一）国内老年健康政策要求

国家于 2017 年 3 月发布的《"十三五"健康老龄化规划》中正式提出将老年健康服务作为中心任务，优化老年健康与养老资源配置与布局，补齐短板，加快推进整合型老年健康服务体系建设。中国目前尚未建立起适应老年人健康需求的包括保健—预防—治疗—康复—护理—安宁疗护的综合性、连续性的服务体系，与养老资源的整合还处于初级阶段。2019 年 7 月《健康中国行动（2019—2030 年）》中的老年健康促进行动，进一步提出"建立和完善老年健康服务体系。优化老年医疗卫生资源配置"。2019 年 10 月，经国务院同意，国家卫生健康委、国家发展改革委、教育部、民政部、财政部、人力资源社会保障部、国家医保局、国家中医药局等8部门联合印发《关于建立完善老年健康服务体系的指导意见》，提出"着力构建包括健康教育、预防保健、疾病诊治、康复护理、长期照护、安宁疗护的综合连续、覆盖城乡的老年健康服务体系，努力提高老年人健康水平，实现健康老龄化，建设健康中国"。这一文件的下发进一步明确将完善老年健康服务体系作为下一步老年健康工作的重点，要求各地抓紧落实开展相关工作。

为积极应对人口老龄化，按照党的十九大决策部署，中共中央、国务院印发了《国家积极应对人口老龄化中长期规划》，是近期至2022年，中期至2035年，远期展望至2050年，是到21世纪中叶中国积极应对人口老龄化的战略性、综合性、指导性文件，为实现健康老龄化进一步明确了发展方向，并强调推进健康老龄化是建设健康中国的重要任务。

（二）国内外老年照护资源整合对比研究

许多发达国家（地区）进入老龄化社会较早，老年照护服务体系已经发展得较为成熟，较好地整合了来自家庭、社区、政府和机构等不同类型服务，在保障照护服务的连续性、完整性的同时，还促进了资源的合理配置和高效利用。

1. 中国台湾地区整合照护服务体系

台湾已建立多元的社区居家长期照护服务体系。现阶段台湾地区提出的最适策略是整合照护模式，即在照护管理专员的协调下把照护资源整合成连续性的服务网络，将居家、社区模式按需有序结合和转介，增进服务的可及性、连续性与完整性。

（1）长期照护体系

目前台湾长期照护服务以扩大居家服务以及普及日间照顾中心为原则，推动建立社区整合照顾体系（长照ABC计划）。社区整体照顾服务体系将服务据点类型分为A级——社区整合型服务中心，B级——复合型服务中心，及C级——巷弄长照站。其基本理念是期望失能长者在住家车程30分钟以内的活动范围内，建构集"预防、生活支持、住宅以及医护"等各项服务一体化的照顾体系，使服务据点如"便利店"一样普及到需求民众的生活。

（2）资金筹集

一是长期照护制度由单一税收支持。自 2007 年开始台湾推行的"长期照顾十年计划"采取税收制筹资方式，以政府财政作为主要资金来源，地方财政予以配合，由台湾地区行政管理机构"卫生署"编制年度预算，通过例行预算以及政策性补助进行筹资，并依据服务对象经济状况设定不同比例的自付额，各县市根据财力等级给予不同补助，只要居民有长期照顾需求、符合接受服务资格即可申请。

二是长期照护补助经费来源以台湾当局税收为主、地方经费为辅，主要由直辖市政府社会局、县（市）政府自筹经费和卫生福利部申请所获得的补助组成。长期照护对民众的补助标准根据其家庭经济状况有所不同。其中，对于低收入户（家庭总收入未达到社会救助法规的最低生活费用 1.5 倍者）进行全额补助；对于中低收入户（家庭总收入未达到社会救助法规的最低生活费用 1.5—2.5 倍者）补助 90%，自己负责 10%；一般户补助 70%，自己负担 30%。

（3）管理与监督机构

由于台湾长期照护服务提供机构涉及多地区、多部门，因此需要多个行政部门的共同支持，为了整合服务提供者资源，设置了长期照护专职单位，即长期照护管理中心，负责需求评估、资源管理、服务转介、质量监管和人员培训等 11 项工作。此外还包括隶属于内政主管部门的居家服务中心以及隶属于少数民族委员会的家庭妇女服务中心等单位。

2. 新加坡失能老人照护服务体系

（1）照护服务供给

在医疗护理方面，主要提供家庭医疗服务，包括医生探访其住所中的老年人以提供医疗服务。这包括进行较小的医疗程序，全面的护理评估以及对慢性病进行长期管理。

除了家庭之外，基于社区中心的护理服务通常会定期满足白天需要护理服务的老年人，并在日间护理中心、阿尔茨海默病日间护理中心、日间康复中心、高级护理中心或活跃的老年中心等老年人护理中心提供。这些中心大多位于社区内，使需要帮助的人能够在家附近的熟悉环境中接受服务，并在家人工作时为他们提供护理。日托中心为老年人之间的社交活动提供了机会，并提供了日常活动（如饮食）和其他活动（如运动、手工艺课程、阅读、卡拉 OK 等）的帮助。日托中心还通过诸如支持小组和讲座之类的计划来支持并授权照顾者继续照料他们的亲人。社区康复服务，旨在使老年人恢复或维持他们进行日常活动的能力，从而使他们在社区内保持活跃和独立。这些服务包括针对患有疾病（如中风、骨折、下肢截肢、精神健康状况）的患者，提供物理治疗和职业治疗，这些疾病会损害他们的日常活动能力。日间临终关怀护理在以中心为基础的环境中为临终患者提供医疗，护理和社会心理护理。

（2）资金筹集

资金筹集来源有税收、保费、个人强制储蓄、社会捐助。新加坡鼓励国人自力更生和风险共担、机会均等，政府给予支持，如推出中央公积金制度，明确所有受雇的新加坡公民和永久居民都强制加入的一项完全积累强制储蓄计划，并实行会员制，涵盖不同收入水平的大多数国人，形成以中央公积金制度为核心的健全的养老保障制度和运作体系，较好地解决了公民养老、医疗、住房等难题。中央公积金局的任务是确保新加坡公民能享有终身入息、有能力支付医疗保健开销、购买住屋等，最终为公民提供晚年生活保障。新加坡明确无论是雇主还是雇员，都必须参加中央公积金计划，雇员按月薪的一定比例按时足额缴纳公积金，并计入会员个人账号。会员到了法定年龄或丧失劳动力时方可提取使用。

（3）管理与监督机制

新加坡将老年人照料作为一个系统工程，将个人、家庭、社区、国家这四个层面都纳入老年人照料体系之中。首先个人必须负起责任规划自己的晚年生活，家庭是提供照料的基础，社区要协助和支持家庭担负照顾老人的责任，国家提供基本框架，创造条件，帮助个人、家庭和社区各尽其责。

新加坡建立完善和高效的老龄工作协调机构——部长级老龄化议题委员会，该委员会设经济保障小组、就业小组、社会融入小组、健康护理小组、住屋小组、社会和谐小组，主席为主管人口老龄化与老人护理问题的部长，成员是卫生部部长、总理公署部长、文化社区及青年部部长、社会及家庭发展部政务部长、国家发展部政务部长等，主要任务是拟定政策、综合协调有关老龄工作和老龄问题等，主要职能由社会及家庭发展部、卫生部等政府部门承担。

（4）保障制度建设

医疗保障方面，通过保健储蓄计划、健保双全计划、保健基金计划等保障老人就医。如保健储蓄计划规定病人在政府办的基层社区医院住院只需缴纳15％的住院费，无能力缴纳者可向政府申请补助或申请全免，60岁以上老人在公立医院看病只需缴纳一般的门诊费和基本药费。健保双全计划是一项大病医疗保险计划，规定会员以公积金保健储蓄账户的存款投保，确保会员有能力支付重病治疗和长期住院而保健储蓄不足的费用。由此，为老人提供了健全医疗保障网。

3. 德国失能老人照护服务体系

（1）照护服务供给

为了满足老年人多样化的养老需求，德国的养老供给方式多样，发展了多种形式的养老服务模式。总体来看，可分为三种养老服务模式。

一是居家护理型养老。居家型养老是大多数老人的选择，面向的老人群体是身体健康生活基本能够自理的老人。老年人可到附近的服务网点，获得必要的生活援助。对于社工或部分自理的老人，可依托周边的养老机构，且社区服务中心可为老人提供上门护理服务。日间照料中心可为居家老人提供短期的托老服务。全天候机构型养老：目标服务对象是护理级别较高的老人或无子女老人。养老院提供集中的生活照料、基础护理和医疗护理。

二是促进非正式制度——互助式养老。老年互助模式是德国解决其失能老人问题的非正式制度的重要体现。主要有以下几种模式：第一，老人与老人互助模式，即由年龄较轻的老年人帮助高龄的老年人，与养老院不同的是，老人可继续住在自己家里，由几个年龄较轻的老人牵头，组成邻里互帮互助的小组，轮流到每家活动；第二，老人与单亲家庭互助模式，这种模式主要是将有照顾孩子需求的单亲家庭与有照顾需求的老人结合起来的"三代同堂"的特殊照顾模式，在一定程度上能满足部分失能老人的情感需求和精神需求；第三，老人与大学生互助模式，即将有住宿需求的在校大学生与有房子有照顾需求的老人结合起来的互助形式，由民政局与大学服务中心介绍大学生到孤寡老人家居住，可免去房租，但学生要承担部分照顾老人的义务等。

三是推进长期照护体系发展。在德国，长期照料社会保险制度是保障失能老年人晚年生活的正式制度，其根本政策目标是以社会保险机制为依托而建立一种筹集长期照料服务费用的制度安排。德国法律规定，凡是参加法定医疗社会保险的公民必须参加法定的长期照料社会保险；凡是参加私人医疗保险的公民必须参加长期照料服务私人保险，并明确有营利性质的私人保险公司应承担的社会责任，承保相应的长期照料服务私人保险，不得以风险因素或其他理由拒绝，实行与长期社会保险无差别的给付待遇模式；规定国家负责政府官员、法官和职业军人的长期照料，实行雇主与雇员对半负担社会保险费的现收现付制的资金筹集模式。此时，受保人缴纳保费的高低只与收入水平相挂钩，而与其失能风险没有关系，且受保人无正式工作的配偶和子女在不缴纳保险费的情况下，可享受与受保者本人同等的保险待遇，其覆盖面广、互济性强的特点尤为显著。

（2）资金筹集

德国长期照护保险制度以政府作为主要经营机构，权责分工明确。德国由联邦政府立法，州政府依据当地老年人现况和经济水平制定给付标准。德国长期照护保险虽为独立险种，经营机构却随附基本医疗保险，是典型的"一套班子、两块牌子"。

国家作为经营主体，决定了社会保险性质的长期照护保险具有强制性和普惠性。德国在原有"团结责任"的社会福利政策下。秉承惠及全民的发展理念，在要求全民参保的同时，考虑保险长期运行的资金来源，以收入作为参保标准，将高于收入标准的人群强制纳入商业性长期照护保险。收入标准以下人群纳入社会保险性质的长期照护保险。并由国家承担高级公务人员、军人以及需要社会救助的人员的参保费用。但德国的长期照护保险存在政府筹资比例过高的问题，德国政府承担超过 1/3 的保费。德国长期照护保险受惠人群广泛，包含失能、失智、精神病患者。

（3）管理与监督机构

立法和执行机构分开，执行机构和监督机构并行的机制，有利于长期照护保险健康运行。但德国长期照护保险依托医保机构运行的同时，也由医保部门进行评估和监督，存在二者界限模糊问题。

德国的长期照料服务管理监督机制完善，体现在：一是由被保险人、保险机构和服务机构共同负责筹集和管理基金，并依法和服务合同向服务机构拨付基金，服务机构独立运作，提供服务，主要管理机构有联邦卫生部、中央长期照料社会保险基金联合会，联邦长期照料服务机构联合会；二是实行长期照料服务的资格准入制度，受保人在通过申请后，由法定专业人士入户审定其失能风险程度，以提供相应的级别服务；三是实行独立于社会医疗保险基金的管理形式，强化其基金抗风险能力；四是服务机构和相应保险机构之间是以服务合同为载体、以服务报酬谈判机制为基础的合作伙伴关系，长期照料服务机构主要受制于法律和合同、被保险人及其亲属的监督；五是引入市场机制，形成竞争性、开放性的长期照料服务市场。

4. 日本失能老人照护服务体系

（1）长期照护服务

日本的长期照护服务项目主要由民间照护服务机构来提供，分为居家照护服务和机构照护服务两大类，其中居家护理服务项目可以细分为五类，包括：一是入户护理，提供做饭、换衣类的护理或生活方面的帮助；二是入户洗澡服务，利用巡回洗澡车，入户为老人提供洗澡服务；三是入户技能训练，由专业人士帮助老人在家中进行身体机能的恢复训练；四是入户疗养指导，由医生、牙医、药剂师等入户进行疗养方面的指导等；五是福利用具的租借和购置、住宅改造等，租借或购置某些支持日常生活能力的特制床、轮椅，在家中安置扶手以及改造家中台阶等小规模的住宅改造。

（2）资金筹集

日本介护保险是一种强制性的社会保险，要求 40 岁以上的日本国民必须投保并缴纳保费。介护保险的对象为两类人群：第一类被保险人为 65 岁以上的人群，这类人群被纳入强制性保险；第二类为 40—64 岁之间并且具备医疗保险的人群，这类人群通过申请被保险。保险费用由地方和中央政府负担 50%；第一类被保险人负担 17%；第二类被保险人负担 33%，从养老金中扣除。介护保险通过家庭访视服务、短期入居机构照护、辅助租借及购买、失能团体家屋等为失能老人提供服务。在介护保险范围之内，个人仅需负担 10% 的费用，其余的 90% 由介护保险支出。

（3）照护人力资源

《社会福祉士及介护福祉士法》标志资格考试制度的建立。1989 年开始国家资格认证，则意味着日本养老服务队伍的专业化发展方向已经确立。目前日本养老力量的 60%—70%，是以政府主导为主、服务提供者则主要是政府工作人员和专业从业人员的养老组织。这种组织各有利弊，在保障服务质量的同时，也造成了公务员队伍的庞大，从而加重了国家和地方政府负担。

政府资助下的民间组织，比如社会福利协会、社会福利商社等，在市场机制的运作下，同时能保证服务质量和服务效率，因此发展较快。

志愿者组织的组成人员则主要是家庭主妇、大学生或部分健康老人。主要提供陪聊、上门送餐等轻体力劳动，主要有免费的和低偿的两种服务方式。

5. 英国整合照护服务体系

（1）制度背景

20 世纪 80 年代，社区护理逐步成为英国的福利政策。1989 年，英国政府颁布《社区护理白皮书》，其中对社区护理进行了定义。1990 年，政府颁布《社区护理法》，后经过三年实践，于 1993 年在全国推行。1997 年，皇家委员会受国家卫生部长任命负责长期护理工作，其主要职责是为老年人的长期护理筹资提供建议，对资金及其运转提供意见。2001 年，英国政府提出了以老年人居家养老为主的长期护理计划，发展社区助老服务，为居家养老的老年人提供全方位服务支持，目的是为老人提供公平、高品质的健康和社会服务。

（2）筹资机制

英国的长期护理服务所需的资金以一般税（所得税、营业税等）为财务来源，实行中央政府财务预算方式。但是，公共系统并不能覆盖全部长期护理费用，很大部分护理费用必须由被赡养者及其家人承担，所需缴纳的费用与所接受的服务相关，一般有额度上的限制。

（3）服务内容

在长期护理领域，英国覆盖范围较为狭窄，主要为65岁及以上人群及失能者提供援助服务，英国的长期护理侧重对低收入群体的援助，属于救助型津贴模式。所有申请者必须经过严格的调查过程。英国长期护理计划提供的资金支持及服务类别包括以下四种：一是发放失能者生活津贴。对于没有达到65岁的人群，可以申请该项护理津贴计划，该项护理津贴计划首先基于对失能人群的认定，失能是指"存在诸如进食、洗澡、洗衣等每天的具体时间中需要得到满足的需求，且至少每天一次；也存在如厕之类不可固定的通常24小时给予护理的需要"。二是发放老年人护理津贴。对于达到或超过65岁的有个人护理需要的老年人，可以申请老年人护理津贴。申请该津贴具体要求：至少存在6个月的护理需求，如果申请者身患绝症，可在特殊规则设计下对资格鉴定周期不做强制性的要求。2006年出台规定，资产若高于21000英镑，则不能进入护理津贴的权利范围。三是发放社区护理补助金。社区护理补助金主要向护理老年病人的低收入家庭提供。该部分补助金在当地政府所属的社会安全福利办公室申请，由地方社会基金支付。四是针对非正规护理服务提供者进行收入补助。政府按月向非正规护理服务提供者提供一定收入补助。

（4）服务提供体系

英国长期护理服务公共负担的提供者同医疗保健服务的提供者类似，由国家卫生服务体系（NHS）和社会服务资助地方当局提供。公共长期护理费用的大部分来源于当地的社会服务资助地方当局。社会服务资助地方当局的收入部分来源于地方税，另一部分由中央政府拨款，这部分拨款专款专用，由中央政府制定用途建议。NHS 被世界卫生组织认为是欧洲最大的公费医疗机构和世界上最完善的医疗服务体系之一。NHS 负责出资提供一些护理院并在护理院提供护理服务。而私人长期护理的市场所占份额极小，主要由个人出资购买长期护理保险。

服务内容通常包括三个方面：现金津贴、实物福利和机构护理。其中，现金津贴直接支付给满足资格的使用者，可以选择购买所需，也可以选择替换成实物服务。2008 年，接受护理津贴的人数小于总人口的 1%，也不超过所有护理者的 10%。实物服务包括家庭帮扶、送餐服务、日间护理、家庭改修、专业支持和院舍护理在内的众多服务形式。机构护理主要是指英国的疗养院、护理院和长期住院三种形式。

三 深圳市老年健康服务进展及成效

（一）老年人健康支持体系进一步健全

1. 医养结合协作机制进一步完善

我市先后出台《深圳市医养结合试点工作方案》、《医养融合服务规范》，积极推动养老机构建立医养结合机制，已探索多种模式，包括养老机构开办医疗机构自给服务模式、医疗服务嵌入式发展模式、委托医疗机构提供服务模式、医疗机构医养融合发展模式。截至 2019 年 12 月底，我市有养老机构 47 家，所有养老机构均能以不同形式为入住老年人提供医疗服务；111 家社区老年人日间照料中心除刚开业的 6 家外，其他 95 家已有 90 家与社康中心等基层医疗机构建立医养结合机制，签约率达 95%。

2. 社区健康养老服务水平明显提升

每年组织各级医疗机构深入社区开展义诊活动，65 周岁老年人享受包括免费体检、免费接种流感疫苗等在内的健康管理服务。在全市各医疗机构看病，享受优先窗口和通道服务。出台《深圳市家庭医生服务管理办法（试行）》等一系列文件，支持社区健康服务中心推广家庭医生、家庭病床等服务，建立老年人健康档案，开展健康指导、对老年健康问题进行系统连续观察、每年体检一次和家访两次、对特殊老人进行专案系统管理。家庭医生团队为签约居家老年人提供"五保障四优先三重点"的居家健康养老服务，65岁及以上老年人健康管理率达53.63%。老年高血压规范管理人数、糖尿病规范管理人数分别为22.8万、8.8万人。

3. 老年人心理关爱全面启动

2019年6月，市政府办公厅印发《深圳市社会心理服务体系建设试点工作实施方案（2019~2021）》，我市各部门采取系列举措，计划在3年内建立"区－街道－社区"三级较为完善的社会心理服务网，其中老年人是心理服务体系的重点服务人群。2020年3月10个区18个试点社区启动老年人心理关爱项目，包括老年人心理健康评估、相关知识宣传，实施必要干预措施，落实转诊推荐等，推动老年心理问题的早识别、早干预、早转诊、早治疗，项目开展期间共举行了11场次的公众培训和科普讲座，收听人数超60万人次，7618位老年人接受筛查。

4. 老年人体育健身进一步加强

广泛开展老年人健身活动，丰富老年人体育健身项目。每年通过广泛开展太极拳、健身气功、秧歌、健身球操、门球等老年人喜闻乐见、参与度高的体育健身活动。开展老年人科学健身指导服务，全市共设立社会体育指导员服务点364个，每年选派优秀社会体育指导员为老年人开展体育健身指导服务累计达1万余小时，开展"全民健身大讲堂"活动30场。积极开展国民体质监测和科学健身指导工作，每年定期组织开展体质测定，为全市老年人进行免费体质测试服务和科学健身指导，根据《2019年深圳市国民体质公报》，我市老年人总体体质测试合格率为84.8%，老年人总体体质状况逐年上升。

（二）养老服务体系逐渐完善

1. 社区养老服务设施建设水平有效提升

深圳市不断加大社区养老服务设施建设推进力度，截至2020年9月，全市共建成含有养老服务设施的社区党群服务中心662家；

社区星光老年之家 200 个；老年人日间照料中心 112 家。

2. 居家社区养老服务进一步发展

深圳通过出台实施《居家养老服务与绩效评估规范》，逐步提升社区照护服务水平，为社区老年人提供助餐、助浴、助洁、助行、助医、助急、呼叫、文娱、心理等一体化的综合社区照护服务。

3. 养老机构建设进度加快

通过积极引导招商、华润、万科、人寿、深业等大型企业有序进入养老服务领域，深圳市目前社会化运营（含公建民营、民办）养老床位占全市机构养老床位较大比重，积极承担养老服务社会责任。

4. "互联网＋"养老持续推进

一方面，综合为老服务信息平台初步建成。依托深圳"智慧城市"建设，综合运用大数据、云计算、物联网、人工智能等先进技术，打造全市统一的智慧养老服务管理平台，实现政府、机构、社区和居民之间养老信息和资源的互通共享，实现养老层次精准化、养老服务智能化、养老选择多样化。另一方面，建设深圳市智慧养老服务管理平台，包括公办养老机构轮候、民办养老机构预约、政府养老、养老机构、社会慈善捐赠、日间照料中心、居家养老、养老运营补助等 8 个管理模块。

5. 养老服务人才队伍建设持续加强

促进医养结合人才队伍建设，加强我市医养结合人才的培养、储备和管理，结合国家、省对卫生健康人才培养培训工作要求。市民政部门与深圳职业技术学院共建深圳健康养老学院，借鉴"双元制"职业教育模式，创新养老服务人才培养模式。加强与境内外知名养老服务机构的合作，加大对养老服务人员培训力度，进一步提升整体服务质量。

（三）老年社会保障体系逐步健全

1. 养老保险制度体系逐步完善

养老保险制度覆盖面进一步扩大，2020 年 1 月，全市社保部门积极落实国家、省关于港澳台居民在内地参加社会保险政策规定，切实解决了港澳台居民达到法定退休年龄时无法确定待遇领取地、缴费年限不足无法退休等问题。截至 2020 年 8 月底，我市养老保险参保人数达 1268.64 万人。

2. 医疗保险制度逐步健全

积极推进异地就医结算工作。截至 2020 年 6 月 30 日，我市参保人通过国家平台结算 1.54 万人次，医疗费用已达 3.37 亿元。我市医疗机构已通过国家平台为省外参保人提供直接结算服务 17.12 万人次，医疗费用 35.88 亿元。

3. 长期护理保险制度逐步推进

出台《深圳经济特区养老服务条例》，将长期护理保险制度纳入立法。完成《深圳市长期护理保险试行办法》等《条例》配套制度的起草，同步推进《失能失智人员照护等级评估标准》等配套政策研究及长期护理保险信息系统建设。

4. 老年人福利体系多元发展

老年人优待水平进一步提升。2019 年实现敬老优待政策的全覆盖，全市约 120 万人老年人受益。老年人抗意外风险投保范围不断扩大，2018 年开始实现 60 周岁以上户籍老年人政府统保全覆盖，2018—2020 年每年投保费用 1800 多万元，惠及全市 30 多万老年人。

四　面临的挑战

（一）人口老龄化形势逐步纵深发展

尽管深圳目前仍是典型的年轻化城市，中青年人群占比较大，但是老龄化发展趋势将逐步加速且深化。根据深圳市卫生健康委监测及预测数据，2025 年深圳市 65 岁以上常住老年人口将超过 92 万，随着时间推移规模将持续扩大，并且随着异地养老群体的增加，人口老龄化问题日益显现。同时老年人健康状况不容乐观，老年人慢性病患病率呈现上升趋势，增龄伴随的认知、运动、感官功能下降以及营养、心理等健康问题日益突出，失能老年人数量持续增加，如何满足老年人口的健康服务需求，保障老年群体的健康水平，这对我市健康老龄化的顶层设计、规划建设和统筹发展提出新的要求。

（二）法规条例强化老年健康服务要求

2020 年 10 月 29 日深圳市第六届人民代表大会常务委员会第四十五次会议通过《深圳经济特区养老服务条例》，提出为了尽快实现"老有颐养"，市区各级政府应该促进健康服务体系和养老服务体系融合发展，为老年人提供全周期、连续的整合照护服务。"十四五"时期为努力打造健康老龄化深圳先行先试样板，必须将老年健康服务作为中心任务，优化老年健康与养老资源配置与布局，补齐短板，加快推进整合型老年健康服务体系建设。

（三）老年健康服务资源供给呈现碎片化

老年健康危险因素研判与干预措施有待布局完善、疾病早发现早诊断早诊疗、失能预防三级预防体系。深圳尚未建立起满足老年人健康需求的包括保健—预防—治疗—康复—护理—安宁疗护的综合性、连续性的服务体系。康复医院、专业康复机构、护理院等机构数量不足，失智照护等机构严重缺乏，为社区和居家老人提供健康服务的能力亟待加强。从事老年健康服务的人员数量不足，尤其是基层人才严重缺乏。老年健康服务的评价体系等有待完善。医疗资源与养老资源呈现碎片化，各类资源有待进一步整合。

五 未来发展策略

（一）推进老年健康促进与教育，提升老年人健康素养

1. 多形式多元化开展健康教育

把提升健康素养作为增进老年健康的前提工作，根据人群特点有针对性地开展老年健康教育与促进活动。充分利用报刊、电台、电视台等传统媒体和"两微一端"（微博、微信、健康深圳移动客户端）等新媒体平台，采用多种形式向老年人及其照护者开展健康教育、传播健康知识，内容包括营养膳食、运动健身、心理健康、戒烟限酒、伤害预防、疾病预防、合理用药、康复护理、生命教育和中医养生保健等，提高老年人健康素养。开展老年健康宣传周、老年健康知识大赛等活动，营造关心支持老年健康的社会氛围。针对老年人的生理特点及常见多发疾病，开展健康巡讲、大型主题宣

传和赛事活动。

2. 推进老年人健康自我管理

倡导"每个人是自己健康第一责任人"的理念，针对社区老年人不同疾病的分布，建立相应的健康自我管理小组，由专业医生指导开展个性化老年健康教育，组织健康自我管理小组成员利用同伴教育、健康课程等方式开展健康教育。推进健康家庭建设。开展全国老年健康达人选拔活动，面向广大老年群体开展老年健康达人选拔活动，号召社会各界关注老年人健康，引导老年人养成健康的生活方式，切实宣传健康素养高、健康素质好、健康影响力广的"老年健康达人"的带头作用。

（二）以连续性服务为重点，提升老年医疗服务水平

1. 加强老年疾病综合诊治能力

推广多学科合作诊疗模式，提高老年人疑难复杂疾病的规范化诊疗水平。采用老年疾病综合评估模式、共病处理模式和多学科团队工作模式开展诊治工作，在二级及以上综合医院老年医学科或内科门诊开展老年综合评估服务，推动老年医疗服务从"以疾病为中心"的单病种模式向"以患者为中心"的多病共治模式转变。有效建立以患者为中心的多病共治、多症共管、全人照护的整合医疗护理服务模式。发展老年医学专科联盟，以疾病规范化治疗和人才培养为抓手，提升老年期重大疾病治疗水平。

2. 加强老年人群康复服务

建立完善分级、分期康复治疗机制，畅通上下级双向转诊和对口帮扶渠道。建立覆盖老年人群疾病急性期、慢性期、康复期、长期照护期、生命终末期的护理服务体系。充分发挥康复医疗在老年健康服务中的作用，为老年患者提供早期、系统、专业、连续的康复医疗服务，促进老年患者功能恢复。鼓励医疗资源丰富的区将部分公立医疗机构转型为康复、护理医疗机构，支持医疗卫生机构利用现有富余编制床位开设康复、护理床位。以基层医疗机构为依托，鼓励积极开展社区和居家老年人康复医疗服务，加快发展社区康复中心和康复站、护理中心和护理站建设，鼓励符合条件的社康中心开设康复护理科，协调完善上门医疗护理和家庭病床服务的内

容、标准、规范及收费和支付政策，建立健全保障机制。推广康复医师、康复治疗师、康复辅具配置人员团队协作模式。康复护理科建设纳入各区医疗卫生服务体系规划。

3. 发展多层次安宁疗护服务

稳步扩大安宁疗护试点，完善安宁疗护多学科服务模式，提高临终患者生命质量。探索将安宁疗护基本医疗服务费用纳入基本医疗保险报销、长期护理险以及其他补充医疗保险范畴。制定安宁疗护服务规范，促进建立不同机构间分工明确、协作紧密、流程清晰、转介顺畅的运行机制，形成主体多元、形式多样、服务规范的安宁疗护服务体系。鼓励本市各级医疗机构、医养结合机构开展安宁疗护服务。鼓励医疗机构开展居家安宁疗护，发展社区和居家安宁疗护服务，建立医院、基层医疗卫生机构和家庭相衔接的安宁疗护工作机制和转诊流程。建立健全安宁疗护服务涉及的止痛、麻醉等药物配备和监管制度。鼓励支持社会力量开展生前预嘱及安宁疗护理念推广。

4. 创新老年人接续性服务

强化公立医院尤其是三级公立医院在医疗服务体系中的功能定位，承担急性救治功能。强化基层医疗卫生机构老年人常见病、多发病和慢性病诊治能力，为老年人提供综合、连续、协同、规范的基本医疗服务。鼓励区域内医院、康复医院、护理院、基层医疗卫生机构、安宁疗护机构之间形成老年健康服务网络，建立畅通合理的转诊流程，为老年人提供"就近就便"的接续性服务。加大居家医疗服务支持力度，推进"互联网＋诊疗服务""互联网＋护理服务""互联网＋康复服务"，推动形成线上线下相结合的服务模式。

（三）推进医养结合发展，建设多合作模式的医疗养老联合体

1. 完善医养结合政策体系

在《深圳市医养结合试点工作方案》的基础上，统筹制定推进文件，重点明确全市医养结合服务体系的长期发展目标和重点难点任务。制定系列配套政策和标准规范，完善医养结合政策体系。健全医养结合有关标准规范，加强医养结合服务监管考核，持续开展医养结合机构服务质量提升行动，推动医养结合机构规范开展医疗

卫生服务。

2. 优化医养结合网络布局。

社区养老服务机构规划布局时，尽量将社区健康服务中心、康复医疗中心、护理中心、认知障碍友好社区、安宁疗护中心、老年人日间照料中心、社区嵌入式养老机构等相关服务机构在空间上紧邻布局，以提高社区资源使用效率，发挥社区资源综合效益，保障社区养老资源和医疗资源高效对接，推进社区居家健康养老服务。鼓励养老机构与周边的医疗卫生机构开展多种形式的签约合作，推进医疗机构与养老服务机构空间衔接、服务对接。

3. 推进机构医养结合发展。

制定医养签约服务规范，进一步规范医疗卫生机构和养老服务机构合作，支持各类医疗卫生机构与养老服务机构以多种形式开展合作。鼓励社区老年人日间照料中心与社区卫生服务中心合作，增加照护功能，为居家老年人提供短期照护、临时照护等基本服务。出台推进护理床位建设的相关政策，优化既有养老机构的床位结构，全面推进养老护理型床位建设，提升医养融合发展水平。开展医养结合星级评定工作，打造一批具有示范性的医养结合机构。加强医养结合信息化建设，推进老龄健康医养结合远程协同服务项目。

4. 加强医养结合服务监管。

研究制定医养结合质量评价规范，加大对医养结合服务质量考核检查力度，把医疗床位和家庭病床增加等情况纳入考核。研究制定医养结合机构服务指南和管理指南。按照国家卫生健康委办公厅等三部门印发的《医养结合机构服务指南（试行）》（国卫办老龄发〔2019〕24号）、《医养结合机构管理指南（试行）》（国卫办老龄发〔2020〕15号）和深圳市地方标准《医养结合服务质量评价规范》等文件要求，组建专家组开展评定工作，以创建星级机构促进机构提升自身服务质量，进一步加强医养结合机构的服务管理。

（四）加强老年健康体系建设

1. 加强老年健康服务机构建设

推动我市老年医疗中心建设，打造老年健康诊疗高地。依托市健促中心，全面推进老年人健康促进和健康教育，承担老年健康服务的专业培训、质量控制、监督考核等任务，切实推进预防关口前移。加快推进老年医院、老年医学科、康复医院、康复医学科、护理院建设。"十四五"时期每个区至少建设一家护理院，并支持各级医疗机构、医养结合机构开设安宁疗护床位。

2. 加强医疗机构老年医学科和康复科建设。

推动二级及以上综合医院、中医院、中西医结合医院设立老年医学科，鼓励一级医院及基层医疗卫生机构设置老年医学科。建立与人口老龄化相适应的老年医疗护理体系，加快老年医学和护理学科发展，推进深圳市老年医疗中心建设。

3. 推动老年友善型医疗卫生机构建设。

持续开展老年友善医疗卫生机构创建活动，推动医疗卫生机构开展适老化改造。督促医疗机构全面落实老年人医疗服务优待政策，从文化、管理、服务、环境等方面推进医疗机构为老年人提供友善服务，建立为老年人提供挂号、就诊、化验、检查、取药等"五优先"服务专门窗口。完善医疗机构各项制度措施，优化老年人就医流程，提供老年友善服务，解决老年人就医在智能技术方面遇到的困难，弘扬中华民族敬老、助老美德。推动鼓励综合性医院、康复医院、护理院和基层医疗机构建设成为老年友善型医疗卫生机构。

第四章 行业可持续和创新发展能力

第一节 医学教育创新发展

一 相关理论和概念

（一）医学教育的内涵

医疗服务是一项实践性非常强的职业，医学实践的复杂性决定了医学教育是一项终身教育。国际医学教育界根据终生教育的思想，提出了医学教育连续统一体的概念，把医学教育全过程分为医学院校基本教育，毕业后医学教育和继续医学教育三个互相区别而又互相联系的阶段，每一个阶段在医生职业生涯中都起着举足轻重、必不可少的作用。临床医学本科教育是医学教育连续统一体中的第一阶段，其招生规模情况直接决定了毕业后医学教育、临床执业医师及医疗卫生服务人力供给情况，是合理规划医疗卫生人才培养的基础。

医学院校教育由国家教育部批准的具备临床医学招生资格的综合性大学或医学院校承担，包括临床医学本科、临床医学专业硕士研究生、临床医学专业博士研究生教育。本科医学教育是医学教育连续体中的第一阶段，其根本任务是为卫生保健机构培养完成医学基本训练，具有初步临床能力、终身学习能力和良好职业素质的医学毕业生。对于临床医学本科教育，其临床理论教学、临床见习、临床实习、毕业实习，由高等医学院校的临床教学基地（包括附属医院、教学医院、实习医院）承担；对于临床医学专业硕士研究生，近年来，由于住院医师规范化培训制度的全面推行，已经实行"四证合一"①的培养模式，即临床医学专业硕士研究生在全部 36 个月的培训阶段，需要在国家住院医师规范化培训基地医院进行 33 个月的临床轮转培训；对于临床医学专业博士研究生，根据不同地区不同单位的规定进行 1－3 年住院医师规范化培训。

毕业后医学教育由经国家卫健委认可的住院医师规范化培训基地、专科医师规范化培训基地承担，这些基地均须为三甲医院。毕业后医学教育分为住院医师规范化培训和专科医师规范化培训两个阶段。住院医师规范化培训是指医学专业毕业生在完成医学院校教育之后，以住院医师的身份在认定的培训基地接受以提高临床能力为主的系统性、规范化培训。专科医师规范化培训是在住院医师规范化培训基础上，继续培养能够独立、规范地从事疾病专科诊疗工作临床医师的必经之路，在国际医学界有广泛共识和长期实践。目前，国家住院医师规范化培训制度已在全国全面铺开，专科医师培训制度还处于试点阶段，未进入全面铺开阶段。

继续医学教育是继毕业后医学教育之后，以学习新理论、新知识、新技术、新方法为主的一种终生教育。继续医学教育的目的是使卫生技术人员在整个职业生涯中，保持高尚的职业道德，不断提高专业工作能力和业务水平，提高服务质量，以适应医学科学技术和卫生事业的发展。继续医学教育是贯穿卫生技术人员职业生涯全过程的持续教育，教育主体及形式均多样化，每年有相应的学分要求，在职称晋升及医师定期考核时，需对其完成学分的情况进行验证。

（二）医学教育的特点

一是职业导向明确。医学毕业生就业去向大多为各级各类医疗卫生机构，因此，医学教育的培养目标明确，根本任务是为医疗卫生机构培养完成医学基本训练，具有初步临床能力、终身学

---

① "四证合一"：2014 年 12 月教育部、国家卫生计生委出台《关于医教协同深化临床医学人才培养改革的意见》，明确自 2015 年起新招收的临床医学硕士专业学位研究生，同时也参加住院医师规范化培训，确保合格毕业生可获得《执业医师资格证》、《住院医师规范化培训合格证书》、《硕士研究生毕业证》和《硕士学位证》4 证。

习能力和良好职业素质的医学毕业生。由于"健康所系，性命相托"的职业特点，职业道德的教育贯穿医学教育的全过程。

二是长学制长周期。临床医学教育学制长、形式多种。属于本科范畴的临床医学学制就有五年制、"5 + 3"一体化①、八年制三种。五年制毕业时授予医学学士学位，"5 + 3"一体化毕业时授予医学专业硕业学位，八年制毕业时授予医学专业博士学位。除此之外，还包括统招的专业硕士研究生或专业博士研究生教育，学制分别为 3 年。医学生要成长为一名优秀的医生至少要经过医学院校的通识教育、基础医学教育、临床医学教育、见实习，毕业后进入住院医师、专科医师培养等不同阶段，历经十余年完整、系统的培训。

三是临床实践性强。医学教育特别是临床医学专业教育具有很强的实践性。在本科阶段，课程设置分基础和临床，临床教学时间大于整个教学计划时间的二分之一，临床教学中实际接触患者（见习、实习）的课时超过三分之一，需要在具有临床教学资质的附属医院和教学医院进行；在临床医学专业硕士研究生培养期间，36 个月的培养中有 33 个月需要在国家住院医师规范化培训基地医院（必须是三甲医院）从事临床轮转培训，接受基地医院管理，既是住培医师，也是医学研究生。

四是培养成本高。医学教育需要高投入，既包括因培养时间长的教育成本扩大，又包括因专业特殊性需要的特殊投入，如病理、解剖教学需要的特殊实验室，临床教学需要的临床技能培训场地设施等，特别是住院医师规范化培训阶段，住培医师既是培训对象，又承担临床医疗工作，国家、省、市财政对不同类别的住培医师（包括面向社会招录的、在读硕士研究生等不同类别）

---

① 根据《教育部办公厅关于做好七年制临床医学教育调整为"5 + 3"一体化人才培养改革工作的通知》（教高厅〔2015〕2 号），自 2015 年起，不再招收七年制临床医学专业学生，将七年制临床医学专业招生调整为临床医学专业（"5 + 3"一体化），即 5 年本科阶段合格者直接进入本校与住院医师规范化培训有机衔接的 3 年临床医学硕士专业学位研究生教育阶段。

按照有关政策给予一定的生活补助①。

五是强调整体性和协同性。第一是知识体系的整体性，医学是自然科学、社会科学和人文科学的有机统一体，涵盖的学科体系广泛，在传统医学学科体系之外，伴随大健康理念及人类命运共同体构建展望，公共卫生教育、全科医学教育、全球健康（Global Health）及全健康（One Health）等教育也应作为医学知识体系的重要组成部分；第二是综合性大学医学教育的整体性，医学教育的特殊性决定了医学教育管理体制机制需要有相对的完整性，综合性大学举办医学院，不能简单地套用建设理科、工科或者人文学科的方式管理，需要建立遵循医学学科特殊规律，在综合性大学中保持医学院医、教、研、管理的相对完整性；第三是医教协同，医学教育涵盖院校教育、毕业后医学教育及继续医学教育，教育部门与卫生部门在医学人才供需对接、附属医院管理、住院医师规范化培训等方面需要高度协同。

二 国内外医学教育发展现状

（一）国外医学教育现状

1. 国外医学教育学制

不同国家的医学教育制度与其国家的制度和传统文化密切联系，世界上有代表的临床医生培养模式主要为两类：一类是以英国为代表的国家和地区，医学院校教育为 6 年本科学制，本科毕业后进入全科医师或专科医师培养，获得相应全科医师或专科医师资格，我国香港特别行政区也是采用这种模式；另一类是以美国为代表的国家，医学院校教育为 "4 + 4" 模式，4 年非医学本科教育，4 年医学院校教育，毕业授予医学博士学位（MD），毕业后接受 3 年住院医师培训成为全科医师，若想成为专科医师，则在毕业后要接受 3—7 年不等的专科医生培训后，获得专科医师

---

① 面向社会招录的住院医师规范化培训对象，中央财政按照 3 万元/人年、广东省财政按照 1.5 万/人年、深圳市财政按照 9 万元/人年的标准给予补助。在读临床医学专业硕士研究生参加住院医师规范化培训，有关补助按照国家研究生培养补助政策执行。

资格。从上述情况来看，国际通行的模式是临床医生的高门槛、长学制，强调在临床实践中培养全科医师及专科医师，研究生培养主要培养学术型、科研型专家。

2. 国际医学教育发展趋势

（1）分区域建校

21 世纪初，医生短缺的问题导致了某些国家医学院招生迅速扩大。其推动因素不仅是对医生的需求，还包括医生在地域和学科上分布不均。因此，政府鼓励新办医学院和支持现有医学院规模扩大。政府强调医学院的社会责任，以确保有足够数量的毕业生有兴趣在医疗匮乏地区进行初级保健工作。在医疗匮乏，特别是农村地区建立了许多区域医学院。

20 世纪 70 年代，随着医学院招生规模的扩大，美国建立了第一批区域性大学。美国医学院协会（AAMC）在 2006 年的报告中说，美国 20% 的医学院都有区域性的校区。这些区域医学院提供临床前和/或临床教育。在澳大利亚，与现有的医学院合作开发了区域性校园，以解决农村卫生保健提供者的短缺。其中一些继续发展成为独立的医学院。在英国，医学院举办取决于对未来劳动力需求的预测，由政府控制。在 20 世纪 90 年代末和 21 世纪初，根据预测的劳动力需求，英国扩大了医学生人数。在经济增长迅速时代，劳动力发展规划和政府控制的学生人数增长一直是几个新的医学院和区域校区发展的主要驱动因素。

（2）私立医学教育

医学教育私有化可以定义为"由不属于政府机构的组织提供的医学教育"。私立医学院可以是完全自主或部分自主的（由政府在各个级别和不同程度控制），可以是营利性机构（个人或财团收入来源），也可是以社会为中心的非营利性机构。在过去的几十年中，随着私立医学院校数量的快速增长，医学教育的私有化率迅速增加。此趋势已在全球产生广泛影响，并影响了全球的医学教育政策。

私立医学院增加的原因是多方面的。包括在许多发展中国家的人口增加、经济限制和基础设施有限，政府无法满足社会的医疗需求。在发达国家，劳动力短缺使人们对最新医学技术以及延长寿命的需求增加，从而导致对医疗服务需求的增加。此外全球化导致对国外医疗专业人员的需求增加，收入增加吸引了更多人进入卫生领域等，私立医学院则满足了上述需求。许多国家政策的变化导致环境更有利于私立医学院的发展。医学院私有化是解决医学教育领域面临的一些问题的有效方法，有助于扩大卫生人力资源。但是，也存在一些缺点和局限性，如果不加区别使用，则可能带来相关问题。

（二）国内医学教育现状

1. 中国内地医学教育现状

（1）医学院校规模

截至 2018 年底[1]，中国内地举办临床医学本科教育且进行招生的普通高校共 182 所（不含军队、武警高校），其中"双一流"高校 37 所[2]、985 高校 20 所、211 高校 11 所；每千万人口临床医学本科院校数量全国平均为 1.30 所，北京为 1.84 所、上海为 1.65 所、广东为 0.98 所。2018 年度全国校均招生临床医学本科人数为 376 人，东部地区校均招生人数为 326 人，"双一流"高校校均招生 236 人；每十万人口招生数全国为 4.87 人、东部为 4.60 人。

截至 2020 年底，国内主要城市北上广开设有临床医学专业的高等院校分别为：北京 4 所（北京大学、清华大学、中国医学科学院北京协和医学院、首都医科大学）、上海 4 所（上海健康医学院、复旦大学、上海交通大学、同济大学）、广州 7 所（中山大学、暨南大学、南方医科大学、广州中医药大学、广东药科大学、广州医科大学、华南理工大学）。

（2）医学教育学制

现行高等医学教育包括专科教育、本科教育、研究生教育 3 个层次。属于本科范畴的学制包括 5、"5＋3"一体化、8 年制等

---

[1]　全国医学教育发展中心《深圳市医学院设置与发展研究报告》。
[2]　举办临床医学本科教育的"双一流"高校包括"一流大学建设高校"21 所，"一流学科建设高校"16 所。

3 种学制。医学专科教育为 3 年制，毕业后不授予学位；医学本科教育为 5 年制，毕业时授予医学学士学位；医学本科长学制包括"5 + 3"一体化和八年制，毕业时分别授予医学专业硕士学位和医学专业博士学位。除此之外，还包括统招的专业硕士研究生或专业博士研究生教育，学制分别为 3 年。目前，中国医学院校多采用两种或两种以上学制。

（3）住院医师和专科医师培训基地

截至 2021 年 10 月底，全国共有 1118 家住院医师规范化培训基地医院（西医类 855 家、中医类 263 家），其中，广东省 81 家（西医类 61 家、中医类 20 家）。全国共有 208 家专科医师规范化培训基地医院，其中，广东省 19 家。

2. 香港和澳门的医学教育发展

香港特别行政区开设临床专业的医学院的大学有 2 所，分别为香港大学、香港中文大学。香港高等医学教育模式以六年制为主，其中基础医学 3 年，临床医学 3 年。香港特区的执业注册医生分普通科医师和专科医师两类。根据《医生注册条例》规定，香港大学和香港中文大学医学院毕业的学生，在完成规定的 12 个月住院医生培训和评核后，即可获香港特区医务委员会批准成为正式的普通科注册医生，而无须参加执业医师资格考试。如果要想再成为某一科的专科医师，必须积累至 1 年的相关工作经验，随后通过法定的考试，再接受 6 年的专科医师培训并通过考核，取得香港医学专科学院院士资格才能注册成为专科医师。

澳门特别行政区开设临床专业的只有澳门科技大学医学院。采用的是六年制的医学教育，包括 5 年整合型课程和临床见习以及 1 年的实习。澳门科技大学医学院内外全科医学学士学位课程旨在培养具有知识、技能、道德和专业精神的"明日医生"，以澳门居民的福祉为依归。课程采用能力导向的医学教育，实施以问题为导向的学习方式进行临床相关的教学。实习由医学专科学院（卫生局的从属机构）安排、统筹和监督。毕业生在获得医学学士及外科学士学位后可获得澳门卫生局认可为具有初级资格的注册医生，并可申请在澳门合法执业。

三 深圳市医学教育发展进展

（一）医学院校教育现状

1. 深圳医学院校教育发展规模

截至 2021 年底，深圳有 4 所高等院校开设临床医学专业，分别为深圳大学、中山大学·深圳、南方科技大学、香港中文大学（深圳）；每千万人口临床医学本科院校数量为 2.28 所[①]，高于全国平均（1.30 所）及北京（1.84 所）、上海（1.65 所）、广东（0.98 所）。2021 年深圳市临床医学本科招生人数为 702 人，其中，深圳大学 253 人、中山大学·深圳 374 人、南方科技大学 45 人、香港中文大学（深圳）30 人；校均招生人数为 175 人，远远低于全国平均（376 人）、东部地区（326 人）；每十万人口招生数为 4.01 人，远低于全国（4.87 人）及东部地区（4.60 人）（见表 4-1）。

表 4-1　　　　　　　深圳市普通高等医学学校名单

序号	学校名称	主管部门	办学层次	医学类	设立时间
1	深圳大学	广东省	本科	有	2008 年
2	南方科技大学	广东省	本科	有	2019 年
3	香港中文大学（深圳）	广东省	本科	有	2020 年
4	中山大学·深圳	教育部	本科	有	2016 年

深圳大学于 2008 年 12 月获准开设临床医学专业，同年成立深圳大学医学院。2013 年 4 月，为进一步整合学科资源，组建了深圳大学医学部。医学部的办学目标是建设成为国内高水平、有特色的医学院校。扎根立足深圳，服务面向全国，培养具有扎实的医学基础理论、临床医学、生物医学工程学、药学、护理学、口腔医学、预防医学及相关的人文社会科学知识，具有良好的职业道德、人文素养和创新精神的高水平、综合型医学人才和生物医学工程学人才。现有 6 个本科专业（临床医学、生物医学工程、药学、护理

---

① 深圳的人口基数为第七次人口普查数，即 1756 万。

学、口腔医学、预防医学）。截止到 2021 年底，深圳大学有直属附属医院 2 家：深圳大学总医院（2018 年正式开业）、深圳大学附属华南医院；经广东省临床教学基地领导小组认定的非直属附属医院 2 家

南方科技大学医学院于 2019 年 3 月获准开设临床医学专业，致力于培养具有国际视野的医学领军人才，打造理、工、医、人文交叉融合的高水平国际化研究型医学院。截止到 2021 年底，南方科技大学有直属附属医院 3 家，分别为深圳市人民医院、深圳市第三人民医院、南方科技大学附属医院（筹建中）。

中山大学·深圳医学院于 2015 年 11 月由中山大学与深圳市政府合作在深圳建设。2016 年 8 月开始招生，2018 年后，中山大学·深圳医学院每年招生 400 名本科生。目前已构建起本—硕—博完整的人才培养体系。另外，预计招收生物医学本科专业，每年招收 60 人，培养医学拔尖创新人才。截止到 2021 年底，中山大学·深圳医学院有 2 家直属附属医院，分别为中山大学附属第七医院、中山大学附属第八医院。

香港中文大学（深圳）于 2020 年 3 月获批临床医学专业，同年成立医学院。医学院设置为香港中文大学（深圳）二级学院，建设内容包括医学院及附属医院，定位为具备高端医学人才培养、先进医疗服务和创新医学研究三大功能的国际一流医学中心。香港中文大学（深圳）医学院有 3 家直属附属医院，分别为龙岗中心医院、龙岗区人民医院、深圳市吉华医院（建设中）。医学院系统采用医学学科群建设的方式，拟分阶段设立如下几个直属院系：医学院、生命与健康科学学院、药学院、公共卫生学院、护理学院、中华医药学院及若干个医学研究所（包括肿瘤研究所、干细胞研究所、生殖医学研究所等 10 个）。主要专业包括：基础医学科学、临床医学（包括全科医学、儿科医学方向和精神医学方向）、生物信息学、生物医学工程、药剂学、预防医学、公共卫生管理、护理学、中医学、中药学等。香港中文大学（深圳）医学院计划分三阶段发展，计划第一阶段（2019—2023 年）招生 1140 人，最终办学规模（到 2030 年前后）达 6000 人。

2. 深圳医学教育学制情况

深圳大学、中山大学·深圳、南方科技大学均设有临床医学专业本科，学制为五年制，香港中文大学（深圳）的临床医学专业本科学制为六年制；深圳大学、南方科技大学取得临床医学专业硕士研究生培养资格，学制三年；目前4所院校均无临床医学专业博士研究生培养资格。中外合作办学：香港中文大学（深圳）和南方科技大学正在探索中外合作举办医学教育模式。其中，香港中文大学（深圳）医学院于2021年首期招收临床医学专业学生，学制六年，毕业获颁香港中文大学（深圳）医学学士学位及香港中文大学理学（临床医学）学士学位；南方科技大学与英国伦敦国王学院合作举办"南方科技大学伦敦国王学院医学院"（非独立法人中外合作办学机构）于2021年11月获教育部批准，开设临床医学专业本科，学制六年，学生注册南科大与伦敦国王学院双方学籍，毕业颁发两校相应专业学位证书。

（二）住院医师和专科医师规范化培训

1. 住院医师规范化培训

截至2021年10月底，深圳市共12家住院医师规范化培训基地医院（西医类9家，中医类3家），分别为深圳市人民医院、深圳市第二人民医院、北京大学深圳医院、深圳市中医院、香港大学深圳医院、深圳市第三人民医院、深圳市儿童医院、深圳市康宁医院、广州中医药大学深圳医院（福田）、华中科技大学协和深圳医院、罗湖区人民医院、宝安区中医院；2021年全市招收培训学员1476人（西医类1150人、中医类326人），其中按照"四证合一"模式培养的临床医学专业硕士研究生660人（西医类519人、中医类141人）。

2. 专科医师规范化培训基地

截至2021年10月底，深圳市共有2家专科医师规范化培训基地医院，分别为深圳市人民医院（呼吸及危重症医学）、深圳市妇幼保健院（新生儿围产医学）；2021年两个基地共招生6人，每个专业3人。2018年3月，深圳市卫生健康委、香港大学、香港医学专科学院、香港大学深圳医院签订《深港专科医师培训项目合作备忘录》，2019 年 7 月，"深港医学专科培训中心"在香港大学深圳医院正式挂牌成立。四方共同组织专家研究中国住院医师规范化培训、香港专科医师规范化培训的衔接，同时在香港大学深圳医院先行开展小范围试点。截至 2021 年 10 月，香港大学深圳医院已选拔 14 名青年医生按照香港模式进行专科培训，深港医学专科培训中心组织编制了临床肿瘤科、急诊科、肾脏病学、综合妇产科等 4 个专科培训方案。随后，市卫生健康委印发了《深圳市专科医师规范化培训试点工作方案》，组织全市高水平医院、住院医师规范化培训分学科参与进专科医师培训试点工作。

四 深圳市医学教育面临的问题

（一）医学教育发展面临的问题

1. 医教协同机制有待健全和完善

医学院校教育由省级及以上教育行政部门主管，毕业后教育及继续医学教育由市级及以上卫生健康行政部门主管。在医学教育三个阶段中，医学院校的教育（包括本科、研究生教育）是医学院校与医院（包括附属医院、教学医院）双方紧密合作开展教育的阶段，需要教育、卫生健康部门建立医教协同机制，统筹制定医学院校教育的顶层设计，完善基础教育与临床教学、硕士研究生培养与住院医师规范化培训的衔接，共同推进医学教育改革与发展。但是，在医学院校的管理职责上，市级教育行政部门无相应的事权（如专业设置、招生计划等）。所以，市级教育、卫生健康行政部门建立医教协同机制，缺乏制定有效的医教协同管理措施，难以有效推进医学教育改革与发展。

2. 医学院校教育起步晚基础薄

深圳市目前拥有四所大学医学院（部），从数量上来看与北京、上海相当，但从时间上来看与北京、上海以及广州、武汉等大市的差距较大。四所医学院校中，深圳大学医学部成立于 2008 年，至今至今不足 15 年，其余三所医学院均是在十三五期间成立的，预防医学、护理学、药学等相关专业设置参差不齐，未建立成熟稳定的医学教育体系。因此，深圳市医学院校教育起步较晚、基础薄弱、招生规模不大，未以形成集群效应，也无法支撑深圳市现阶段医疗卫生服务的人才需求。

3. 附属医院临床教学能力有待加强

一方面，各医学院校的直属附属医院建设时间较短，有的还在筹备建设中，因此，直属附属医院目前未能成为医学院校教育的主力军。市级层面对医学院校直属附属医院的设置梳理，规划定位、建设规模等也缺乏统筹布局。另一方面，由于缺乏本地医学院校的支撑，本市的非直属附属医院、教学医院对临床教学工作重视不够，与国内知名附属医院相比，师资队伍培养力度不足，教学能力水平不高，未建立长效教学激励制度，优秀医生培养优秀医学生的氛围还未形成，对推动医学教育高质量发展的支撑作用还不明显。

4. 毕业后医学教育内涵建设不足

深圳市目前有 12 家住院医师规范化培训基地，每年招收培训对象超 1200 人。在管理层面已建立了"四位一体"的住院医师规范化培训管理体系，但培训内涵建设还不足，存在带教规范性不够、过程考核不严、教学激励制度不健全、同质化程度不高等问题。培训内涵建设是提升培训质量的基础，各培训基地的内涵建设相对滞后，未形成"一基地一品牌"的教学格局。

（二）医学教育改革带来的挑战

中央支持深圳建设先行示范区意见中，明确提出支持深圳探索建设与国际接轨的医学人才培养体系，医学教育改革的先行先试既是机遇也是挑战。

1. 医学教育一体化发展趋势下医疗机构在医学教育全链条中承担着越来越重要的职能

一方面，医学教育改革趋势越来越走向院校教育早临床、多临床、反复临床，住院医师规范化培训成为临床医生成长的必经阶段，继续医学教育从强制性的学分管理逐步转向可验证的自学模式等，医疗机构在医学教育中将承担着越来越重要的职能。另一方面，临床医生的培养路径越来越明确清晰，以培养临床医生为目标的临床医学专业硕士研究生培养，从既往由医学院校培训为主，转向以住院医师规范化培训为主。同时，国家"两个同等对待"政策的落实，使得临床医学本科生通过临床医学专业硕士研究生培养与通过住院医师规范化培训路径培养，在入职、待遇、职称等方面享受同等政策。

2. 医学发展新理念下医学教育面临转型

医学发展理念从疾病诊疗提升拓展为预防、诊疗和康养，以疾病治疗为中心向以健康促进为中心的转变，医学教育迫切需要以"大国计、大民生、大学科、大专业"新定位推进医学教育改革，更加强调医德医风、职业素质和人文素养，更加强调临床与公共卫生结合、治疗与预防结合，更加注重全球健康、群医学等理念的培养，更加注重医工、医理、医文的融合发展，优化学科结构，加大全科医学、公共卫生及"医学＋"人才的培养。

五　发展策略

深圳医学教育起步晚，不能走别人的老路，否则一直落后，要发挥深圳的后发优势，在体制机制上做文章，在医学教育布局与管理上做文章。

（一）基于深圳"双区驱动"定位，立足区域实际，做好制度突破

建立医学教育宏观协调机制，为推动部门合作，形成发展合力，从市级层面建立医学教育宏观协调机制，对医学院校布局、学科专业设置、人才培养规模以及与医疗服务、科技创新、生物医药产业的融合发展等进行统筹规划，推动医学院校教育、毕业后医学教育、继续医学教育全链条发展规划，汇聚各方资源为医学教育提供必要的支持。如此，深圳将成为国内第一个将医学教育实行全领域全链条一体化管理的城市，将有利于探索形成供需紧密结合、符合医学教育及人才培养特点及规律的医学教育管理体制。

（二）推动医学院校教育改革发展

实行教育资源规划一张图。一是科学合理布局医学院校数量和规模。研究制定深圳未来30年医学教育发展战略规划，作为深圳医学教育改革发展"路线图"。建立医学院校新建、扩建公开论证制

度，高校凡是需要新建、扩建医学院的，应当由深圳市医学教育管理委员会组织专家论证，报市政府同意纳入建设规划后，方可实施建设工作，以确保医学院校建设工作科学合理。

实行医学教育发展一盘棋。服务国家发展战略，全力推进"新医科"建设。以学科建设与调整引领医学教育发展，推动医学院校面向国家、省重大战略需求，结合大学整体学科优势，研究制定深圳市医学院校学科发展政策，全市遴选一批新医科建设学科，统筹推进医工、医文等新医科建设，分类培养高层次研究型、复合型医学人才。服务粤港澳发展大局，推进医学院校差异化发展，形成具有明显深圳医学教育特色的发展布局。

（三）加强毕业后医学教育质量建设

全面推进住院医师规范化培训。全面加强住院医师规范化培训基地建设，培训医院临床教学体系建设、专业基地临床教学教研室设置、教学师资培训均实现全覆盖；全面落实住院医师规范化培训绩效考核及激励机制，加强教学质量评估与考核；强化住院医师待遇保障，参加规范化培训的住院医师培训期间的待遇不低于医院同等资历的专业技术人员的待遇。

建立与国际接轨的全科医师培养模式。以强基层、提水平为目标，加大全科医师培养力度，培养一批适应深圳及粤港澳大湾区城市社区健康服务需求的高素质全科医师。探索创新招收模式，探索以定单定向方式为各区招收一批全科医学专业的住院医师规范化培训对象；积极推动推动深圳大学开展全科医学专业硕士同等学力学位申请，促进全科医学住院医师规范化培训与专业硕士学位培养有效衔接。

（四）厘清培养与引进的理念，平衡本地培养与外地引进医学人才的关系，优化人才成长使用环境

深圳作为国家重点建设与发展的特区，有着良好的政策优势和资源优势，一方面可以通过"引进（高水平人才）—孵育（培养当地人才）—发展（自身水平）"的途径，实现跨越式发展；另一方面，更可能利用"筑巢引凤"的拿来方式，解决当地人才资源不足的问题。医学教育的发展具有周期长、见效慢的特点，对于深圳卫

生健康事业的发展，吸引外地医学毕业生及卫生健康专业人才具有很强的必要性和可行性。"筑巢引凤"的方式不是近期的应付之举，在深圳中长期发展的过程中依然是可以考虑的做法。

基于外来引进人才成长的需要，在做好需求规划的同时，着力做好人才成长环境的政策保证和资源保证至关重要。发挥示范区的优势，在薪酬待遇、社会保障、职业发展等方面制定吸引人才的强有力政策，同时，政策不应该只针对"高端人才"，应能惠及卫生健康发展的中层以上人员，中坚力量是促进整体实力提升的关键决定因素。具体可以包括以下内容：

规划好"高端人才"与"普通人才（建设人才）"的关系：近年来，深圳投入不少资源引进高端人才，为深圳市医学科技发展做出了贡献，但只有高端人才尚不足以支撑深圳卫生健康事业水平的提升。从可持续发展角度和效果看，需要考虑"高端人才"和高水平"普通人才"之间的平衡关系。

政策优势是深圳市的长项，应考虑通过政策吸引内地"年轻"的"退休人员"加盟：国家人事制度规定了退休年龄，但是这些退休人员往往在60岁左右，尚属年轻，也是发挥作用的最佳年龄阶段之一。以政策的突破解决人才不足的问题，是事半功倍的做法。

为年轻的高水平人才提供具有吸引力的工作生活条件：近年来，深圳的年轻人有一定的外流，有的出国，有的返回内地。留不住人已经成为人才不足的重要原因。应该深刻反思出现问题的原因，适时进行政策调整。

第二节　打造临床研究高地

随着顶层设计的日益完善，在居民健康意识不断提升、系列政策支持医疗创新、国际接轨融入全球的内外因素共同驱动下，中国创新药械产业呈现爆发式增长，临床研究需求大大提升。近年来，全国多地陆续颁布了一系列促进临床研究及生物医药产业发展的政策和举措。2020年3月，深圳市政府发布生物医药产业集聚发展

"1 + 3" 重磅政策文件，加快建立产学研相结合的科研和产业化体系。2020 年 4 月，深圳市人大常委会发布《关于加快生物医药产业高质量发展的决定》，要求提升临床试验转化能力。2021 年 5 月，《国务院办公厅关于推动公立医院高质量发展的意见》出台，要求加强临床研究，推动原创性疾病预防诊断治疗新技术、新产品、新方案和新策略等的产出。完善深圳市临床研究体系建设，提升医疗卫生机构临床研究水平和临床试验承接能力，加快医学科技成果转化，打造临床研究高地，助力深圳打造全球知名的生物科技创新中心与生物医药产业集聚地。

一   深圳市临床研究发展现状

临床研究资源主要包括医疗卫生机构及研究者、人口、生物医药企业、高等院校、研究机构、研发外包服务机构以及药政监管审评注册机构等，其中医疗机构及研究者是极其重要的临床研究资源核心组成部分。在我国，药物及器械临床试验机构按备案制实行资格准入，某地区药物及器械临床试验机构备案数量和承接的药械临床试验项目数量是反映当地临床研究资源的重要客观指标。

目前深圳全市共有三级甲等医院 26 家，有 7 家医院开设了与临床转化相关的中心或实验室。全市可承接药物/医疗器械临床试验机构数量迅猛增长，取得国家药物临床试验备案机构资质 26 家，取得国家医疗器械临床试验备案机构资质 31 家。全市有 5 家 I 期/BE 临床试验机构正在运行中。十三五期间，全市临床试验备案机构共承接了 348 项药物临床试验（牵头 8 项，占比 2.3%，参与 340 项，占比 97.7%），372 项医疗器械临床试验（牵头 92 项，占比 24.7%，参与 280 项，占比 75.3%）。2021 年临床试验项目承接数量较十三五期间大幅提升，全市临床试验备案机构共承接了 242 项药物临床试验，106 项医疗器械临床试验。据国家药物临床试验登记与信息公示平台数据，截至 2022 年 3 月底，深圳医疗卫生机构承接的由深圳本土生物医药企业发起的药物和医疗器械临床试验项目分别占所有承接项目的 3.79% 和 65.70%。

二　深圳市临床研究存在的问题

1. 临床试验备案机构少

药物临床试验备案机构北京 65 家，上海 59 家，广州 36 家，深圳仅 26 家。I 期临床试验机构北京 31 家、上海 26 家、广州 20 家，深圳仅 5 家。医疗器械临床试验备案机构北京 67 家，上海 60 家，广州 43 家，深圳仅 31 家。

2. 临床试验承接能力弱

横向对比北京、上海、广州与深圳，四地之间的药物临床试验项目每年均保持北京高于上海，上海高于广州，广州高于深圳的趋势。其中，广州每年的药物临床试验项目量约 10 倍高于深圳。深圳生物医药企业发起的临床试验牵头开展的单位均为市外医疗机构，参与单位为深圳医疗卫生机构的仅占 5.27%，I 期临床试验项目均在深圳市外完成。生物医药企业在开展临床试验时，往往选择行业领军机构或领军人才。深圳市目前临床试验团队专业化水平不足，能力薄弱，企业选择意愿低。

3. 临床试验支撑体系不足

深圳市临床试验机构支撑体系欠完善，医疗卫生机构缺乏对开展临床试验的相关技术支持，如试验方案设计咨询、生物统计分析、知识产权服务等。医疗卫生机构和生物医药企业之间缺少信息交流和沟通平台，导致信息壁垒和沟通不畅。多中心伦理审查协作机制尚未建立，企业在申请多中心临床试验，仍需向每家分中心提交伦理审查申请，耗时长，效率低。

4. 临床研究激励机制缺乏

现行医疗卫生机构及临床医务人员评价体系中，偏重纵向课题立项和论文、专利等学术体现，对生物医药企业发起的药械临床试验和研究者发起的临床研究的重视不足，没有将临床试验和临床研究上升到体现医疗卫生机构研究及创新能力、促进产业发展层面去考虑。临床医务人员开展临床试验和临床研究与参与临床救治、获得纵向课题立项的价值贡献没有得到同等对待，相应的激励机制不健全，医务人员承接临床试验动力不足。

三 发展策略

针对深圳市临床研究和生物医药产业发展突出矛盾和问题，构建临床研究网络，从平台建设、管理机制、人才队伍、投入力度、应用转化、数据治理六个维度入手，抓住中央赋予深圳综合授权改革试点机遇，围绕药品、医疗器械及技术转化，做制度创新、体系重塑、流程改造等，全方位支撑临床研究体系建设，聚焦解决医疗卫生机构临床试验承接能力弱和临床试验支撑体系不足两难问题，打造临床研究高地，构建医疗卫生行业与生物医药产业协同发展模式，助力生物医药产业发展。

（一）推进临床研究平台建设

1. 发挥临床试验基地作用

依托高水平医院、市级临床医学研究中心、药械临床试验备案机构以及卫生系统医学研究院所等平台体系，配足配强临床研究资源，按照"提升一批，新建一批"的原则，在全市范围内打造若干临床试验基地，以学科优势为牵引，发挥基地引擎作用，鼓励利用医联体等多种形式帮扶、指导、带动下级医院积极规范开展药品、医疗器械及技术转化多中心临床研究工作，搭建起深圳市的临床研究协同创新网络，助推深圳成为国际国内生物医药研发临床试验及转化应用的重要基地。

2. 提升临床研究开展能力

开展临床研究的医疗卫生机构应设立临床研究管理委员会，负责机构内药械临床试验及研究者发起的临床研究的决策、审核、管理和监督等。开展临床研究的医疗卫生机构应明确临床研究管理部门，配足配齐专职管理人员，在临床研究管理委员会指导下，负责临床研究的立项审查、过程管理、质量管理、合同管理、结项管理和档案管理等工作，协调科学性和伦理审查工作。鼓励全市符合条件的医疗卫生机构积极申报登记药械临床试验机构备案。支持医疗卫生机构提高临床试验承接能力，对已取得临床试验机构备案资质的医疗机构，增加可用于临床研究的床位数；对已取得药械临床试验备案资质的学科，提高住院患者临床研究入组人次占比。

（二）完善临床研究管理机制

1. 规范临床研究管理

落实国家卫生健康委《医疗卫生机构开展研究者发起的临床研究管理办法（试行）》文件要求，推动医疗卫生机构规范开展研究者发起的临床研究。制定深圳市研究者发起的临床研究标准操作规程（SOP），细化方案设计、伦理审查、立项管理、过程控制、风险管理、质量控制等环节标准化流程，指导医疗卫生机构各职能部门合理分工、相互配合。医疗卫生机构应完善临床研究管理运行机制，建立数据管理、安全管理、伦理审查、利益冲突、知识产权、人员培训、合同与财务管理等相关规章制度。

2. 建立伦理互认机制

针对人工智能、智慧医疗、健康大数据应用、细胞和基因治疗研究、真实世界研究等领域临床研究项目，区域伦理委员会提供伦理协助审查服务。建立深圳市注册类多中心临床试验伦理审查互认联盟，加速推进多中心临床试验伦理审查效率。建立机构伦理委员会质量评估体系，加强人员培训，促进全市临床研究项目伦理审查规范化。

3. 完善机构考评体系

将临床研究、成果转化和人才培养工作纳入三级公立医院绩效考核指标体系。经认定用于临床研究的病床在实际用于临床研究期间，不计入医疗卫生机构总病床考核，不考核病床效益、周转率、使用率等指标。以注册为目的的药械临床试验项目所获取的横向经费，纳入医疗卫生机构绩效考核。医疗卫生机构应建立临床研究绩效激励机制，将临床研究入组率、临床研究项目承接数等纳入临床工作量。横向课题结余资金扣除相关成本费用后可用于支持研究者发起的临床研究，或按一定比例奖励给项目研究者及辅助人员。

（三）建立临床研究人才队伍

1. 培养临床研究人才队伍

人才是引领发展的第一动力，临床研究发展的核心内涵即是研究型医师的培养。推动高水平医院重点建设单位培养研究型医师和专职科研人员，医疗卫生机构应为临床研究专职人员安排适当比例的管理或技术高级职称岗位，探索设立技术转移专业岗位，为技术转移人才提供晋升通道。制定符合临床研究人才特点的评价体系，临床研究工作和医学科技成果转化业绩纳入职称评聘、业绩考核等内容。

2. 优化临床研究人才评价

对横向委托的临床试验项目与纵向立项的科研项目同等对待，到位经费 1000 万元及以上的单项横向项目或牵头开展的注册类 I 期新药临床试验项目，经结题验收合格后视同 1 项国家级科技项目；到位经费 500 万元及以上的单项横向项目或牵头开展的 II、III 期多中心药物临床试验项目，经结题验收合格后视同 1 项省部级科技项目；到位经费 200 万元及以上的单项横向项目或牵头开展的注册类 II 类、III 类医疗器械临床试验项目，经结题验收合格后视同 1 项市厅级科技项目。鼓励临床研究人员积极参与药械临床试验工作，对病例入组及随访贡献率超 60％以及超 40％的研究人员，可参照上述级别课题的第二、第三负责人同等对待。

（四）加大临床研究项目投入

1. 开展市级临床研究项目

聚焦深圳地区重大疾病问题，设立临床研究项目，纳入市级科研项目管理，布局重大临床研究项目和关键支撑平台，支持医疗卫生机构科学开展临床研究，遴选优秀人才和优秀项目予以专项资助，争取产出一批临床疾病预防、诊断及治疗的新技术、新标准、新指南、新产品等原创成果。

2. 设立院级临床研究专项

深圳市高水平医院建设单位应设立院级临床研究专项经费，以解决医疗卫生机构临床实际问题为导向，支持规范开展研究者发起的临床研究，滚动资助临床意义大、应用价值广的临床研究，培养储备临床研究技术和管理人才力量，鼓励条件成熟的医疗卫生机构参照实施。

（五）促进临床研究应用转化

1. 出台成果转移转化政策

支持建立医学科技成果转移转化专业机构，从事医学科技成果评估和转化。鼓励市级医疗卫生机构成立科技成果转移转化部门，培养成果转移转化人才。鼓励和支持医疗卫生机构与第三方服务机构开展技术转移合作。经过合同认定登记的技术开发、咨询、服务等活动的奖酬金提取，科研成果转化奖酬支出，均不纳入单位绩效工资总量。出台深圳市促进医疗卫生机构科技成果转移转化政策措施，加速和规范医疗卫生机构科技成果转化。医疗卫生机构及其医疗卫生人员可以享受高等院校和科研机构关于科技成果转化收益奖励分配等科技创新政策。

2. 构建产学研医紧密合作关系

支持医疗卫生机构与高校、深圳湾实验室、国家高性能医疗器械创新中心、合同研究组织（CRO）等机构建立紧密研发合作关系，构建以知识产权为核心和纽带的工作模式，对产学研医合作项目予以重点支持，定期举办生物医药和医疗器械创新交流活动和学术会议，营造医疗卫生机构、高校、科研院所、企业等多方交流协作的良好创新氛围。

3. 争取临床应用先行先试

制定医疗卫生机构新技术临床应用管理规范，争取国际前沿医疗技术先行先试。推动落实医疗器械注册人制度，加速医疗器械产业创新发展。对为深圳市生物医药企业提供临床试验服务项目达到指定数量的临床试验机构进行奖励，具体实施细则按市有关政策执行。对在国内开展临床试验并在深圳市进行转化的新药、仿制药以及医疗器械产品，按《深圳市促进生物医药产业聚集发展若干措施》相关规定进行研发资助。支持本市生物医药企业向国家医疗保障部门申请将符合条件的创新产品纳入国家医保药品目录。

4. 鼓励借助商业服务力量

积极鼓励相关保险机构针对临床研究推出普惠型商业医疗保险产品，降低受试者参与临床试验项目的风险，维护临床合规诊疗行为权益，对符合条件的生物医药机构和企业按照《深圳市促进生物医药产业集聚发展若干措施》规定给予资助。医疗卫生机构应为高风险临床研究项目受试者购买临床研究保险。鼓励医疗机构与合同研究机构合作开展第三方质控服务，提高临床研究项目质量。

（六）增强临床研究数据治理

1. 搭建信息智慧管理平台

推进建设全市统一的临床研究专业信息管理平台，实现项目立项、研究对象招募与随访、数据管理与共享、样本库管理、医研企需求对接、项目成果展示、成果转化等全过程规范管理，并汇聚全市医疗卫生机构、高等院校、科研院所和企业等资源，提供临床研究方案设计、科学审查、伦理事务、质量控制、生物统计、数据挖掘、学术交流等多方位咨询和技术支撑服务，争取与医学研究登记备案信息系统等进行对接。充分发挥专科联盟优势以及区域医疗中心和辖区城市医疗集团的上下联动效应，发挥龙头单位专科技术优势和辐射带动作用，规范建立专科临床病例数据库和生物样本库，加强全市专科临床研究能力建设。

2. 共享临床研究信息资源

以生物样本资源高效管理共享为核心，制定深圳市生物样本管理共享体系建设方案，建设符合国际标准与规范的市级生物样本库及生物样本管理信息平台，实现全市生物样本信息互通共享，支持医疗卫生机构围绕学科特色布局建设标准化的院级生物样本库，试点建设专病数据库，推动建立临床研究资源规范管理和共建共享机制。探索出台深圳市医疗卫生科研数据管理办法，界定数据使用、共享、交易等责权，推动医疗卫生科研数据规范有序开放。

（七）完善保障措施

1. 组织保障

建立各政府部门常态化沟通和协作机制，共同研究本市临床研究体系建设和生物医药产业发展重大问题。深圳市卫生健康委负责统筹推进本市卫生系统的临床研究管理工作，督促工作落实和任务完成情况，加强绩效管理，协调解决推进工作中的重点难点问题。医疗卫生机构是临床研究的责任主体，在岗位设置、人员聘用、内部机构调整、奖励分配、绩效评价、经费管理和分级授权等方面对临床研究工作给予大力支持。

2. 资金保障

建立多元化的临床研究资金投入机制，主要包括各级政府部门立项项目资助、高水平医院建设经费、重点学科建设经费以及临床试验项目等横向课题经费等。高水平医院建设单位可将深圳市高水平医院建设专项资助一般预算经费中的20%用于临床研究，主要用于院内临床研究项目资助、方法学支撑团队建设以及其他职能部门协同管理支出。

3. 人员保障

加强临床研究专业队伍建设，完善临床研究能力评定和培养体系建设，开展覆盖临床研究各类人员、各个环节的常态化专业化培训，形成一支初具规模的高素质高水平临床研究专业人才队伍。支持医疗卫生机构合作引进高水平临床研究方法学团队及相关创新团队，有力支撑全市临床研究体系建设。探索建立医企联合培养临床研究专业人才模式，促进医疗卫生机构与生物医药企业紧密合作，培养一批"医学＋"高层次复合型人才，促进医学与多学科深度交叉融合。

第三节　卫生健康数字化转型升级

一　相关理论和概念

（一）电子病历水平

电子病历系统应用水平分级评价的主要目标是通过考察电子病历应用对医院管理各环节的实际作用与效果，促进医院内部的规范化管理，推进现代化医院建设。

按照国家卫生健康委颁布的电子病历系统功能应用水平分级评价方法及标准，电子病历应用水平共分为9个等级，从0级到8级依次提升：0级：未形成电子病历系统；1级：建立独立医疗信息系统；2级：医疗信息部门内部交换；3级：部门间数据交换；4级：全院信息共享，初级医疗决策支持；5级：统一数据管理，中级医疗决策支持；6级：全流程医疗数据闭环管理，高级医疗决策支持；7级：医疗安全质量管控，区域医疗信息共享；8级：健康信息整合，医疗安全质量持续提升。其中，0—3级是初级水平，

4—5 级是中级水平，6 级及以上是高级水平。

（二）互联互通标准化成熟度测评

医疗健康信息互联互通标准化成熟度测评主要是从数据资源标准化建设、互联互通标准化建设、基础设施建设和互联互通应用效果等四个方面对医院（区域）信息互联互通的标准化、便捷化和实效性进行评价，目标是通过加强医院（区域）信息标准在医院（区域）内外的落地应用，促进医院（区域）信息化建设的全面规范化和标准化。

按照测评标准，测评对象分为两个类别：区域和医院。测评结果共分为 7 个级别，由低到高依次为一级、二级、三级、四级乙等、四级甲等、五级乙等、五级甲等，每个等级的要求从低到高逐级覆盖增加，即较高等级包含较低等级的全部要求。

（三）医院智慧服务水平

医院智慧服务分级评价标准是针对医院互联网端便民惠民服务的分级指导和评价标准，评估对象为应用系统提供智慧服务的二级及以上医院，旨在通过综合评估医院智慧服务信息系统具备的功能、有效应用范围、技术基础环境与信息安全状况，指导医院以问题和需求为导向持续加强信息化建设，促进医院关注患者在诊前、诊中、诊后各环节应涵盖的基本智慧服务内容和应用效果，为进一步建立智慧医院奠定基础。

医院智慧服务分级评估项目包括：诊前服务（诊疗预约、急救评估、转诊服务）、诊中服务（信息推送、标识与导航、患者便利保障服务）、诊后服务（患者反馈、患者管理、药品调剂与配送、家庭服务、基层医师指导）、全程服务（费用支付、智能导医、健康宣教、远程医疗）。电子病历、医院运营、教学、科研等信息化建设情况不在评估范围内。

按照评价标准，医院智慧服务共分为六个等级：0 级：医院没有或极少应用信息化手段为患者提供服务；1 级：医院应用信息化手段为门急诊或住院患者提供部分服务；2 级：医院内部的智慧服务初步建立；3 级：联通医院内外的智慧服务初步建立；4 级：医院智慧服务基本建立；5 级：基于医院的智慧医疗健康服务基本建立。

（四）医院智慧管理水平

医院智慧管理是持续推进电子病历、智慧服务、智慧管理"三位一体"的智慧医院建设的重要组成部分。为指导各地、各医院加强智慧医院建设的顶层设计，充分利用智慧管理工具，提升医院管理精细化、智能化水平、特制定医院智慧管

理分级评估标准体系。医院智慧管理分级评估标准体系评估对象是应用信息化、智能化手段开展管理的医院。医院智慧管理水平的分级评估旨在明确医院智慧管理各级别实现的功能，为医院加强智慧管理相关工作提供参照；指导各地、各医院评估医院智慧管理建设发展现状，建立医院智慧管理持续改进体系；完善"三位一体"智慧医院建设的顶层设计，使之成为提升医院现代化管理本平的有效二具。

由于医院管理涉及面广、内容较多，医院智慧管理分级评估标准体系仅针对医院管理的核心内容，从智慧管理的功能和效果两个方面进行评估。评估项目包括：医疗护理管理、人力资源管理、财务资产管理、设备设施管理、药品耗材管理、运营管理、运行保障管理、教育科研管理、办公管理、基础与安全。

评估结果分为 0 级至 5 级。0 级：无医院管理信息系统。手工处理医院管理过程中的各种信息，未使用信息系统。1 级开始运用信息化手段开展医院管理。使用信息系统处理医院管理的有关数据，所使用的软件为通用或专用软件，但不具备数据交换共享功能。2 级：初步建立具备数据共享功能的医院管理信息系统在管理部门内部建立信息处理系统数据可以通过网络在部门内部各岗位之间共享并进行处理。3 级：依托医院管理信息系统实现初级业务联动。管理部门之间可以通过网络传送数据。并采用任意方式（如界面集成调用信息系统数据等）获得本部门之外所需的数据。本部门信息系统的数据可供其他部门共享使用，信息系统能够依据基础字典库进行数据交换。4 级：依托医院管理信息系统实现中级业务联动。通过数据接口方式实现医院管理、医疗、护理、患者服务等主要管理系统（如会计、收费、医嘱等系统）数据交换。管理流程

中，信息系统实现至少 1 项业务数据的核对与关联检查功能。5 级：初步建立医院智慧管理信息系统，实现高级业务联动与管理决策支持功能。各管理部门能够利用院内的医疗、护理、患者服务、运营管理等系统，完成业务处理、数据核对、流程管理等医院精细化管理工作。建立医院智慧管理数据库，具备管理指标自动生成、管理信息集成展示、管理工作自动提示等管理决策支持功能。

二　国内外健康数字化发展现状

（一）国内外城市健康数字化建设概况

2003 年底开始，英国政府已开始陆续与多家跨国医疗数字化医疗巨头签署了为期 10 年，总金额逾 60 亿英镑的合同，拟搭建一个全国性的卫生信息网，部署一系列应用服务。通过这一信息网，患者可以选择并预定医院服务、获取自身的电子病历档案并办理出院手续等；医生可以实现包括电子病历、网上预约、电子处方、医学影像共享及远程医疗咨询等。目前，该全国性卫生信息网已经取得了阶段性成就，成为欧洲部级数字化医疗建设的典型代表，为数字化医疗建设树立了方向。

2005 年，美国国家卫生信息网为实施建立电子健康档案计划，选择了 4 家全球领先的信息技术厂商作为总集成商，在试点区域开发全国卫生信息网络架构原型，研究包括电子健康档案在内的多种医疗应用系统之间互通协作能力和业务模型。2004 年美国专门成立了全国医疗信息技术协调官办公室（ONC Office of the National Coordinator for health IT，一个部级委员会）来管理和协调卫生信息的发展，并在金融危机之后拿出 190 亿美元专门用来普及电子病历。ONC 的主要职能包括敦促卫生信息系统的有效性使用，建立区域拓展中心、构建卫生信息交互框架、专业培训和科研支持立法等。ONC 实施以来取得了显著成果病历的数字化基本已经实现，电子病历普及率达到 80%，预计到 2014 年，所有美国公民的病历全部电子化、电子病历的市场份额逐年扩大，到 2016 年能够达到 60 亿美元的市场份额。

2010 年，香港在特区政府主导下启动了电子健康档案互通计划，计划用 10 年时间，建立全港民众电子健康档案，在港内实现公众健康记录互通。电子健康档案互通计划分为 2 个阶段实施，第一阶段（2009—2014 年）建立电子健康记录互通平台，联结公立医院和私立医院，总体投入 7.2 亿港元；第二阶段（2014—2018 年）完善应用电子健康记录信息，总体投入 4.8 亿港元。目前医管局已存有 800 万个病例记录，8 亿个化验报告，3.4 亿份药品处方，3400 万个放射影像，每天约有 300 万次的信息资源传输。

（二）国内医疗数字化发展政策

中国的医疗信息化建设起步晚，但在国家政策的大力支持和推动下，医疗信息化建设发展迅速。根据中国国民经济"十五"计划至"十四五"规划，国家对医疗信息化的支持政策经历了从"适当推进"到"加快发展"再到"积极全面推进"的变化。近年来，医疗信息化建设速度加快，多项政策推动了医疗卫生相关事业发展，医院信息化管理系统、电子病历系统、区域医疗信息互联互通逐步得到完善。地方各省市也纷纷出台了医疗信息化的支持政策，"十四五"时期，中国医疗建设将向信息化和智慧化方向发展。

从"十五"计划（2001—2005 年）至"十一五"计划（2006—2010 年）时期，国家层面提倡：在发展信息产业时，适当推进医疗领域的信息化；从"十二五"规划开始，明确了加强医疗卫生领域的信息系统建设；"十三五"规划时期，明确了发展互联网医疗、远程医疗和智慧医疗，推进医疗信息化全面发展。到"十四五"时期，根据《"十四五"规划和 2035 年远景目标纲要》，医疗领域数字化建设和智慧医疗建设成为"十四五"时期的重要任务。

自 2003 年以来，国务院、国家发改委、国家卫健委等多部门都陆续印发了支持、规范医疗信息化行业的发展政策，内容涉及医院管理系统、电子病历、远程医疗、智慧医疗等。近年来，中国政策主要关注以电子病历为核心的临床信息化系统建设、以控费为目的的医保控费系统建设、以"互联网 + 医疗"为重点的医疗信息化改进以及以医联体为载体的区域卫生信息化建设。为落实国务院于 2018 年发布的《国务院办公厅关于促进"互联网 + 医疗健康"发展的意见》，各省市纷纷出台了"互联网 + 医疗健康"的政策，主要集中于医疗服务、公共卫生、医疗保障、药品供应等领域信息系统融合发展，推进医院信息化建设、医疗信息互联互通、基层医疗机构信息化水平等。在"十四五"时期将全面推进医疗信息化建设，积极推进医院信息化、公共卫生信息化、医疗保障信息化、新兴技术应用和监管等方面的建设。各地将加速推进医疗信息化进程，尤其是互联网医院、5G等新兴技术应用、远程医疗等多方面的建设。

三　深圳市卫生健康数字化进展

（一）深圳市健康数字化转型升级的基础

1. 信息化水平大幅提升

"十二五""十三五"时期，深圳市卫健委开展了区域卫生信息化建设规划（即"139"工程）、深圳市人口健康信息化建设项目（即"12361"工程），初步搭建了以居民健康档案为核心的区域卫生健康信息化主体框架，建设市全民健康信息平台，形成了电子健康档案库、电子病历库及基础资源库，基本满足医疗、公共卫生、慢病管理等基本业务开展需求，打造了区域影像、区域检验、综合管理等专业质控和管理系统，推广了一批以分时段预约挂号、健康深圳、统一支付平台为代表的便民惠民应用，制定出台了多种信息标准和规范，在专业化的应用、便捷化的服务、信息标准、信息安全保障、综合管理等方面取得了一定成效。近几年，市卫生健康委以推进落实电子病历系统功能应用水平分级评价标准体系、医疗健康信息医院信息互联互通标准化成熟度测评标准体系和医院智慧服务分级评估标准体系为抓手，加大数据治理工作力度，已实现社康中心、公卫机构和部分公立医院的数据结构化，为深圳市卫生健康信息化转型卫生健康数字化奠定了坚实基础。

2. 产业环境优势明显

深圳市不断涌现医院信息化、"互联网＋医疗""人工智能＋医疗健康"等医疗健康信息化厂商，基于本地企业优势，利于赋能数字医疗、科技医疗，促进互联网＋医学融合发展、数字医学创新发展，支撑医疗卫生信息化高水平高质量创新发展。深圳市相关医数字化产业以及由此衍生的其他相关联产业也逐步开始萌芽、发展、壮大。卫生健康数字化可穿戴设备方面，深圳市已有多家公司生产可穿戴的卫生健康数据采集终端设备；医疗物联网 IOT 方面，医疗感知、物流管理、发热门诊摄像头以及自动体温检测等卫生健康领域的数字化设备在深圳市得到广泛应用；数字化医疗器械方面，深圳市多家企业已成为业界龙头企业，市场覆盖国内外；医疗机构数字化转型方面，含基础设施、互联网应用及医院各类应用系统和数据库建设的深圳本土企业大量涌现；医疗健康 AI 应用方面，医疗影像软件不断探索，如关于肺结节的癌症识别与诊断，准确率达 80% 以上；基于知识库的临床辅助决策系统（CDSS）在电子病例达到 5 级以上的医院得到推广应用；基于电子病历及其电子文书的数据深度挖掘、专科专病及其药品评价、筛查等方面的 AI 应用也开始起步；生物与制药方面，通过医企合作，利用大数据、计算平台以及基因数据库与医疗临床大数据的结合应用，开展生物制药方面的筛选与评价，取得较好效果；卫生健康现代服务业方面，随着医疗医养一体化，在分级诊疗体系的支持下，个性化保健等新市场、新产业正在兴起；云计算及云服务方面，在人工智能与大数据平台支撑下，面向卫生健康信息化深度支撑和智能服务的基本条件已经具备，实现有效整合后，将为深圳市市场和产业快速发展提供新动力。

3. 管理制度利于提升治理效能

北上广等一线城市公立医院举办主体多，在医院管理上存在着多头办、多头管的问题，信息化统筹协调难，数据汇聚共享阻力大；深圳市公立医院管理体系简单、统一，全市公立医院均为市级或区级政府举办，公立医院管理职能统一由卫生行政部门负责，利于提升治理效能、推动实现医院间信息互联互通，为医疗卫生领域从信息化建设到智能化建设提供基础条件。

（二）深圳市卫生健康数字化发展

深圳市卫健委"十三五"时期大力推进智慧健康服务体系建设，着力推进卫生健康信息化建设治理和应用水平，顶层设计逐步完善，基础建设不断加强，便民惠民效果日益显现。"全国卫生健康信息化发展指数"是国家卫健委用于衡量各地卫生健康信息化发展的综合指数，2021 年深圳市在 36 个直辖市、副省级城市及省会城市卫生健康信息化发展指数综合评价排名第 2 位。

1. 以居民健康档案为核心建立全民健康信息平台

2016 年，深圳市通过国家互联互通标准化成熟度四级甲等测评，与北上广等一线城市基本处于同一水平（北京市共 4 家区域单位通过四级甲等，上海市共 7 家区域单位通过四级甲等，广州市 1家区域单位通过四级乙等，深圳市共 2 家区域单位通过四级甲等）。联通 68 家公立医院、731 家社康中心和所有公共卫生机构的卫生健康数据，建立以居民健康档案为核心，涵盖儿童保健、妇女保健、疾病控制、医疗服务等业务的全民健康数据中心，汇聚 3000 余万份电子健康档案，业务数据超过 100 亿条。制定了技术、业务、管理、运营和重大疾病防治等 76 项深圳市本地化的标准规范。建成了社康服务系统、双向转诊系统、妇幼保健系统、卫生监督系统、血液管理系统、急救管理系统等应用系统，基本实现了医疗服务、公共卫生和社康管理的业务协同。建设疫苗接种系统、核酸采样登记服务系统、核酸报告查询系统等防疫系统，有效支撑了全市大规模人群筛查工作。推广在线签约问诊、电子健康码线上预检分诊，实现检查检验报告互联互通，降低线下就医交叉感染风险。开展重点地区来深人员、重点行业人员的在深就诊专项排查，防范全市各医疗机构院感风险。

2. 以电子病历评级为抓手，全面提高医院信息化水平

深圳市在两级医院中积极推进电子病例系统应用分级评价工作。通过以评促建，真正提升医院信息化水平，根据广东省卫健委 2018年组织的对全省 627 家公立医院信息化建设水平综合调查结果显示，深圳在业务应用、信息平台、基础设施、安全防护和新兴技术等方面多项排名全省第一。

截止至 2020 年底，深圳通过电子病历高级别评价（即评审结果为 5 级及以上）的医院共 9 家：深圳市中医院、北京大学深圳医院、深圳市第二人民医院 6 级（3 家），华中科技大学协和深圳医院、深圳市眼科医院、深圳市妇幼保健院、深圳市人民医院、深圳

市第三人民医院、深圳市儿童医院 5 级（6 家）。

截至 2020 年底，深圳市医疗机构互联互通成熟度评价三级以上机构中，区域：四甲 2 家（深圳市卫生健康委员会，深圳市龙岗区卫生健康局），三级 2 家（深圳市宝安区卫生健康局，深圳市福田区卫生健康局）；医院：五乙 2 家（北京大学深圳医院、深圳市宝安区妇幼保健院），四甲 10 家［北京中医药大学深圳医院（龙岗），深圳市宝安区人民医院，深圳市第三人民医院，深圳市妇幼保健院，深圳市龙岗区人民医院，香港大学深圳医院，深圳市儿童医院，深圳市人民医院，深圳市中医院，深圳市第二人民医院］。

3. 智慧便民服务程度提高

为完善智慧便民服务，不断深化医保移动支付应用，进一步推进分级诊疗和"强基层"重点工作任务，率先在国内实践社康微信医保支付，并在东门街道社康中心等地试点运行。探索建设互联网医院，创新智慧门诊建设，华中科技大学协和深圳医院（南山医院）是首批获得广东省互联网医院牌照的医院。不断加强区域医疗健康信息化建设，截至 2020 年底，深圳市属公立医院基本实现检查检验结果互联、互通、互认。

四　深圳市卫生健康数字化发展存在的问题

（一）资源统筹和整合能力不够

卫生健康信息化工作的体制机制还不够顺畅，统筹协调力度有待加强，各区发展不均衡。信息化对业务支撑、融合和协同不够，存在信息与业务脱节和"两张皮"现象。考核制度不完善，缺乏激励约束机制，未将信息化建设考核与医院绩效考核挂钩。存在重复建设、分散建设和多头管理、多头采集、多系统并立等问题，"信息孤岛""信息烟囱"依然存在，如市疾控中心有 40 多个系统，其中有国家系统部署 16 个，省级系统部署 13 个，信息互联互通和数据共享难度大。

（二）卫生健康标准体系不健全，标准化建设工作有待进一步加强

覆盖卫生健康行业的资源、服务、管理等要素的编码体系不统一，标准规范长效维护机制尚未形成，目前颁布和推行的卫生健康

标准相互冲突、兼容性低、颗粒度不够、覆盖面不全。目前有国家、行业、广东省卫生健康相关标准超300项，但《疾病控制基本数据集》与《继续医学教育管理基本数据集》存在代码编号的冲突、电子病历相关数据集颗粒度过粗、不适用于专病库建设等问题；血液透析数据集、职业病编码、穿戴式设备数据集与交互服务规范等多项专业化标准未制定，无法支撑新型业务发展。深圳市卫健委编制了《深圳市卫生健康标准体系指南》，包含6大类19小类155项标准，其中95项可以引用国家标准，23项需要在国家标准的基础上进行修订，37项需要新制定，卫生健康信息化标准体系需要进一步完善。

（三）医疗机构间数据治理难度大

医疗卫生行业系统开发厂商多，系统架构、技术路线、开发工具不同，标准化程度参差不齐，各医院系统形成"信息烟囱"，院内、院间互通存在"信息壁垒"。各医院卫生健康数据汇聚到全民健康信息平台后，数据治理的难度指数级增加，无法形成以患者为中心的全生命周期的电子健康档案。同时，随着国家政策变化与医院业务发展，越来越精细的业务划分和新技术的不断应用，使医疗卫生领域信息数据量大幅增加、数据业务日趋复杂，数据治理难度不断提升。以接口为例，单体综合医院大概有上百个信息系统，实现院内的互联互通至少要做700多个接口，实现与区域内其他医院的数据共享与业务协同大概要做200多个接口；区域层面，为实现全市卫生健康信息的汇聚、系统间的业务协同、综合管理、外部共享和便民服务，需要做300个接口，日均交换约5000万条数据。

（四）卫生健康信息化人才紧缺，投入不足，对数字健康产业支撑带动作用不够

人力资源配置上，存在总数不足、复合型人才稀缺等问题。区域卫生信息化部门人数在10人及以下的占比为87%，三级医院信息化部门人数在10人以下的占比为54%，对高层次人才吸引力不足。医院信息化部门85.37%的人员专业为"计算机/工科专业"，"研究生及以上学历"在医院中占比仅为9.8%，复合型、高层次人才稀缺。在信息化资金投入方面，56%的医院信息化投入占年度总

收入的 0.1%—1%，各级医院均反馈信息化建设的最大障碍是缺乏资金支持，难以满足建设需要。

全市公立医院 HIS 系统承建商 90% 以上为创业慧康、东华医为、厦门智业等公司，本土医疗信息化公司数量少、规模小。腾讯、平安等本土商业巨头在医疗健康行业的专业化沉淀不足，无法抓牢医院、医生等智慧医疗的核心资源，对医疗大数据挖掘运用专业化深度不足；云计算、大数据、物联网等信息技术与健康服务的技术融合、业务融合、数据融合程度低，行业与产业深度对接的体制机制、政策不健全，健康医疗大数据支撑带动生物医药、医疗器械、精准医疗和商业保险等新业态、新格局尚未形成。

五　发展策略

卫生健康信息化是卫生健康事业高质量发展的重要内容，也是深圳市卫生事业实现"弯道超车"的重要举措之一，更是深圳市走出一条差异化、有竞争和比较优势的卫生健康事业发展的必由之路。

（一）健全电子健康档案数据库、电子病历数据库和重大疾病专题数据库

1. 以居民电子健康档案建设为突破口，支撑全方位全周期居民健康管理服务

推动居民实名制就医，以居民身份证/电子医保码/市民电子健康码为主索引，制定居民电子健康档案管理办法、居民电子健康档案最小数据集标准和接口规范，构建以居民授权为基础的电子病历和健康档案查阅共享机制。推动医疗数据、公共卫生数据向电子健康档案汇聚，为市民提供预防保健、临床诊疗、康复护理等全生命周期健康管理服务。逐步接入市民健康素养水平测试、体质测评、可穿戴设备、智慧居家检测等健康信息和生命体征数据，向市民开放个人健康档案信息查询、维护和管理功能，推进居民电子健康档案数据的深度运用和大数据分析，逐步实现面向市民的全流程全景展示。2021 年底，完成电子健康档案和电子病历浏览器开发工作，并在全市公立医院推广应用。

2. 以统一电子病历数据库为突破口，建设公立医院运营管理统一业务底座

开发一套全市统一使用的医院信息化业务底座，实施全市公立医院信息系统一体化管理。成立卫生健康信息化标准委员会，制定医院信息化管理各类标准及规范，实现信息化建设统一指引、标准和接口，支持全市公立医院将业务系统接入业务底座；基于市级统一业务底座，医院根据自己业务及发展需求进行系统二次开发和运用，满足医院个性化使用需求。建议新建成的全部市属医院纳入医院信息化统一业务底座试点单位，吸引现有的医院加入系统底座联盟，实现医院信息化集约建设，促进医疗信息化产业迭代升级，推动全市医疗数据互联互通，提升健康医疗大数据资产价值。

3. 以重大疾病专题数据库为突破口，提升重大疾病联防联控、科学研究能力

实现重大疾病一病一库，利用大数据开展流行病学调查、预防保健、临床诊疗、临床医学研究，构建预防保健、临床诊疗、科学研究协同机制，辅助开展真实世界的临床医学研究。以信息化为支撑，推动医防融合发展，全科与专科协同服务，贯通"预防保健—临床诊疗—康复护理—健康管理"全方位全周期健康管理、健康干预效果评价的闭环管理体系，完善中西医协同救治机制，提高重大疾病早发现、早干预、早治疗、早管理水平，切实降低重大疾病的发病率、患病率、病死率以及疾病经济负担。依托区域卫生信息平台，推动联盟内各成员单位信息共享。由各牵头医院负责，开发专科专病防治信息系统并接入区域信息平台、公共卫生信息系统和社区健康服务信息系统。运用云计算、人工智能等先进技术，开展专科专病预防保健、临床诊疗、康复护理和健康管理数据分析，为专科专病防治提供科学支撑。发展面向各成员单位的远程医疗协作网，提供远程会诊、远程培训、远程影像、远程心电诊断等服务。推动重大疾病防治体系"医、教、研、防、管"协同发展，构建科学研究、疾病控制、临床治疗的有效协同机制。推动重大疾病防治力量重心下移、关口前移，促进医防融合发展，构建筛查与发现、病人登记、临床诊疗与健康管理、健康干预效果评价全过程闭环管

理体系，建立健全重大疾病健康管理制度。

（二）以三大数据库为基础支撑，优化卫生健康信息化管理，推进卫生健康治理体系和治理能力现代化

1. 优化医疗服务综合监管

构建科学的医疗服务监管指标体系，充分运用 BI 分析工具和大数据算法模型对三大数据库数据进行分析处理，以一键可知全局的理念建立医疗服务监管和预警机制，提供统计分析和决策支持。推动电子签名认证应用，加强卫生专业技术人员执业监管、诊疗行为监管。执行统一疾病分类和编码、临床操作分类和编码、临床疾病诊断术语集、病案首页，促进临床诊疗数据可交换、可测量、可比对。实现医疗资源、医疗机构工作负荷、工作效率、医疗质量、用药合理性、危急值、远程诊疗等数据的收集、监控、分析、评估，健全医院医疗服务综合评价体系，提升医院管理水平。

2. 优化卫生人力资源管理

按照人事管理目标，对全市医疗、公共卫生等人事资源进行综合监管，包括卫生机构人力资源多维度的统计分析、卫生机构人员流动管理、从业人员基本信息管理、卫生高层次人才管理、卫生人才学术任职管理、卫生人才引进管理、卫生人才培训管理、卫生人才出国境管理、卫生人才科研成果管理、卫生人才奖惩情况管理等，为卫生人力资源的合理调配与统一管理提供数据支撑。在此基础上，健全涵盖医德医风、临床诊疗、科研带教、公共卫生服务等方面的要素卫生专业技术人才评价体系，发挥人才评价的激励导向作用，最大限度地激发卫生专业技术人才的积极性。

3. 优化公立医院运营管理

聚焦医院人、财、物管理，围绕财务监管、成本监督、预算监控、资金监控、费用监测、绩效监测、资产监督等任务开展平台建设工作。建立公立医院运营数据中心，汇集公立医院所有运营数据，实现医院人财物资源、成本预算、固定资产等运营分析。建立健全全市医疗卫生服务体系、医疗机构、各学科门类、各临床专业的绩效评价机制，指导公立医院完善对工作人员的绩效评价，规范各级各类公立医院绩效评价工作，推动医院改进服务质量，规范服

务行为。

4. 优化公共卫生综合监管

推动各专业公共卫生服务资源、项目、流程、评价指标的整合优化。统筹健康行为危险因素、传染病、慢性非传染病、死因监测等工作，优化全市重点疾病监测哨点，整合单病种、单因素监测系统，构建全市统一的公共卫生监测体系。推动公共卫生、体育、环境、食品、安全生产与职业危害因素、学校卫生等大健康监测信息整合运用，提高健康行为危险因素识别和干预能力，提升对不明原因疾病的主动监测能力，实现疾病防控关口前移，提高疫情防范与暴发控制能力。

5. 优化居民健康管理

通过多类型健康数据收集与应用型整合驱动，以及云计算、人工智能等技术为居民提供个性化的居家健康管理服务，影响居民日常健康行为，从而提升健康管理的精准性，并结合健康服务实现个体化精准医疗。以深圳市社区健康服务信息平台为基础，全面贯彻落实社区健康服务、基本公共卫生服务、家庭医生服务管理规范和技术标准，建立开放式、互联网、智能化、智慧化的居民健康管理平台，并提供"健康深圳 App"医生端和客户端，实现基本医疗、基本公共卫生、医养结合、家庭医生等服务融合发展，实现在线服务、在线核算、在线评价。贯彻落实《深圳市医疗卫生机构公共卫生责任清单和工作任务》，由各公共卫生机构提出需要社康中心完成的服务内容、数据集标准、统计指标变量，采取信息化手段嵌入居民健康管理平台，实现公共卫生服务信息从居民健康管理平台采集，各专业公共卫生机构从区域全民健康大数据中心存取数据。打通二三级医院与基层医疗卫生机构之间的双向转诊信息渠道，所有二三级公立医院必须明确专门机构负责协调双向转诊工作，提前将医院的专科号源优先配置给社康中心，对基层医疗卫生机构上转的病人实现优先接诊、优先检查、优先住院。

（三）实施"互联网＋"医疗健康"一站式"便民惠民服务工程

加快公众健康服务门户"健康云"建设，全面推进"互联网＋

医疗""互联网＋健康""互联网＋护理"等服务，完善"互联网＋"医疗服务收费体系，实行医疗付费、医保报销、健康管理等"一站式"服务。推进互联网医院及智慧医院建设，开展诊前咨询、预约挂号、智能分诊、诊间支付、报告查询、院外随访、家医签约、转诊服务、远程医疗、药品配送、健康管理延伸以及电子病历云端管理、电子处方中央审核等服务，改善市民就医体验。探索设立电子处方中心，推动医疗机构处方信息与药品零售消费信息互联互通。推动智慧社康建设，全面推广使用"社康通"官方小程序，推动5G、人工智能、智能可穿戴设备在居民健康管理中的应用，加强居民健康动态监测、自我健康管理和健康状况评估。

（四）安全有序推进医疗大数据挖掘与运用，为深圳市产业发展提供新动能

依托市级全民健康信息平台和医疗健康大数据底座，采集和汇聚全市各级各类医疗卫生机构的医疗、卫生、管理等各类业务数据，形成高质量的海量医疗健康数据资产。开展卫生健康领域数据治理行动，建立大数据资源目录，制定大数据资源管理与数据管理标准、数据使用管理办法等，健全大数据采集、管理、应用标准规范及维护机制，对医疗卫生行业数据进行清洗和整合，加强对数据共享使用的安全评估，完善公共数据和个人信息保护，构建系统化、规范化、科学性的健康医疗大数据治理体系。依托专业化的医疗健康大数据运营管理公司，对医疗卫生大数据资产进行运营管理，按照依法保障信息安全、逐步分级开放原则，建立医疗卫生大数据运营服务和监管制度。重塑深圳市卫生健康信息服务业业态，大力引进国内数据存储、分析和数据应用的高端企业，吸引和培育一批数据分析和数据应用的企业，打造形成以数据挖掘、分析、应用服务为核心的产业集群。加快推动医疗健康AI应用领域发展，在辅助诊断系统、疾病风险预测与诊断、药物临床研究、智能可穿戴设备等产品研发和科研成果应用转化方面充分发挥数据价值。建设区域医疗影像云，利用云计算、人工智能等现代信息技术及现代医疗手段，加快深圳市影像检查数据的互联互通及综合应用，助推分级诊疗制度的实施，解决基层医院无人阅片问题，提升基层医疗机

构的服务水平，集约化建设共享、智慧、绿色、环保的医疗影像云服务体系。拓展 5G、智能语音、物联网等信息技术在急诊救治、远程诊断、远程治疗、远程重症监护、中医诊疗、医院管理、传染病监测预警、健康管理等健康领域应用的广度和深度，促进医疗信息化创新发展，加强"智慧设施"建设，高质量提升城市发展能级和核心竞争力。

以大数据为支撑，支持健康医疗数据形成先进生产力，实现深圳市大健康产业与信息技术融合的高水平发展，催生新产业新业态。推动生物技术、医疗健康与 IT 产业深度融合，缩短生物医药产业产品研发周期、降低研发成本，带动深圳市生物医药产业高质量创新发展。医疗器械及可穿戴设备产业。支持各种可穿戴设备等数据采集，推动数字化医疗器械与可穿戴设备产业高质量创新发展。加大数据开放能力，提升健康医疗大数据在医疗卫生领域的应用水平，构建在大数据体系和共享机制支撑下的现代健康服务产业，打造现代健康服务产业新业态。促进数字技术与实体经济深度融合，赋能卫生健康领域开展数字化转型升级，拓展服务能力和服务边界，拓展卫生健康领域新应用，拉动 IT 产业发展及技术、产品升级。赋能升级转型传统产业，促进健康与养老、旅游、健身、休闲、食品等产业融合发展，探索智能健康电子产品和健康医疗移动应用等服务的发展，鼓励龙头企业发挥产业创新带头作用，积极探索金融资本面向新型数字健康产业的投资运作机制，赋能升级转型传统产业。

（五）落实数据安全，建立标准体系，保障卫生健康事业数字化转型

1. 坚持底线思维，落实数据安全和个人信息保护要求

贯彻落实《党委（党组）网络安全工作责任制实施办法》，建立健全网络信息安全与数据安全工作领导责任制，按照"谁主管谁负责、谁运营谁负责、谁使用谁负责"，在落实一把手负总责的基础上，细化网络安全责任分工，明确运营部门、运维部门、使用部门、监管部门等岗位和人员的职责。落实数据安全和个人信息保护制度，建立健全数据安全和个人信息保护制度，规范数据和个人信

息处理活动，做好数据分类分级保护。加强重要数据和个人信息跨机构、跨部门、跨行业流动的管理，严格内容申请和批准流程，加强持续安全监控和审计，确保数据和个人信息处于有效保护和合法利用状态。严格执行国家关于数据出境安全评估管理要求，做到重要数据和个人信息非必要不出境，非授权不出境，非评估不出境，确保重要数据和个人信息安全。探索隐私计算技术在卫生健康领域应用，推进卫生健康数据规范有序流动。

2. 以互联互通和业务协同为突破口，建立并落地深圳市卫生健康标准体系

标准化是开展医疗健康数据治理现代化的系统性、全局性、基础性工程，是打破"信息孤岛"，促进院内外互联互通和数据共享的必由之路，是实现大数据、人工智能等先进技术在医疗健康领域的深度应用、加快构建数字健康产业链的必然选择。目前，迫切需要建立并落地一套既满足国家、广东省数据报送要求又符合深圳市实际的卫生健康标准体系。遵循"标准先行"的原则，全面梳理国家与行业在卫生健康领域中的相关数据标准与规范，建立适用于深圳市的卫生健康标准体系，包括采集标准、质控标准、统计指标标准等。标准体系建成后，要及时对标准进行宣讲、解读，制定标准应用和管理制度，要求各机构按照相关标准积极升级改造系统，并建立定期反馈机制、定期通报制度、绩效考核制度。

第五章 财政保障机制

第一节 政府卫生投入的相关概念

政府卫生投入是政府为履行在卫生领域的职责，通过财政预算安排投入医疗卫生机构（供方）和医疗保障（需方）的资金，目的是改善卫生服务条件，保障公立医院公益性、医疗卫生服务的可及性和公平性，提高居民医疗保障水平，最终改善居民的健康水平。国际经验表明，实现全民健康覆盖的重要保障之一是建立以公共筹资为主的卫生体系。政府卫生投入作为卫生筹资领域中公共筹资的重要内容，不仅是实现卫生筹资公平、缩小地区医疗卫生服务水平差距、促进社会公平的基本手段，也是引导改革、促进社会再分配的有效手段，既有助于促进医疗卫生体系的发展、提高居民健康水平，也能有效消除贫困，缩小地区间、城乡间的差别，提高社会公平。

当前国内对政府卫生投入研究的口径主要分为两类：一是卫生总费用中的政府卫生支出，从该口径看，政府卫生投入是卫生费用核算中反映各级政府用于医疗卫生服务、医疗保障、卫生和医疗保险行政管理事务、人口与计划生育事务、残疾人康复等各项事业的经费。二是财政医疗卫生支出（即政府收支功能科目 210 类卫生健康支出），其范围包括卫生健康管理事务、医疗卫生机构（公立医院、基层医疗卫生机构、公共卫生机构）、中医药、计划生育事务、行政事业单位医疗、财政对基本医疗保险基金的补助、医疗救助、优抚对象医疗、医疗保障管理事务、老龄卫生健康事务、其他卫生健康支出等各项经费。两者的主要差异在于卫生总费用中包括了残疾人康复、军队和武警卫生事务支出等。从国际分类来看，政府卫生支出（即政府卫生投入）又可以分为两类：广义政府卫生支出和狭义政府卫生支出。广义政府卫生支出包括狭义政府卫生支出和社会保障卫生支出，反映政府组织等公共部门作为筹资主体在卫生费用筹集中的作用。狭义政府卫生支出亦称"以税收为基础的卫生支出"，包括中央政府和各级地方政府的卫生支出，但不包括政府对社会保障的财政投入。国内政府卫生支出与广义政府卫生支出相比，没有包括全部的医疗保障经费；而与狭义卫生支出相比，又多出了医疗保障经费的部分，因此，国内政府卫生支出的口径小于广义政府卫生支出而大于狭义政府卫生支出。

第二节　国内政策和国外经验

一　国内政策要求

（一）公立医院补偿机制政策沿革及要求

中国公立医疗机构长期实行"核定收支、定向补助、超支不补、结余按规定使用"的补助政策，倾向于鼓励公立医疗机构通过自身服务实现收支平衡。随着医疗服务成本的提高，医疗服务价格的调整滞后，财政补助的不足，致使公立医疗机构出现"以药养医"的现象。2009年，国务院《医药卫生体制改革近期重点实施方案》（国发〔2009〕12号）明确指出，逐步将公立医院补偿由服务收费、药品加成收入和财政补助三个渠道改为服务收费和财政补助两个渠道，推进医药分开，逐步取消药品加成。医院由此减少的收入或形成的亏损通过增设药事服务费、调整部分技术服务收费标准和增加政府投入等途径解决，由此推进公立医院补偿机制改革。这是中国医药卫生事业改革发展划时代的里程碑。同年3月，中国探索政府卫生投入机制的纲领性文件《中共中央国务院关于深化医药卫生体制改革的意见》出台，要求建立政府主导的多元卫生投入机制。其中，对于明确政府、社会与个人的卫生投入责任、建立和完善政府卫生投入机制、按照分级负担的原则合理划分中央和地方各级政府卫生投入责任、完善政府对公共卫生的投入机制、落实公立医院政府补助政策、完善政府对基本医疗保障的投入机制、大力发展医疗慈善事业等都做出了原则规定。同年 7 月，国家财政部、发改委、民政部等五部委联合出台了政府卫生投入的主导性文件《关于完善政府卫生投入政策的意见》（财社〔2009〕66 号），文件从政府卫生投入的基本原则、范围和方式、各级政府的投入责任以及管理监督等方面做出了具体规定，明确要求完善政府卫生投入政策，建立稳定的财政投入保障机制，优化资源配置，促进医疗卫生服务机制转变和效率提高。2012 年，国务院发布《关于印发"十二五"期间深化医药卫生体制改革规划暨实施方案的通知》（国发〔2012〕11 号），要求地方各级政府要积极调整财政支出结构，加大投入力度，转变投入机制，完善补偿办法。在国家的政策背景下，各地开始了政府卫生投入的探索。

2012 年，深圳市政府发布《深圳市公立医院医药分开改革实施方案》（深府办〔2012〕40 号），开始全面将公立医院补偿渠道由医疗服务收入、药品加成收入和政府补助三个渠道改为医疗服务收入和政府补助两个渠道。以取消公立医院药品加成政策为突破口，同步推进医疗服务支付制度改革，完善公立医院补偿机制，保障公立医院正常运行和可持续发展。从此为深圳市政府卫生投入改革拉开序幕。2013 年，深圳市财政局、发改委等五部门联合印发深圳市政府卫生投入的主导性文件《关于完善政府卫生投入政策的实施方案》（深财规〔2013〕7 号），全面落实国家要求的公立医院六项财政投入，同时改变现行公立医院财政补助方式，建立"以事定费、购买服务、专项补助"相结合的补助办法，按医院提供的基本医疗服务的数量（主要指门急诊人次和住院床日）、质量、满意度等因素核定补助；所属社康机构提供的基本医疗服务补助，与举办医院捆绑核算；公立医院公共卫生服务和社康机构提供的基本公共卫生服务按照项目预算投入。改革后，公立医院的财政补助与人员编制脱钩，较好地保障了医疗机构的公益性，促进了医院服务提质提效，实现了"花钱买机制"的公立医疗机构财政补助机制改革的初衷。2014 年，关于基本医疗服务补助改革的文件《深圳市属公立医疗机构基本医疗服务补助实施细则（暂行）》（深财社〔2014〕99号）发布。新出台的细则中将医疗机构基本医疗服务补助总额分为门诊与住院两部分，规定门诊总额由医疗机构当年的门急诊诊疗人次与门诊补助标准决定，住院总额由年度病床日与住院补助标准决定。在此基础上，细则中设定了分级、分类、分档的补助标准来推进分级诊疗的实施：分级是指在同类型的三级医疗机构补助标准的基础上，逐级上浮二级、一级的门诊补助标准，同时逐级下调二级、一级的住院补助标准；分类是指在补助中引进专科系数，提高专科补助标准；分档则是指单独核算社康中心门诊补助标准，进行政策的适当倾斜，引导鼓励门诊资源下放到社康中心。2014年后，深圳市还出台系列财政补助具体措施，包括新建市属公立医疗机构运营补助办法、深圳市"医疗卫生三名工程"政策措施、关于印发深圳市社康中心公开招聘住院医师、全科医师一次性生活补助发放实施细则的通知以及2019年《关于修订深圳市属公立医院基本医疗服务补助标准》等，建立了贯穿公立医院（筹建、开办、运营全过程）、公共卫生、卫生事业等的经费保障体系。

（二）公共卫生服务补助改革历程及要求

2009年的《中共中央国务院关于深化医药卫生体制改革的意见》和《关于促进基本公共卫生服务逐步均等化的意见》文件指出，通过实施国家基本公共卫生服务项目和重大公共卫生服务项目，明确政府责任，使城乡居民逐步享有均等化的基本公共卫生服务。同时，各级政府要根据实现基本公共卫生服务逐步均等化的目标，完善政府对公共卫生的投入机制，逐步增加公共卫生投入。国家基本公共卫生服务项目正式开始，并要求年人均基本公共卫生服务经费标准不低于15元，2011年不低于20元，以"年初预拨、年末据实结算、国库集中支付"的原则进行拨付，促进基本公共卫生服务逐步均等化，使城乡居民健康水平得到进一步提高。实施国家基本公共卫生服务项目是促进基本公共卫生服务逐步均等化，增进人民健康、实现卫生公平的重大举措。

2010年深圳市发布《深圳市实施国家重大和基本公共卫生项目财政补助方案》（深财规〔2010〕6号），也明确基本公共卫生项目补助经费和重大公共卫生项目补助经费都按照"年初预拨、年末据实结算、国库集中支付"的原则进行拨付。然而，无论是国家还是地方层面的基本公共卫生服务项目实施都面临着公共服务项目难以量化、考核人员水平参差不齐以致难以达到基本公卫服务的要求水平、绩效考核不规范以致没有激励作用等问题。因此，全国开始探索公共卫生项目创新绩效评价方式。

2019 年，深圳市卫生健康委员会、深圳市财政局印发了《深圳市基本公共卫生服务管理办法》（深卫健规〔2019〕3 号），目的是加强基本公共卫生服务管理，推进健康深圳建设，促进基本公共卫生服务均等化，努力全方位全周期保障市民健康。其投入和考核细则包括：市卫生健康行政部门根据国家和广东省下达的基本公共卫生服务任务数，结合本市实际情况，经科学测算后，向各区下达基本公共卫生服务量化工作目标和相关指标要求；市/区卫生健康行政部门会同财政部门制定各项基本公共卫生服务的工作量当量、工作量当量补助基础标准，以及市级绩效考核办法，并每年对各区开展基本公共卫生服务的情况进行市级绩效考核，考核结果作为分配本年度基本公共卫生服务中央财政专项补助资金的依据；年度基本公共卫生服务市级绩效考核中排名靠前的区，由市卫生健康行政部门在下一年度中央财政专项补助资金分配时予以奖励。深圳市基本公共卫生服务经费按照参与基本公共卫生服务医务人员的工作量当量、工作当量补助标准、工作质量、满意度等要素核定，体现了以事定费、多劳多得、优绩优酬、奖勤罚懒，提高公共卫生人员的服务水平和积极性，合理拉开差距（见图 5-1）。

近来国家发布《关于做好 2021 年基本公共卫生服务项目工作的通知》（国卫基层发〔2021〕23 号），强调创新项目绩效评价方式，完善评价方法，充分利用信息化手段，推动从过程评价到健康结果评价转变，从阶段性评价向日常评价和阶段性评价结合转变，将群众满意度作为绩效评价的重要参考指标。值得关注的是，自公共卫生服务项目启动以来，公共卫生服务年人均经费逐年上升，国家年人均基本公共卫生服务经费标准由 2009 年的 15 元/每人每年上升到 2021 年的 79 元/服务人口。而深圳市早在 2020 年将年人均基

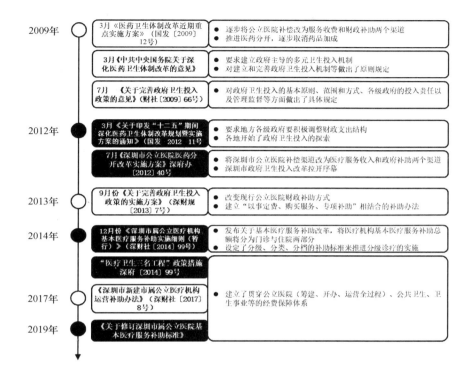

图 5－1　新医改以来我国公立医院补偿机制沿革主要相关政策

本公共卫生服务补助标准提高到 120 元/服务人口，2021 年加入 9元的其他基本公共卫生服务总体人均补助经费及新增人均 5 元的用于开展新冠肺炎疫情防控经费，年人均基本公共卫生服务补助标准达到了 134 元，这体现了国家及地方对公共卫生的重视及人民公共卫生健康需求的提高（见图 5－2、图 5－3）。

（三）社会办医财政补助发展历程及要求

国家 2009 年出台的政府卫生投入主导性文件《关于完善政府卫生投入政策的意见》指出，政府在保持公立医疗卫生机构适度规模的同时，要在平等、公开、规范、有序的基础上，鼓励和引导社会资本参与部分公立医疗卫生机构的重组改制或者直接举办医疗卫生机构，或提供基本公共卫生服务项目，为不同层次的患者提供更多的选择空间；2013 年国家卫生和计划生育委员会、国家中医药管

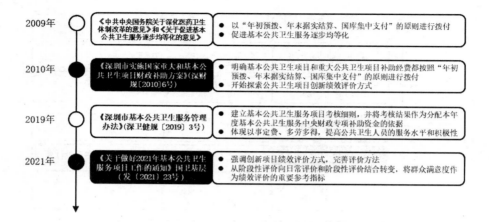

图 5-2　新医改以来我国公共卫生服务补助改革主要相关政策

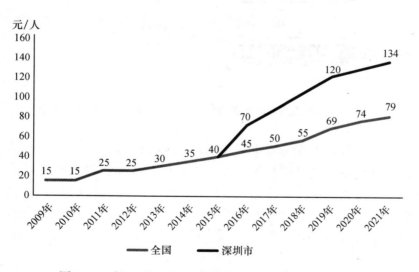

图 5-3　新医改以来我国基本公共卫生服务补助标准

理局出台了《关于加快发展社会办医的若干意见》（国卫体改发〔2013〕54 号），文件提出要将社会办医纳入区域卫生规划统筹考虑，优先支持社会资本举办非营利性医疗机构，加快形成以非营利性医疗机构为主体、营利性医疗机构为补充的社会办医体系。随后国务院办公厅于 2015 年出台了《关于促进社会办医加快发展的若干政策措施》，从进一步放宽准入、拓宽投融资渠道、促进资源流动和共享、优化发展环境四个方面提出促进社会办医加快发展的措施。其中，在拓宽社会办医融资渠道方面明确提出要加强财政资金扶持、丰富筹资渠道并提出要优化融资政策，以此促进社会办医疗机构的发展。

根据国家发布的政策文件要求，深圳市先后出台了《关于鼓励社会资本举办三级医院的若干规定》（深府函〔2013〕217 号）、《深圳市人民政府关于深化医药卫生体制改革建设卫生强市的实施意见》（深府〔2016〕14 号）和《深圳市人民政府办公厅关于印发深圳市推动社会办医加快发展若干政策措施的通知》（深府办〔2016〕16 号）等系列文件，提出对符合条件的社会办医疗机构在基本公共卫生服务、基本医疗服务、等级评审、重点学科、所得税奖励等方面均予以补助。经统计，全市 27 项政府卫生投入政策中有 3 项适用于社会办医院，13 项共同适用于公立医院与社会办医院。随后于 2017 年 11 月，根据深府〔2016〕14 号文件要求，结合部分社会办医疗机构提出的财政补贴门槛过高，补贴政策难以落实等问题，以及将符合条件的社会办社康中心、门诊部等机构纳入基本医疗服务补贴范围等诉求，市卫生计生委、市财政委联合印发了《关于印发深圳市社会办医财政扶持政策实施细则（试行）的通知》（深卫计发〔2017〕51 号）（以下简称《实施细则》），将有关鼓励社会力量办医的政府扶持项目进行归纳、整理，明确了补助标准、对象和范围，以及规范了补助渠道、资金来源和监督考核等事项。扶持项目包括基本医疗服务补贴、基本公共卫生服务补贴、基本医疗床位奖励、医院等级评审奖励、卫生强市共建临床医学院补贴、上缴所得税财政奖励、市级医学重点学科和中医特色专科（专病）建设补贴、"三名工程"专项经费资助、市级科研项目资助、院前医疗急救奖励、疾病应急救助补贴、家庭医生服务补贴和其他卫生项目专项补贴等 13 项。补助资金由市、区财政分别承担：除基本公共卫生服务和家庭医生服务等项目由区级财政承担、"三名工程"相关项目由市、区财政分别承担外，其余由市级财政承担。

《实施细则》中确定社会办医院为参保人提供的基本医疗服务分别按三级门急诊 20 元/人次、住院 60 元/床日；二级医院门急诊 25 元/人次、住院 50 元/床日；一级医院门急诊 30 元/人次、住院 40 元/床日；社康中心门急诊 40/人次，其他医疗机构门急诊 40 元/人次予以补助。基本医疗床位则按照每床 10 万元标准，分 5 个年度平均每年每床 2 万元的方式对达到发放条件的三级社会办医院（一二级社会办医医院不补）进行补助。如要求当年医院基本医疗床位服务的出院病人床日数不低于该医院同期全部出院病人床日数的50%、开放病床总使用率不低于 60% 等。

2019 年，国家卫生健康委员会、国家发展和改革委员会、人力资源和社会保障部等 10 个部门联合出台了《关于印发促进社会办医持续健康规范发展意见的通知》。文件提出，要拓展社会办医空间，对于社会力量在医疗资源薄弱区域和康复、护理、精神卫生等短缺专科领域举办的非营利性医疗机构，当地政府可与公立医疗机构同等提供场地或租金补贴和其他支持政策；其次，文件要求落实税收优惠政策，营利性社会办医可按规定享受相应税收优惠（见图5 - 4）。

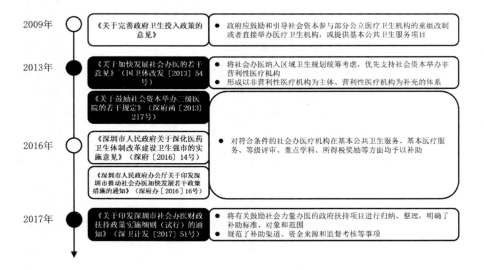

图 5 - 4 新医改以来我国社会办医补助改革主要相关政策

（三）开展政府卫生投入研究的必要性

目前，深圳市医疗财政投入占比位列全国第一，同时存在短时期内不断上升的趋势，政府如何承担日益上升的卫生财政负担成为一个难题。当前，深圳市老龄化程度低、疾病负担较低、财政情况良好、卫生预算充足，不过预计深圳市未来老龄化程度提高，疾病负担加重，这也意味着卫生支出增加，劳动力比例下降与财政收入减少，卫生财政补助在未来的可持续性有待考量。另外，随着健康中国战略的纵深推进，促进公立医院高质量发展、加强公共卫生服务、推进医养融合等改革需求以及新冠疫情暴露出我国公共卫生领域较为薄弱等问题，使公立医疗机构和公共卫生机构的发展面临新形势。在医改深水区和深圳市"双区"驱动的形势下，开展政府卫生投入的机制研究，完善政府卫生投入政策，对于优化资源配置，促进医防融合和分级诊疗，提高资金使用效率，发挥财政资金的战略性引导作用，促使医疗卫生的高质量、可持续发展具有重要意义。

二　国际经验借鉴

（一）英国

英国实行的国民卫生服务体制（NHS）是英国社会福利制度的重要组成部分。NHS的特点是由全科医生作为"守门人"，保障基本医疗卫生服务需求，患者需要通过初级保健方能进行转诊及享受上一级医疗服务。NHS主要由政府提供医疗保健服务，集医疗卫生服务、医疗保障和监管功能于一体，由医疗卫生机构免费或较低价格向城乡居民提供服务，基本实现全民覆盖。2018年英国的医疗保健支出总额为2144亿英镑，占GDP的10.0%。其中政府卫生支出占78%，个人卫生支出占22%。

从筹资机制看，英国的政府卫生支出主要来源为税收以及通过国家保险筹集资金。英国政府通过税收筹资，直接举办公立医疗机构或购买私人医疗服务，向全体公民免费提供基础的医疗服务，体现出较高的公平性和福利性。私营医疗作为NHS的补充，服务对象是高收入、高健康需求人群。

在对资金的分配和使用方面，从功能流向看，英国的政府卫生投入是由社会保障主管机关将所发生的医疗费用直接拨付给医疗服务提供者（全科医生、牙医、医院和药品供应者等）。2018 年政府卫生投入最大的支出为医院服务（即二、三级医院服务，占 49%），其次是基本医疗卫生服务（占 24%），而药品（9%）和护理支出（8%）的占比较少。从机构类型看，英国的政府卫生投入经历了两个阶段：第一个阶段（20 世纪 90 年代以前）的特点是初级医疗卫生服务采用购买服务的形式，二、三级医疗服务采用政府预算分配的形式；第二个阶段（20 世纪 90 年代后）的特点是引入市场竞争，促进资金使用和服务质量的提升。

第一阶段，英国的政府卫生投入主要流向初级医疗卫生服务的代理购买和公立医院服务的全额拨付两部分。此阶段，由于公立医院是国家公有，其运行经费约 88% 由政府提供，医护人员领取固定的工资，缺乏奖励和激励机制，无法调动其工作积极性，因此医疗服务体系出现效率低下、人员冗余等问题。同时随着人民对健康需求的增长，医疗服务供不应求，英国政府卫生支出不断增加，财政面临较大负担。由此引发了 NHS 促进竞争改革。第二阶段，NHS 引入市场竞争，通过创建内部市场，提高政府卫生投入的资金使用效率，进而提升医疗卫生体系的服务效率。主要有以下三方面的内容：一是改革供方，逐步放开医院经营自主权。NHS 允许原本地方卫生局（DHA）下属的公立医院申请为"信托医院"，赋予一定独立性的法人权利。财政部是信托医院的出资者，通过对医院的资产收取利息和股息，以提高医院成本控制意识，防止资产滥用。财政部保留股息，但将利息转移给 DHA，用于 DHA 向信托医院购买服务。后期由于信托医院信息披露不透明，无法保障医疗服务质量，NHS 又允许其转型为以财政部为出资人代表、经营自主权更大的基金信托医院（FT），接受专门监管机构的监督。二是改革支付方，引入第三方支付，增加内部竞争。NHS 鼓励满足规模要求的全科医生团体申请成立全科医生基金持有者（GPFH），DHA 和 GPFH 共同成为患者购买医院服务的代理人，由 NHS 中央委员会每年拨付一定额度的预算资金用于服务购买。GPFH 拥有预算为他们的注册患者从医院购买某些特定服务，由于自身经济利益的刺激与约束，GPFH对卫生服务提供方发挥很好的监督制约作用。三是增加信息透明度，扩大需方自主选择权与支付方式改革相结合。NHS通过建立医院强制性信息披露制度，赋予和扩大患者挑选医院的权利，挂钩医院服务质量与患者就诊选择，促使医院提高管理水平和医疗服务质量。支付方式上采用按诊断分组付费制度（PbR）取代原来的价格合同谈判，以疾病治疗时长作为标准进行不同服务编码，按照对应价格付费，控费的需求倒逼医院进行服务改革，保质增量。由此创建信托医院作为医疗服务供方、DHA和GPFH作为支付方的内部市场框架，同时赋予需方更大的自主选择权利，改进支付措施，促进政府卫生投入的使用绩效，改善国民健康。

在监督绩效方面，英国主要通过三个层面进行操作。一是提高自治、增强问责。在提高FT经营自主权的同时设立专门的监管机构对其经济活动进行监管；二是加强供方服务质量的绩效考核，根据考核结果支付供方；三是提高行政效率、压缩管理成本。通过减少管理层级、精简机构，大幅削减卫生部的NHS管理职能，将节省的资金用于提高服务质量和改善诊疗结果。

总体而言，英国政府卫生投入机制是市场化的政府购买服务，这种机制首先需要具备基于医疗服务质量和价格的强制性信息披露制度，赋予患者充分的供方选择权；其次还需要实现公立医院的"管办分开"，赋予医院更多的经营管理自主权。

（二）澳大利亚

澳大利亚的医疗保障制度为国家医疗保险模式，即英国模式。政府通过税收筹集医疗资金，筹建公立医院，为全体公民提供免费的医疗服务。澳大利亚对医疗卫生服务的购买方式也类似英国。政府通过以直接资助和财政补贴的形式与医疗卫生服务提供者建立购买关系，竞争性购买使那些优质的服务提供者能够获得更多的服务机会。

从资金分配和使用情况来看，政府购买服务的提供者主要是医院、全科医疗诊所和社区卫生服务机构。医院方面，政府既可以办医，也可以向公立或私立医疗机构购买医疗卫生服务。政府财政补助是公立医院的主要补偿渠道。澳大利亚政府对公立医院的补助方式为基于按病种加权拨款的总额预算制，即按疾病的诊断相关分组（DRGs）进行成本核算并加权，最终确定拨款金额，该措施从1997年开始实施。政府还通过药物福利计划（即PBS制度）对公立医院进行间接补助，纳入PBS制度的药品大部分费用由政府支付，小部分由个人支付；全科医疗诊所方面，澳大利亚的全科医疗诊所以私人开业为主。除急诊患者外只有经全科医生转诊才能到医院治疗，政府向其购买诊疗、预防保健等服务。澳大利亚政府对全科医生的付费方式为按服务项目付费。全科医生一般采用政府制定的价格标准，通过与政府签订合同并提供约定的服务来获得补偿；社区卫生服务机构方面，澳大利亚的社区卫生服务机构作为全科医疗诊所和医院的辅助和补充，政府主要向其购买儿童和家庭保健、社区康复等服务。社区卫生服务机构的筹建主要来源于政府拨款，凡是符合区域规划的社区卫生服务点均被纳入年度拨款计划中，其次还有按项目进行拨款。

在监督绩效上，澳大利亚政府对服务提供者的监督与评价也是政府购买的一个重要环节。在对医院的监管上，由政府资助成立的健康医疗标准委员会（ACHS）对全国医院进行监管，同时为了确保公平公正，各州采用交叉检查方式，检查组成员由其他州的医生、护士等组成。在全科医疗诊所以及社区卫生服务机构的监管上，政府出台比较完善的标准体系对其进行认证，并由全科医生认证协会/澳大利亚社区卫生协会检查其提供的服务质量是否合格，最终根据评审结果来确定经费支持情况。

总体而言，澳大利亚的卫生筹资方式以及医疗服务购买方式均类似英国，竞争性购买极大地提升医疗服务质量。澳大利亚政府对所购医疗卫生服务的监督与评价涵盖各个机构，并注重第三方评估，具有较强的统一性和规范性，也保证评价的可靠性和权威性。

（三）新加坡

新加坡实行的是公私互补的典型双重卫生服务体系。其中，公立医疗资源自2018年整合为三大医疗区域（RHS），分别为新加坡保健服务集团（SHS，东部）、国立医疗集团（NHG，中部）和国立大学医学组织（NUHS，西部）；三大集团的所有权和经营权均实现彻底分离，所有权属于政府，但按照公司制运营，政府通过补贴的形式保障居民在公立医院的基本医疗服务需求。根据新加坡财政部公布的收支数据，2020年新加坡政府卫生投入166.52亿美元，占财政总支出的17.70%，GDP的3.6%。

从筹资渠道看，新加坡卫生总费用筹资来源主要包括政府筹资、中央公积金系统筹资、个人自付以及雇主发起的医疗计划。其中，政府卫生投入主要筹资来源为政府税收。

从资金分配和使用情况来看，新加坡的政府卫生投入根据具体用途可大致分为基层医疗卫生机构及公立医院的运营及发展资金、医疗服务补贴两类。此外，由于新加坡的医疗服务体系特殊性，其医疗保障体制不是单一的福利型或保险型保障制度，而是实行"政府津贴（Subsidies）、保健储蓄（Medisave）、健保双全（Medishield）、健保基金（Medifund）"四位一体的医疗保障体系。如果从医疗保障体系来看，其中政府津贴作为政府卫生投入的一部分，分别流向上述三类计划，大致可分为门诊和住院两类。门诊方面，政府为成年人补贴50%，对18岁以下的未成年人和65岁以上的老人补贴75%；住院方面，由于新加坡采用公立医疗卫生服务机构的市场化运作，同时大力发展私立全科医生诊所，不利于低收入群体的健康保障，因此新加坡政府将病房分为A、B1、B2、C等4个等级，补贴率分别为0%、20%、65%和80%，B2、C级的低收入群体为政府卫生投入主要补贴对象，以减轻相对贫困，主要补贴范围是基本医疗卫生服务，不鼓励过度使用医疗服务。

在监管方面，由于新加坡公立医院是住院服务的主要提供者，因此政府可以通过补助调节医院的收费标准和经营规模，每年根据国民经济、卫生需求变化以及医疗技术进展而调整，使医院在补助率和收入总量控制之间求得盈亏平衡。2005年起，新加坡推行总体预算，依据医院以往工作量，提供资助额，每年递增2%—4%，对医疗保健费用增长进行适当的控制，避免各医院由于扩大工作量而使财政补助大幅上涨。

　　整体来看，新加坡的医疗卫生体系特点是公私互补，其医疗保障制度建立在"个人负责"辅之以"政府补助"的基础之上，因此其政府卫生投入的占比很低，只占到 GDP 的 3%—4%，政府更强调保障新加坡公民自由选择医疗卫生服务的权利，注重补贴基本医疗服务，保障低收入群体的医疗卫生需求。

　　（四）德国

　　德国的医疗服务体系实施守门人制度，初级卫生保健与二级医疗服务严格分开，绝大多数医院不设立门诊部，提供非住院型医疗服务的多是个体执业的家庭医生，且大部分家庭医生为众多社会医疗保险机构的定点服务提供者；医院只提供专科医疗、住院服务和其他特殊的医疗保健服务。

　　从筹资渠道看，由于德国的医疗保障制度为典型的社会医疗保险模式，其卫生保健筹资主要来自公共渠道（广义政府卫生投入），其中属于保险筹资投入的占比相对较大。2018 年德国卫生总费用为 3906 亿欧元，占 GDP 的 11.4%，其中政府卫生支出占比 73.5%，该支出中法定健康保险、法定长期护理保险等保险筹资占卫生总费用比例达 70.9%，而以税收为主要来源的财政政府卫生投入仅占卫生总费用的 2.6%。表明德国政府的直接卫生投入在其卫生筹资中只起到辅助和调节的作用。

　　在资金的分配和使用方面，从机构类型看，由政府卫生投入主要流向公共卫生机构和医院。由于公共卫生服务机构的公益性原则以及州法律明确规定其服务范围及内容，其整体盈利性不强，因此各州政府每年分拨固定经费进行补贴以保障其正常运行。对于医院而言，凡是列入政府医院发展规划中的医院，不论是公立私立，均有资格接受财政补助和签订社会医疗保险合同，且政府以法律的形式将该项权利制度化。从资金流向看，德国政府卫生投入主要分为两部分，一部分是对社会医疗保障中低收入者、军人、公益劳动者等群体参加医疗保障的补助，另一部分是对医院投入成本的补助。德国医院筹资机制主要采用"双重补偿"的方法，医院投入成本中的运营成本和资本成本各有其补偿来源：运营成本由社会医保支付，资本成本（包括基建、设备等）则由政府财政支付，联邦政府和州政府各负担50%。从广义政府卫生投入的角度看，德国政府财政卫生投入主要用于公共卫生服务、住院护理、门诊护理等。2018年数据显示，德国的政府卫生支出中所占比重最大为长期护理（38.5%），其次为医院住院护理和公共卫生服务（均为19.2%），门诊护理为11.5%，长期照护为14.8%，剩下的药品、行政管理以及其他服务支出占政府卫生支出比重均为3.8%。

在监督管理评价方面，德国政府的直接卫生投入在其卫生筹资中只起到辅助和调节的作用，而政府不过分干预卫生投入中来自社会医疗保障筹集资金的应用。医疗保险费用的支付是通过医疗保险协会（即所谓"疾病基金协会"）和医疗机构协会集体谈判订立契约而得到执行。政府负责出于公益性的目的，承担对所有医院的资产投资责任，且投资的具体金额取决于州政府与每一家医院之间一对一的谈判，同时，德国政府不限制医院寻求非政府投入。综上所述，由于德国的医疗卫生体系特点是政府的强力干预与市场机制的充分运用相结合，政府出于公益性责任提供医院的资产成本保障，但不过分干预医疗保障体系的运行，以保证市场自身运行的高效和有序，因此虽然其医疗卫生支出水平较高，但卫生投入中政府直接卫生投入的占比相对较小。德国的"双重补偿"机制，优点是激励医院提供医疗服务，改善医疗质量，不足是可能会导致过度医疗、医疗费用上升过快现象，因此德国政府所面临的是提高社会医疗保险筹资标准与支付标准的压力（见表5-1）。

表5-1 英国、澳大利亚、新加坡及德国政府卫生投入情况对比

	英国	澳大利亚	新加坡	德国
特点	市场化、购买服务	市场化、购买服务	公私互补，强调个人责任	政府强力干预与市场机制充分运用相结合
筹资	税收	税收	税收	税收、社会筹资

	英国	澳大利亚	新加坡	德国
分配和使用	功能流向：医院服务（49%）、基本医疗卫生服务（24%）、药品（9%）、护理（8%）机构类型：第一阶段：基本医疗卫生服务采用购买服务的形式；二、三级医疗服务采用政府预算分配的形式；第二阶段：引入市场竞争，DHA和GPFH共同成为患者购买医院服务代理人，向FT争取议价；同时建立医院强制性信息披露制度及PbR	机构类型：医院：政府给予办医补贴以及购买医疗卫生服务，补贴方式为基于按病种加权拨款的总额预算制；全科医疗诊所：按服务项目付费；社区卫生服务机构：政府拨款以及按服务项目付费	医疗卫生服务体系运营发展资金、医疗服务补贴：门诊及住院补助	功能流向（广义政府卫生投入）：长期护理（38.5%）、医院住院护理（19.2%）、公共卫生服务（19.2%）、门诊护理（11.5%）、长期照护（14.8%）、药品（3.8%）、行政管理（3.8%）。资金流向：公共卫生机构固定经费保障、医院资本成本投入、对社会医疗保障中低收入者、军人、公益劳动者等群体参加医疗保障的补助
监督绩效评价	1. 提高自治、增强问责；2. 采取注重服务质量的绩效考核，根据考核结果支付供方；3. 提高行政效率、压缩管理成本	澳大利亚政府对所购医疗卫生服务的监督与评价涵盖各个机构，并注重第三方评估，保证评价的可靠性和权威性	1. 通过补助调节医院收费标准和经营规模，保障医院在补助率和收入总量控制之间盈亏平衡；2. 推行总体预算，对卫生费用增长进行适当控制，避免财政补助大幅上涨	政府直接卫生投入起到辅助和调节的作用，政府不过分干预来自社会医疗保障筹集资金的应用

第三节　深圳市现状和问题

一　深圳市卫生投入现状

(一) 深圳市政府卫生投入体系

从财政收支口径看，中国的政府卫生投入属于一般公共预算下的支出，其筹资渠道主要为税收和非税收两部分，其中非税收包括专项收入、行政事业性收费收入、国有资源 (资产) 有偿使用收入、政府住房基金收入和其他收入。政府卫生投入按照资金用途可以分为财政基本拨款和财政项目拨款两类。基本拨款是指符合国家规定的人员经费、公用经费、政策性亏损补贴等经常性拨款，项目拨款是指主要用于基本建设和设备购置、重点学科发展、承担政府制定公共卫生任务等的专项拨款；按照投入涉及的卫生健康服务内容可大致分为公共卫生投入和医疗服务投入两类。而从补偿机制等方面来看，中国不同省市、地区的政府卫生投入机制有所不同。

目前深圳政府卫生投入的机制主要依据《关于完善政府卫生投入政策的实施方案》及《深圳市属公立医疗机构基本医疗服务补助实施细则 (暂行)》两个文件。

在投入范围方面，深圳市对不同机构类别的政府卫生投入范围进行了明确，主要包括公共卫生机构、公立医院、社区健康服务机构、卫生事业发展支出和基本医疗保障支出五类。公共卫生机构包括疾病预防控制、慢性病防治、职业病防治等专业公共卫生机构向社会提供的公共卫生服务；公立医院包括基本医疗服务补助、政策性调整导致收入下降、非医方责任的医疗欠费、特殊专科专病补助、新建扩建医院准备期和运营初期的专项经费补助、执行政府指令性任务造成的成本性支出和其他公卫服务任务补偿、离退休人员费用等；社区健康服务机构包括社区基本诊疗、健康教育与促进、预防接种与传染病预防控制、保健与计划生育技术服务、慢性病综合防治、康复和心理卫生等服务；卫生事业发展支出包括基本建设、医疗卫生设备购置（更新）及房屋设施大型修缮、卫生科研与医师培养、新建（改扩建）医疗机构开办费等；基本医疗保障支出主要是对符合政策规定参加基本医疗保险的少儿、大学生和户籍非从业居民实行缴费补助政策。

在投入机制方面，不同医疗机构的保障方式不同。公共卫生机构方面，人员和运行经费按预算足额保障，公共卫生项目实行"以事定费"，政府交办的年度新增工作事项据实结算，而按规定取得的有偿收入则按国库集中收缴制度上缴；公立医院实行"以事定费""购买服务"和"专项补助"相结合的补助办法。其中基本医疗服务按其工作数量、服务质量、满意度等因素核定补助；综合考虑年度门急诊人次和住院床日、补助标准、质量（满意度）系数和附加系数进行补助总额的测算。补助标准包含标准工作量补助、专科系数和发展系数，其中标准工作量补助是根据医疗机构近三年完成的门急诊人次、出院占用总床日数，分别取 0.2、0.3 和 0.5 的权重与财政补助水平加权测算。同时，为推进分级诊疗，深圳市采取分级、分类分档补助的方式，根据医疗机构的不同级别将标准工作量补助进行上浮或下调。非医方责任的医疗欠费按 6∶4 的比例由财政、医院分别承担。特殊专科专病补助实行定额补助。新、改、扩建医院运行经费分为开业前准备期和开业后运营初期分别补助：准备期对人员经费实行定额补助，开业后三年内按 70%、50%、30% 的比例逐年递减补助新增人员工资福利经费和基本运行公用经费；社区健康服务机构则按照"院办院管"的管理模式，采取政府"专项补助"和"购买服务"补助方法。具体而言，基本公共卫生服务根据《深圳市实施国家重大和基本公共卫生项目财政补助方案》及相关考核评估办法进行补助。基本医疗服务按机构提供服务的工作量、服务质量、满意度核定补助，与承办机构进行捆绑核算（见图 5－5）。

在经费管理方面，深圳市通过推行收支两条线、强化主管部门经费统筹、实施分账核算、严格控制医药费用等方式强化经费管理，提高资金使用效益。在监督管理方面，深圳市通过明确监管职责、建立与完善配套制度、建立绩效评估与考核机制等方式建立健

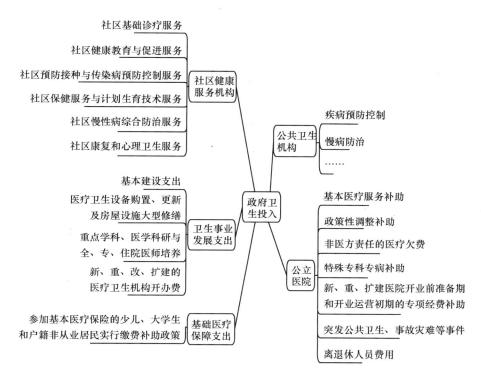

图 5 - 5　深圳市政府卫生投入框架

全监管机制，促进医疗机构健康持续发展。

（二）政府卫生投入现状

中国关于政府卫生投入的研究中，张毓辉等认为根据卫生筹资政策基本理论，卫生费用政策最终的目标是实现人群的健康、提供风险保护和提高人群满意度，并基于此建立了卫生筹资政策分析框架，以卫生筹资的充足性、筹资是否体现了公平性原则、筹资是否高效以及是否具有可持续性四方面作为政策的中间目标进行分析，构建核心内容和指标体系（见图5 - 6）。

本研究基于上述理论框架，从充足性、公平性、投入流向以及可持续性四方面对深圳市政府卫生投入现状进行分析评估（见表5 - 2）。

考虑数据可获得性及分析必要性，本研究时间范围为2012—

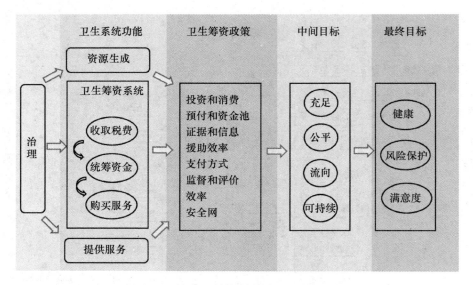

图 5 - 6 卫生筹资政策分析理论框架

2019 年，主要数据来源为 2012—2020 年深圳市财政卫生支出、深圳市卫生总费用报告等。其中，总量数据采用深圳市卫生总费用口径，其他无必要说明均为深圳市财政卫生支出口径。

1. 深圳市政府卫生投入情况

新医改以来，随着经济的增长，深圳市政府卫生投入力度不断增强。政府卫生支出由 2012 年的 116.21 亿元增长至 2020 年的 476.22 亿元，占 GDP 的比重由 2012 年的 0.86% 增长至 2019 年的 1.35%，与上海的投入力度相近（1.48%），2020 年达到 1.72%。这期间，政府卫生投入的年均增长速度为 19.28%，高于 GDP 的年均增长速度（10.37%）和财政支出的年均增长速度（16.44%），也高于上海政府卫生投入的年均增速（13.50%），可见深圳市政府对卫生健康事业的重视。深圳市政府卫生支出占财政支出的比重呈"先降后升"的波动趋势，2012—2016 年从 6.18% 下降到 4.29%，又逐步上升至 2020 年的 11.40%，经访谈，2015—2016 年由于少数医疗卫生项目经费本属于财政 210 科目，但由于难以从其他科目中分离出来，因此此类医疗卫生项目经费实际未归在财政卫生支

表 5－2　　深圳市政府卫生投入政策分析框架和评价指标体系

卫生筹资目标	政策层级	政策目标	相关指标	最终指标
充足性	国家	· 加大健康领域投入力度，科学合理界定中央政府和地方政府的支出责任，履行政府保障基本健康服务需求的责任 · 按照分级负担的原则，合理划分中央和地方各级政府卫生投入责任，地方政府承担主要责任 · 逐步提高政府卫生投入占卫生总费用的比重，使居民个人基本医疗卫生支出负担有效减轻 · 政府卫生投入增长幅度要高于经常性财政支出的增长幅度，使政府卫生投入占经常性财政支出的比重逐步提高	· 政府卫生投入总量，中央财政医疗卫生支出，地方财政医疗卫生支出，中央财政医疗卫生支出比重 · 中央财政卫生支出占财政医疗卫生支出比重，地方财政医疗卫生支出占财政支出比重 · 政府卫生投入增速，政府卫生投入占卫生总费用比重 · 政府卫生投入占财政支出比重	· 政府卫生投入情况：政府卫生投入总量，政府卫生支出占卫生总费用比重，政府卫生支出占财政支出比重 · 市、区级政府卫生投入情况：市级财政医疗卫生支出，区级财政医疗卫生支出，市级和区级财政医疗卫生支出占财政医疗卫生支出比重 · 政府卫生投入增速
	深圳	· 合理划分市、区政府的医疗卫生投入责任，形成职责明确、分级负担、事权与财权相匹配的政府卫生投入体制 · 不断加大政府卫生投入力度，逐步提高政府卫生投入占卫生总费用和经常性财政支出的比例 · 政府卫生投入增幅高于经常性财政支出增幅，所占比重逐步提高	· 政府卫生投入总量，市级财政医疗卫生支出，区级和市级财政医疗卫生支出占财政医疗卫生支出比重 · 政府卫生支出占卫生支出比重 · 政府卫生投入占财政支出比重 · 政府卫生投入增速	

续表

卫生筹资目标	政策层级	政策目标	相关指标	最终指标
公平性	国家	· 卫生筹资公平性：城乡之间政府卫生投入筹资的公平性 · 利用公平性：强化政府在基本医疗卫生制度中的责任，加强政府在制度、规划、筹资、服务、监管等方面的职责，维护公共卫生卫生的公益性，促进公平公正	· 城乡人均政府卫生支出筹资负担比例 · 城乡人均政府卫生投入（使用总额）比例，不同地区人均政府卫生支出水平	· 人均政府卫生投入、人均公共卫生投入 · 各区人均政府卫生投入情况
公平性	深圳	· 确立政府在提供公共卫生和基本医疗服务中的主导地位，逐步提高人均公共卫生经费 · 强化政府维护公共卫生和基本医疗的公益性，促进公共卫生和基本医疗服务的均等与公平	· 人均政府卫生投入、人均公共卫生投入 · 各区人均政府卫生投入	
流向性	国家	· 分配效率：新增政府卫生投入重点用于支持公共卫生、农村卫生、城市社区卫生和基本医疗保障（调整投向）	· 政府卫生投入流向	· 政府卫生投入供需流向、功能流向，机构流向
流向性	深圳	· 分配效率：进一步调整卫生投入结构，加大对公共卫生、基层医疗服务、中医药服务的补助力度；建立分类保障方式，建立卫生经费分类保障制度，重点向公共卫生、社区卫生等基本医疗卫生服务领域倾斜		

出，一定程度上降低了该比重，因此深圳市政府财政卫生投入的比例自2012年以来总体呈逐步提高态势。从卫生总费用的筹资来源看，2012—2020年深圳政府卫生支出占卫生总费用的平均比重为28.45%，比重有所波动，但整体相对稳定，2020年政府卫生支出占比为30.39%，政府卫生投入占比处于全国各省市领先水平；个人卫生支出自2012年的23.82%降至2020年的15.91%，居民看病就医负担有所缓解。《"健康中国2030"规划纲要》提出，"2020年全国个人卫生支出占卫生总费用的比重为28%左右"，而深圳2020年个人卫生支出远低于国家目标值，可见深圳市在降低居民卫生支出负担方面卓有成效（见表5-3、图5-7）。

表5-3　　　　　2012—2020年深圳市政府卫生投入情况

年份	政府卫生支出（亿元）	增速（%）	人均政府卫生支出（元）	占财政支出比重（%）	占卫生总费用比重（%）	占GDP比重（%）
2012年	116.21	–	1101.81	6.18	29.62	0.86
2013年	119.98	3.24	1128.76	5.85	27.69	0.79
2014年	159.91	33.28	1483.54	7.38	32.36	0.95
2015年	153.36	-4.10	1347.72	4.36	27.90	0.83
2016年	179.22	16.86	1505.06	4.29	25.69	0.87
2017年	249.29	39.10	1570.50	5.43	29.02	1.07
2018年	288.81	15.85	1733.44	6.74	28.10	1.14
2019年	364.66	26.26	2132.05	8.01	28.72	1.35
2020年	476.22	30.59	2700.62	11.40	30.39	1.72

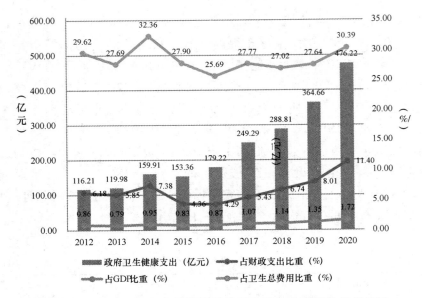

图 5 - 7 2012—2020 年深圳市政府卫生投入主要评价指标情况

2. 市、区级政府卫生投入情况

"区级为主，分级负担"为深圳市政府卫生投入的主要特征。从市、区层面看，新医改以来，深圳市政府卫生支出规模不断扩大。从占比看，市、区两级政府卫生支出占全市政府卫生支出比重相对波动，市级平均占比约 45.02%，区级约 54.98%，可见深圳市政府卫生投入呈现"区级为主，分级负担"的分配趋势（见图 5 - 8）。

3. 人均政府卫生投入

深圳市人均政府卫生投入逐年增长，从 2012 年到 2020 年翻了 2.85 倍。具体来看，人均公卫经费年均增长率为 21.54%；人均医疗服务经费年均增长率为 24.73%。表明深圳市人均公共卫生经费和人均医疗服务经费均呈逐年增长趋势，公共卫生服务与医疗服务的人均经费保障情况相对稳定。

深圳市各区人均政府卫生投入逐年增长，2012—2020 年，南山区、盐田区和大鹏新区的人均政府卫生支出占比最高，2020 年分别达到 11.87%、12.24% 和 12.75%。

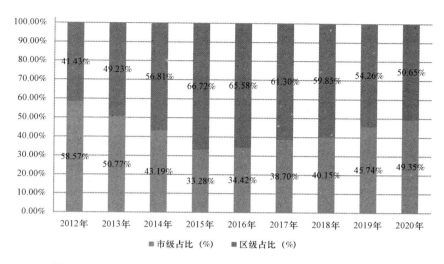

图 5 - 8　2012—2020 年深圳市、区及政府卫生投入占比情况

4. 卫生投入的可持续性

从增长幅度看，2012—2020 年期间，除 2013 年、2015 年和 2016 年外，深圳市政府卫生支出的增长幅度均高于财政收入和支出的增长幅度（2015—2016 年由于少数医疗卫生项目经费难以剥离一定程度上降低了政府卫生支出的增幅）。政府卫生支出从 2013 年的 3.24% 变化到 2019 年的 30.59%，而经常性财政收入和支出整体均呈下降趋势，收入从 2013 年的 16.81% 变化到 2020 年的 2.23%，支出从 2013 年的 7.76% 变化到 2020 年的 -8.24%，政府卫生投入与财政收入的增速之比从 2013 年的 0.19% 增长至 2020 年的 13.74%，2020 年差距更大。总体来看，深圳市政府卫生投入增长幅度要高于经常性财政支出的增长幅度，但政府卫生支出占财政收入比重逐年增加，由 2012 年的 7.84% 增加到 2020 年的 12.35%，增长 4.5 个百分点，表明近年来深圳市政府卫生投入增速较快（见图 5—9）。

5. 居民受益水平

居民公共服务受益水平显著提高，个人卫生支出占比持续下降。公共卫生服务方面，自公共卫生服务项目启动以来，人均经费逐年上升，国家年人均基本公共卫生服务经费标准由 2009 年的 15 元/服务人口提高到 2021 年的 134 元每人每年，体现了国家尤其是深圳对

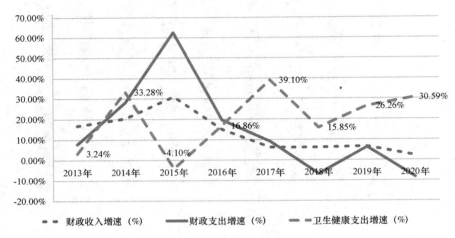

图 5 - 9　2012—2020 年深圳市财政收支增速和政府卫生投入增速比较

公共卫生的重视及人民公共卫生健康需求的提高。医疗卫生费用方面,个人卫生支出占卫生总费用比重从 2012 年的 23.82% 降至 2020 年的 15.91%,下降了 7.91 个百分点,在全国范围内处于前列。

二　存在问题

(一)　政府卫生投入的稳定性有待加强

一是深圳市政府卫生投入增速波动较大。卫生总费用数据显示,2013 年政府卫生投入的增速为 3.23%,2014 年快速增长达到 33.28%,而在 2015 年急剧下降到了负值(-4.09%)。此后经过 2016 年(16.86%)和 2017 年(39.08%)的快速回升后,2018 年(15.84%)又出现较大幅度的下降,另外 2020 年(30.59%)又有较大幅度提升。二是政府卫生支出与财政收入的增长幅度呈逆向变化。2012—2019 年深圳市政府卫生支出的增长幅度高于财政收入和支出的增长幅度且呈正增长,从 2013 年的 3.24% 上升到 2019 年的 26.26%,而经常性财政收入和支出的增长趋势整体均呈下降趋势,收入从 2013 年的 16.81% 下降到 2019 年的 6.64%。出现这种现象一是近年来深圳市卫生系统正在补短板,每年的基建等投入安排一定程度上影响政府卫生投入的增速。二是因为中国经济进入新常态，尤其是疫情对经济的影响，各级财政收入增速明显下降，直接影响到政府卫生投入的增长空间。

（二）政府卫生投入的公平性有待进一步强化

新医改以来，深圳政府卫生投入持续增加，但各区的政府卫生投入不均匀。深圳市人均政府卫生支出从 2012 年到 2020 年翻了 2.85 倍，个人卫生支出自 2012 年的 23.82% 降至 2019 年的 15.91%，居民就医负担显著缓解。但从 2012—2020 年各区人均政府卫生支出来看，各区之间政府卫生投入存在较大差异。

（三）医疗机构公共卫生服务积极性需要进一步激发

按《国家基本公共服务标准（2021 年版）》（发改社会〔2021〕443 号）、《深圳市医疗机构公共卫生服务责任清单和工作指南》（深卫计公卫〔2017〕54 号）的要求，全市医疗机构或哨点医院有承担本市不同公共卫生服务的责任，并制定了相应的工作指南和要求。当前，医院的公共卫生服务和社康的基本公共卫生服务的补助，采取的是按项目预算预付，年度按质量考核结果进行结算的方式。该方式按预算项目控制补助总量，导致工作量越大，人力和支出成本越高，医院收益反而越少甚至亏损的情况，影响了其加强公共卫生服务的积极性，服务的数量和质量难以保证。

第四节　未来发展策略

政府卫生投入的规模和结构受到多种因素的影响，包括人口学因素，如人口数量、人口结构等，随着人口数量增长，人口老龄化程度越高，所需要的卫生投入资金也就越多；慢性病患病率以及传染病的流行也是非常重要的影响因素，比如此次新冠肺炎疫情暴发后，各级财政进行了大量的投入，为疫情的防控和患者救治提供了重要保障；在对影响健康水平的主要危险因素的控制中，政府实行基本公共卫生服务均等化项目和重大公共服务项目等，以保障城乡居民获得最基本、最有效的基本公共卫生服务，缩小城乡居民基本公共卫生服务的差距，使人民能公平享受到基本公共卫生服务，最终使人民不得病、少得病、晚得病、不得大病。政府卫生投入还通过医疗保险、医疗救助等形式来保障居民的卫生服务利用。同时，政府卫生投入的规模受到不同时期的发展理念、经济发展水平、财政收入能力等因素的影响，在健康中国建设中也要求"财政投入上着力保障健康需求"。因此，对于政府卫生投入应该建立起长效、稳定、基于成本核算为基础以结果为导向的投入机制，以确保卫生筹资的充足、公平、高效和可持续。

一　建立以成本核算为基础、健康结果为导向的政府卫生投入机制

"新医改"的实施采取取消药品加成、分级诊疗、按病种付费等一系列改革措施，致力于破除"以药养医"机制，降低卫生费用。然而由于医疗服务定价范畴中未包含科研投入以及其他医疗服务等费用类型，而且随着事业单位养老并轨政策实施，公立医院又承担了繁重的养老保险的支出，将进一步增加公立医院的成本支出与政策性亏损，严重影响到公立医院的运营能力。

医疗成本是医疗服务项目定价的依据，是医疗资源配置和医疗补偿的依据。从宏观层面看，真实、合理的成本信息是政府研究公立医院财政补助政策的依据；从医院角度讲，成本核算有助于控制不合理支出，是医院经营与决策的基础。因此应该建立起成本核算平台，财政部门应将成本数据作为公立医院补偿的基础，制定依据充分、数据准确的财政补偿政策，并出台相应的配套政策，指导不同等级和类型的医院开展成本核算。一方面，通过医疗服务项目盈亏计算和分析，了解医院开展医疗项目耗费的成本和收费补偿，财政部门可以按医疗项目成本的消耗与收费补偿的差额补偿，补偿依据充分、数据准确；对公立医院提供免费的公共卫生服务项目，财政应统一组织核定其服务成本，并按实际成本补偿；对公立医院政策性亏损补助，应与价格制度匹配，以价格亏损的实际额度和亏损项目的服务量确定补助金额。例如，北京市依据医疗项目成本核算结果，制定了财政补偿政策，包括专项补偿、政策性亏损补助和鼓

励性补偿政策，对成本增减幅度、亏损项目和无保本点项目管控效果等关键绩效指标（KPI）进行考核后，向成本效率优化显著的医院提供奖励，发挥财政补助对成本控制的激励作用。另一方面，基于成本核算系统，可以参考医保 DRGs 支付的原理，将各病例归入有相同成本预期的某类患者中，对各类患者设定与其匹配的补偿额，为不同类型的患者制定了不同的定价标准，每个住院病例能收到的基本补偿额取决于病例所在的组群类别和医院投入成本、教学地位、地理位置等因素。

同时，建立以健康结果为导向的政府卫生投入机制，可以综合考虑期望寿命、患病率及死亡率等健康结果指标。例如，构建健康综合指数，并以健康综合指数为因素测算确定未来政府卫生投入的适宜标准（绝对水平），科学合理加大政府卫生投入水平，避免直接出现与财政投入相挂钩的敏感指标。

二 建立动态调整的医疗服务价格体系，推动收费机制健全

由于公立医院属于非营利性医疗机构，医疗服务市场等同于非价格竞争市场，由供方占据主导地位，由此影响到对医疗服务质量的衡量标准，易造成价格与价值不对等的问题。长期以来，中国对医疗服务实行低价或按成本定价政策，以体现医疗服务的公共福利性质，医院由此造成的减收由财政补助。实际上，改革开放 40 多年来，医疗服务成本不断提高，而医疗价格调整滞后，部分医疗服务价格严重低于成本，财政补助不能弥补医院由此造成的亏损，给医院发展背上沉重的负担。为优化公立医院的补偿机制，需重新确立医疗服务价格体系，注重将一般性医疗、护理、手术等技术性服务项目的价格适当提升，确保价格能够真实反映出医疗服务的价值，保障医疗技术服务得到合理补偿，同时适当降低高成本医疗检查与新技术项目的收费标准，保障利润率维持在合理标准、避免价格大幅浮动，并适当扩大服务范围、为患者提供多种治疗方案，供其依据收费标准进行服务项目的自主选择，有效增强医疗服务的人性化特色。逐步建立以成本和收入结构变化为基础的价格动态调整机制。公立医院补偿需要财政、医保、价格三方联动，形成良性、可

持续的补偿机制。

三　建立长期稳定的政府卫生投入机制

政府应该建立长效政府医疗卫生投入机制。首先，建立以政府为主体多渠道相结合的卫生筹资体系，加大卫生资金的筹资能力，保障政府医疗卫生投入的长期稳定，为医疗卫生事业的健康发展作保障。其次，通过立法的方式，建立政府长期医疗卫生投入计划，保障医疗卫生投入占卫生总费用的比例逐步提高，其增速要高于政府支出增速，又保持合理增速。再次，建立合理的分配制度，通过科学的测算方式，保障有限的医疗卫生资源得到最大限度的利用。最后，进一步明确和量化政府卫生投入职责，合理划分各级政府支出责任，建立健全事权与财权相匹配的卫生投入体制，规范各级政府在卫生筹资机制、监管机制上的责任。同时，迫切需要修订完善政府卫生投入政策，从法律上保证公共卫生安全所需的投入。

四　实现区域统筹，保证政府卫生投入的公平性

各级政府应该明确其在卫生投入的主导地位，持续适量增加政府医疗卫生投入水平，使卫生投入能够满足广大人民群众的卫生需求，保障区域内卫生机构的可持续发展。实现区域内统筹，有效减少地区之间的卫生资源的差异性，保证了卫生资源的可及性和公平性，实现各区卫生事业的均衡发展，为深化医改和推进"健康中国"建设提供强有力支撑。

五　调整补助比例，引导分级诊疗

推动医院门诊服务下社康，才能更好地促进基本医疗与基本公共卫生服务融合，形成医防协同机制，促进分级诊疗水到渠成，也从总体上优化财政投入结构，提高投入效率。建议进一步拉开医院院本部的门诊服务补助与社康机构的门诊补助的差距，降低院本部的门诊服务补助，相对提高社康机构的补助标准，引导医院加强社康机构建设，推动专家力量下沉社康机构。院本部的门诊服务补助标准和社康机构补助标准的差距要通过科学的方法确定，引导分级

诊疗的同时也要保证各级医疗机构的业务量，以维护公立医院的公益性。同时，推动医院门诊服务改革，鼓励医院在院本部设立社康门诊，促进全科、专科分离。

六 完善政府医疗卫生投入绩效管理

随着新医改的不断深化推进，政府财政投入对医疗机构的影响越来越大，而目前公立医院缺乏有效的财政补助绩效评价体系来引导医院确保公益性，提高效率。例如，目前尚无对公立医院基本建设与大型设备购置财政补助进行科学、合理评估的制度，资金安排常常缺乏可操作的政策依据，重复投资普遍，资金使用效益低。因此迫切需要完善政府医疗卫生投入绩效管理机制，使其能够适应卫生事业发展的需求。一是继续强化"花钱必问效，无效必问责"的理念，切实提升各部门的绩效管理意识，促进形成"既重投入又重产出，既重使用又重效益，既重分配又重监督"的新观念；二是建立健全卫生投入绩效评价机制，注重对绩效评价结果的应用，并将绩效评价结果作为分配补助资金的重要因素，奖优罚劣，充分调动积极性，提高资金使用效益；将财政投入的绩效考核结果纳入医院整体考评和医院主要领导的考评之中，使其从根本上加强政府医疗卫生投入效率，通过标准化、可操作性、常态化等手段定期对医疗卫生机构进行政府医疗卫生投入的全程考核，使有限的医疗卫生投入能发挥最大的作用。

第六章 深圳卫生健康事业
高质量发展展望

　　健康是社会文明进步的基础，是广大人民群众的共同追求。"十四五"时期是我国开启全面建设社会主义现代化国家新征程的第一个五年，是深圳实现建设中国特色社会主义先行示范区第一阶段发展目标的五年。

第一节　发展基础和环境

一　发展基础

　　"十三五"期间，深圳市委市政府深入实施"健康中国"战略、积极应对人口老龄化战略，把预防为主摆在更加突出位置，将深化医药卫生体制改革与推进卫生健康事业发展紧密结合起来，加强党对卫生健康工作的领导，以"补短板、强基层、建高地、促健康"为主线，持续加大卫生健康投入、改革创新体制机制、提升服务能力，引导医疗卫生工作重心下移、资源下沉，形成了一批在国内外有影响力的改革发展经验成果，市民健康状况和基本医疗卫生服务的公平性、可及性持续改善，为推动卫生健康事业高质量发展奠定了坚实的健康基础。

　　一是经受住了新冠肺炎疫情重大考验。坚持人民至上、生命至上，按照坚定信心、同舟共济、科学防治、精准施策的总要求，开展抗击疫情人民战争、总体战、阻击战，发现除湖北武汉以外的全国首例确诊病例，组织援鄂医疗队驰援武汉保卫战、湖北保卫战，用一个月左右的时间遏制了疫情蔓延势头，成功处置多起本地突发疫情。坚持统筹疫情防控和经济社会发展，慎终如始抓好"外严防输入、内严防反弹、严防再输出"，在疫情防控中坚持补短板、堵漏洞、强弱项，不断完善重大疫情防控体制机制，健全公共卫生应急管理和公共卫生服务体系，实施公共卫生应急能力建设三年行动计划，建成市第三人民医院应急院区，启动市疾控中心整体改造工程，完成全市二、三级医院传染病防控救治设施升级改造工程，全面提升了监测预警、核酸检测、流调溯源、医疗救治、健康管理、人员转运等疫情防控核心能力。

二是健康深圳建设开启新局面。健康深圳建设的法治保障、组织领导、考核评价、社会动员体系逐步健全，实施 11 项健康深圳行动计划，13 项"健康中国 2030"规划目标中深圳提前完成 10 项。成功创建健康促进区 2 个，累计创建健康促进场所 1024 个。实施艾滋病、癌症筛查、青少年近视防控等 32 项专项防控项目，组建 15 个重大疾病防治中心、13 个医防融合项目组，推动形成"预防保健、临床诊疗、健康管理"一体化闭环。广泛开展全民健身活动，推动体医融合。主要居民健康指标保持在发达国家和地区水平，人均预期寿命提高到 83.53 岁。加强人口发展战略研究，实施"全面二孩"政策，促进人口长期均衡发展。

三是医疗卫生资源配置持续优化。完成 33 家医疗卫生机构新改扩建工程，新增三级医院 23 家。2020 年底，全市医疗卫生机构 5230 家、床位 6.29 万张、执业（助理）医师 4.26 万名，分别比"十二五"末增长 46.87%、64.96%、46.78%，原特区外床位数从 1.99 万张提高到 3.61 万张，每千人口拥有病床数从 2.67 张提高到 2.81 张。新增社康机构 125 家，总数达到 738 家，15 分钟医疗服务圈基本形成。创新性规划建设以"市级医疗中心＋基层医疗集团"为主体的整合型优质高效医疗卫生服务体系，加快推动建设 17 家市级医疗中心、17 家基层医疗集团，基本实现了每个行政区至少有 1 家市级医疗中心、1 家基层医疗集团，每个社区有 1 家社康机构。

四是基本医疗卫生制度初步建立。分级诊疗格局基本形成，基层医疗集团为主体的基层医疗服务体系诊疗量占比达 74.9%。成为首批公立医院改革国家联系试点城市和公立医院综合改革国家级示范城市，现代医院管理制度的探索和成效获中央全面深化改革委员会肯定。"三医联动"改革取得新成效，全民医保覆盖达 1600 万以上，个人卫生支出占卫生总费用比例降至 15.86%。医疗行业综合监管制度加快完善，在全国率先颁布实施特区医疗条例、医疗急救条例、突发公共卫生事件应急条例、健康条例。建成"智慧卫监"系统，医药领域行业风气得到持续净化。

五是医疗卫生高地初步形成。引进中国医学科学院肿瘤医院、中国医学科学院阜外医院、中山大学等一批高水平医学院校来深办医。5 家医院入选广东省高水平医院行列，新增三甲医院 8 家、总数达到 18 家，市域内住院率达到 98%。全新机制医学科学院落户坪山，国家感染性疾病临床医学研究中心、国家心血管病中心南方基地、国家恶性肿瘤临床医学研究中心南方分中心、国家区域中医（肝病）诊疗中心等一批国家级重大平台在深圳布局。8 家医院进入全国公立医院绩效考核同类医院百强、2 家进入同类医院十强。

六是中医药传承创新发展再上新台阶。承担国家中医药综合改革试验区建设任务，合作共建北京中医药大学深圳医院（龙岗）等 3 家高校附属中医院，新增三甲中医院 2 家、名中医诊疗中心 7 家，建成 80 个国家、省、市级中医重点学科（专科）和特色专科，牵头编制 30 项中医药标准，其中 ISO 国际标准 7 项、国家标准 3 项，荣获"2020 年中国标准创新贡献奖"项目奖一等奖。全国首家纯中医治疗医院开业运营，加快推进国家中医治未病升级版示范点建设，中医药全面参与社区健康服务。中医药及早、全程、深度参与新冠疫情防控取得明显成效。

二　发展环境

党的十八大以来，以习近平同志为核心的党中央坚持以人民为中心的发展理念，把维护人民健康摆在更加突出的位置，确立新时代卫生与健康工作方针，提出要全面推进健康中国建设、强化提高人民健康水平的制度保障、实施积极应对人口老龄化国家战略，加强新时代老龄工作，优化生育政策促进人口长期均衡发展。党的十九大以来，党中央赋予深圳粤港澳大湾区核心引擎城市定位和建设中国特色社会主义先行示范区的历史使命，提出塑造"健康湾区"、打造民生幸福标杆新要求。市委第七次党代会提出，要全面推进健康深圳建设，建成一流的健康城市和国际化医疗中心城市。

当前，我市经济社会进入高质量发展新阶段，人民群众对更高质量、更高水平的健康服务提出新要求，但是我市医药卫生领域供给侧结构性改革问题突出，主要体现在医疗卫生资源配置不均衡，优质医疗资源短板依然突出，龙头医院不强，学科体系发展不充分，医教研协同不紧密，医学院发展水平不高，临床医学研究及转化能力与生命健康产业发展需求不适应。医疗服务和疾病预防控制基层网底不牢、能力不强，"一老一小"服务体系不完善，居民健康管理制度不健全、水平有待提升。卫生健康治理体系和治理能力现代化水平有待提升，引领卫生健康高质量发展的体制机制需要进一步改革完善，分级诊疗、公立医院综合改革、医疗行业综合监管需要加大力度，卫生健康数字化转型和信息化赋能需要加快，落实卫生健康先行示范和综合授权改革仍有不少体制机制障碍。

同时，我市卫生健康事业发展挑战与机遇并存。全球公共卫生危机凸显，新冠肺炎疫情处于大流行阶段，面临多重传染病威胁并存、多种健康影响因素交织叠加的复杂局面。全市出生人口数量呈逐年减少态势，人口老龄化进程加速，促进人口长期均衡发展面临新挑战。慢性病发病率持续上升，癌症、心脑血管疾病以及失能失智等家庭和社会负担加重，卫生健康服务需求持续增加。新冠肺炎疫情以来，各级党委政府对卫生健康工作的领导更加坚强有力，全市上下形成了党委政府系统部署、全面加强卫生健康工作的良好局面。社会公众健康意识显著提升，全社会关注健康、追求健康、维护健康的氛围前所未有。以国内大循环为主体、国内国际双循环相互促进的新发展格局，以及生育政策的优化调整，为大健康产业带来新的发展机遇。新兴信息技术与生物技术、生命科学加速渗透融合，为提高卫生健康服务水平提供有力科技支撑。

第二节　发展目标

一　指导思想

以习近平新时代中国特色社会主义思想为指导，深入贯彻习近平总书记出席深圳经济特区建立 40 周年庆祝大会和视察广东、深圳重要讲话、重要指示精神，抢抓粤港澳大湾区、深圳先行示范区"双区"驱动和深圳经济特区、深圳先行示范区"双区"叠加的黄金发展期，深入实施健康中国战略、积极应对人口老龄化战略、优化生育政策等国家重大战略，坚持以人民健康为中心，坚持中国特色卫生健康发展道路，大力弘扬伟大抗疫精神和新时代医疗卫生职业精神，以统筹推进疫情防控和卫生健康事业高质量发展为工作主线，着力推动卫生健康发展方式从"治病为中心"向"健康为中心"转变，优化健康服务体系，提升医疗服务品质，打造一流健康城市，全面加强医学教育、人才队伍、科技和信息化建设，打造国际化医疗中心城市，助力"双一流"大学建设，推动生命健康产业集群化发展，为建设中国特色社会主义先行示范区提供强大的卫生健康保障，努力实现"病有良医"。

二　基本原则

共建共享，全民健康。深入贯彻落实健康中国战略，把人民健康放在优先发展战略地位，将健康深圳建设作为城市建设与管理的基础性工作，推动将健康融入所有政策，加快形成大卫生、大健康治理新格局，促进健康深圳建设与经济社会协调发展。

战略引领、创新驱动。聚焦国家重大战略，主动顺应全球公共卫生与健康治理和科技、产业变革大趋势，推进卫生与健康领域理论创新、制度创新、管理创新、技术创新，走出一条更加贴近深圳经济社会发展实际的差异化、有竞争优势的卫生健康事业发展之路。

深化改革，先行示范。坚持整体谋划、系统重塑、全面提升，深化医药卫生体制改革，率先建立中国特色基本医疗卫生制度，强化提高人民健康水平的制度保障，推进卫生健康治理体系和治理能力现代化，在推动卫生健康事业高质量发展方面发挥先行示范作用。

提质增效，便民惠民。始终维护基本医疗卫生的公益属性，促进优质医疗资源扩容下沉，强化社区健康服务体系建设，构建强大公共卫生体系，推进医疗服务跨境衔接，加快提高卫生健康供给质量和服务水平，努力全方位全周期保障人民健康。

三　发展目标

到 2025 年，建成优质高效医疗卫生服务体系、一流健康城市和国际化医疗中心城市，成为公共卫生最安全的城市之一，"大病不出深圳"成效进一步巩固提升，医学教育创新发展能力、医学科技创新和产业协同发展水平显著增强，让市民在卫生健康领域的获得感成色更足、幸福感更可持续、安全感更有保障。

——更高的健康水平。人均预期寿命达到 84.53 岁，孕产妇死亡率和婴儿死亡率分别控制在 6.5/10 万和 2.5‰以下，重大慢性病过早死亡率控制在 8.5%以下，市民健康素养水平达到 50%以上。

——更优的医疗服务。每千人口拥有执业（助理）医师数、每万人口拥有全科医生数分别达到 3.0 和 5.0 人，三甲医院达到 30 家，社康机构总数达到 1000 家以上，争取建成 20 个国家级和 100 个省级重点学科，结核病、传染病、烧伤科、精神医学等专科进入全国前十。

——更好的医疗保障。以健康为导向的创新型医保制度进一步完善，基本医疗保险参保率保持在 98%以上，多层次的商业健康保险充分发展，个人卫生支出占卫生总费用的比重稳定在 18%以下。

——更强的科教支撑。4 家医学院本科生年招收规模达到 1000 名以上，医学院校教育学科专业结构更加优化。建成全新机制医学科学院，建成 9 家研究型医院和一批市级临床医学研究中心。

表 6 – 1 　　　　深圳市卫生健康"十四五"规划指标体系

序号	指标名称	2025 年	指标属性
1	人均预期寿命（岁）	≥84.53	预期性
2	人均健康预期寿命（岁）	≥70.75	预期性
3	居民健康素养水平（％）	≥50	预期性
4	婴儿死亡率（‰）	≤2.5	预期性
5	孕产妇死亡率（1/10 万）	≤6.5	预期性
6	重点癌症早诊率（％）	≥65	预期性
7	重大慢性病过早死亡率（％）	≤8.5	预期性
8	每千人口拥有病床数（张）	≥4.5	预期性
9	每千人口拥有执业（助理）医师数（人）	≥3.0	预期性
10	每万人口拥有公共卫生执业（助理）医师数（人）	≥1.6	预期性
11	每万人口拥有全科医生数（人）	≥5.0	约束性
12	每千人口拥有注册护士数（人）	≥3.2	预期性
13	每千人口拥有 3 岁以下婴幼儿托位数（个）	≥4.5	预期性
14	每 10 万人口拥有精神科执业（助理）医师数（人）	≥4.8	预期性
15	个人卫生支出占卫生总费用比重（％）	≤18	约束性
16	千人口献血量（单位）	20—25	预期性

第三节　重点发展领域

一　优化健康服务体系

（一）构建优质高效医疗卫生服务体系

1. 健全分层分级的医疗卫生服务体系

以市属医院、区属医院、社区医院、社区健康服务中心为主要力量，建立健全责任明确、层级清晰、功能完善、分工协作的优质高效医疗卫生服务体系，实现卫生健康服务体系与市、区两级政府的行政管理架构相匹配、相对应。进一步明确各级医疗卫生机构的功能定位，促进其更好承担各级政府、街道办事处、基层社区组织交办的各项公共卫生、健康管理等工作任务：市属医院主要面向全市提供急危重症、疑难病症诊疗和专科医疗服务，接受下级医院转诊，并承担人才培养、医学科研及相应公共卫生和突发事件紧急医疗救援任务。区属医院主要向辖区内居民提供代表本区域高水平的综合性或专科医疗服务，接受下级医院转诊，并承担人才培养和一定的科研任务以及相应公共卫生和突发事件紧急医疗救援任务。社区医院主要提供常见病、多发病和慢性病的基本医疗服务和基本公共卫生服务，主要开设老年、康复、护理、安宁疗护等床位；在每个街道指定一家社区医院或大型社康机构承担街道公共卫生职能，负责统筹街道范围内公共卫生和居民健康管理工作。社康中心主要承担社区健康服务任务，发挥分级诊疗制度的基层网底和基本公共卫生服务的基层堡垒作用；在每个社区指定一家社康中心承担社区公共卫生职能，负责统筹社区范围内公共卫生和居民健康管理工作。

以市属医院为主体设置市级医疗中心，以区属综合医院（含中医院和中西医结合医院）为主体设置基层医疗集团。市级医疗中心主要由市级三甲医院和三级专科医院等组成，按照学科分类，承担全市相关学科领域急危重症、疑难病症诊疗任务以及学科建设、人才培养、科学研究、重大疾病防治体系建设等责任。完善社康机构"院办院管"的管理体制，深化医疗资源纵向整合，按照网格化布局的要求，以区属综合医院（含中医院和中西医结合医院）为牵头单位，联合社康机构、护理院、康复机构等组建基层医疗集团，主要承担行政区（管理区）或若干街道内的居民健康管理和常见病、多发病、慢性病的诊疗、康复、护理、急诊急救服务。鼓励基层医疗集团服务片区内的非营利性社会办医疗机构按自愿原则参与基层医疗集团，支持其与基层医疗集团在资源共享、分级诊疗、人才培养和技术交流等方面开展合作。

市级医疗中心通过组建学科（专科）联盟、实行双向转诊、开展人才培养、组织科技攻坚等方式，支持基层医疗集团建设，与基层医疗集团形成"基层首诊、双向转诊、急慢分治、上下联动"的分级诊疗格局。市级医疗中心可以采取合作举办、委托管理等方式，支持医疗资源薄弱区域的基层医疗集团建设。

2. 加强市级医疗中心能力建设

加强与国家医学中心、国家区域医疗中心的协作，加大投入力度，推进中国医学科学院肿瘤医院深圳医院、中国医学科学院阜外医院深圳医院在医院运营、学科建设、医疗质量等方面与主院区同质化发展和一体化管理。引进国内一流医疗资源，建设市脑科医院和康复医学中心。对标国家医学中心、国家区域医疗中心，加强传染病、呼吸、精神、妇产科、儿科、神经、生殖等专科领域的市级医疗中心学科规划发展，加强急危重症、疑难病症诊治、医学前沿技术研究、人才培养等基地建设，打造品牌学科、培育优势学科、扶持薄弱学科，加快技术创新应用，引领医疗技术快速发展，全面提升医院综合实力和服务能力。

3. 加强基层医疗集团规范化建设

强化基层医疗集团设置与管理属地责任，以行政区、管理区或者若干街道为服务区域，全面落实基层医疗集团网格化布局任务。将区属社康机构全部交由区属综合医院（含中医院和中西医结合医院）举办和管理，市属公立医院不再新办社康机构。制定基层医疗集团设置规范，全面实行"两融合一协同"，在基层医疗集团构建医院与社康融合发展的运行体制机制、医疗与预防融合发展的学科发展体系、全科与专科协同服务的分级诊疗体系，强化心血管、内分泌、呼吸内科、神经内科等重点学科建设，提升胸痛、卒中、创伤等医疗救治能力，完善全科医生与专科医生联合查房、联合家访、联合慢病门诊等协作机制。到 2025 年，全面实现基层医疗集团网格化布局、规范化建设。

（二）推进社区健康服务扩容提质

1. 推动社康服务体系多层次发展

强化基层医疗卫生机构在全民健康服务体系中的基础性地位，修订社康机构设置标准，完善社康服务政策，健全社康服务视觉识别系统，将社康机构建设成为居民健康管理的基础平台、突发公共卫生事件应急处置的基层战斗堡垒。推进社区医院、社康中心、社康站多层次、多元化、便民化、特色化发展，在常住人口超过 10 万人且辖区内无区属综合医院（含中医院和中西医结合医院）的街道规划建设 1 家 4500 平方米以上的政府办社区医院、常住人口超过 2 万人的社区至少建设 1 家 1400 平方米以上的社康中心，其他社区原则上至少有 1 家社康站。落实社康机构建设与管理属地责任，利用现有和新增的公共物业加快推进社区医院、大型社康中心的新建、改建和扩建项目，逐步提高使用固定业务用房的社康机构比例。鼓励在工业园区、办公楼宇、商业综合体、大型机关企业事业单位和城中村设置社康站。

2. 提升社区健康服务能力

完善社康机构基本设备配置和用药目录，实施社康机构装备提升计划，加强基本药物配备使用和规范管理，落实门诊特病用药清单。推动举办医院全科门诊与专科门诊分离，推动医院门诊服务向社康机构下沉，在社康机构建成 2000 个以上专科医生工作室。完善家庭病床服务政策体系，推广智慧家庭病床服务规范，推动智能健康装备、可穿戴设备在家庭病床服务中的运用，提升家庭病床服务质量。

3. 提升家庭医生签约服务品质

建立健全以社康机构为平台、以全科医生为健康管理责任医师、以居民电子健康档案为载体的家庭医生签约服务机制，鼓励专科医生参与家庭医生签约。加大宣传力度，鼓励居民自主选择一家社康机构作为本人的家庭医生服务单位，自主选择或者由社康机构指定一个家庭医生服务团队与自己签订家庭医生服务协议。完善家庭医生签约服务激励机制，以老年人、孕产妇、儿童、高血压患者、糖尿病患者等 10 类人群为重点，建立以家庭医生签约服务为基础、以健康管理结果为绩效目标的门诊慢性病医疗保险支付政策，更好发挥家庭医生"健康守门人"的作用。到 2025 年，重点人群家庭医生签约服务覆盖率达到 70% 以上。

（三）促进中医药传承创新

1. 深化国家中医药综合改革试验区建设

对标国家中医医学中心、国家区域中医诊疗中心、国家中西医协同"旗舰"医院、重点特色中医医院等高水平中医院，提升中医医疗机构建设水平。支持高水平中医医疗科研机构、知名院校来深合作建设名中医诊疗中心、中医药研究机构、中医药传承创新中心。支持光明区创建"光明国际中医药港"、坪山区创建国际化中医药特色示范区，宝安纯中医治疗医院打造成全国经典中医院示范点。

2. 实施中医药服务能力提升工程

出台中医重点学科管理办法，加强中医专科专病建设，继承、发扬中医药特色和优势。支持中医医疗机构建立中医专科联盟和区属中医医院牵头组建基层医疗集团，推动中医药特色的康复医院、护理院、社康机构发展。支持中医医疗机构建设区域中药制剂中心。推进非中医类医院和社康机构中医药综合服务区建设发展，建设旗舰科室和旗舰中医馆。推动医疗机构建设中医治未病服务平台，提供全程、全生命周期中医药服务。

3. 健全中医药传承创新激励机制

支持开展中医药经典名方、民间验方秘方和传统疗法搜集整理，做好传统制药、鉴定、炮制技术及老药工经验的挖掘利用。支持国医大师、名中医、岐黄学者和学术流派等传承工作室建设，推进名老中医学术经验、老药工传统技艺的活态传承。支持深圳平乐骨伤科医院"平乐郭氏正骨法"等国家级非物质文化遗产中医药项目传承创新发展。推动中医药博物馆、文化馆、主题公园等宣传教育基地和中医药健康文化科普旅游基地建设。开展以中医药为主题的文化推广、参访交流、产品展示等活动，促进中医药文化对外交流和传播。

（四）促进医疗卫生服务公平可及

1. 健全分级诊疗引导机制

以分级诊疗为突破口，深化医药卫生体制改革攻坚，加快构建国际一流的整合型医疗服务卫生体系和以健康为导向的创新型医保制度，促进市民有序就医。逐步降低公立三级医院普通门诊补助，逐步提高疑难复杂病例补助标准，引导常见病、诊断明确的慢性病下沉。建立与分级诊疗制度相适应的医保支付制度，与市属医院、区属医院、社康机构、社会办医院功能定位挂钩，引导其落实市级医疗中心和基层医疗集团的功能定位。建立基层医疗集团双向转诊病种目录和转诊标准，对上转患者提供优先接诊、优先检查、优先住院等服务，推动诊断明确的慢性病的健康管理、康复护理等下沉社康机构。

2. 提供全方位全周期医疗保障

完善覆盖全民、依法参加的基本医疗保险制度和政策体系，稳定基本医疗保险住院待遇，稳步提高门诊待遇，做好门诊待遇和住院待遇统筹衔接。健全职工基本医疗保险门诊共济保障机制，改革职工基本医疗保险个人账户，科学调整计入标准，合理拓展使用范围。完善和规范大病保险制度，逐步规范企业补充医疗保险，健全重大疫情医疗保障机制，完善生育保险政策措施，探索建立长期护理保险，拓宽医疗救助筹资渠道，鼓励社会捐赠等多渠道筹资。支持商业保险机构开发与基本医疗保险相衔接的商业健康保险产品。完善异地就医住院结算政策措施，逐步推进异地就医门诊费用直接结算。

推进按疾病诊断相关分组付费、按病种分值付费试点。推进基层医疗集团医保支付方式综合改革，实行医保基金总额管理。健全医疗服务价格动态调整机制，促进医疗技术创新发展和临床应用。加大力度推进国家医保谈判药品落地使用，落实国家、省、市药品耗材集中带量采购和使用工作，完善药品和医用耗材交易平台建设，加强药品使用监测。落实医保资金结余留用政策。探索建立罕见病用药保障机制。开设合理用药咨询或药物治疗管理门诊，开展精准用药服务。

3. 完善行业综合监管制度

制定出台医疗卫生行业信用分类监管办法，建立健全医疗卫生行业信用体系。完善医疗服务标准和规范，加快推进按疾病诊断相关分组（DRG）等科学管理工具在学科评价、医疗服务质量、绩效考核等方面的应用。完善生物安全风险管理和治理体系，加强实验室生物安全管理。建立科学规范、权责明确、运行高效的卫生健康综合监督执法体系，加强互联网医疗监管，规范医疗服务行为。深入开展医疗行业"扫黑除恶"工作，严厉查处非法行医、非法采供血、欺诈骗保、欺诈医疗、医托、医闹等违法行为，全面净化医疗市场环境。强化对公立医疗机构公益性、成本控制、执业行为的监管，对健康服务新业态、新技术、新模式实施包容、审慎、有效监管。

4. 推动卫生健康法治建设

推动出台《深圳经济特区细胞和基因产业促进条例》，修订《深圳经济特区医疗条例》《深圳经济特区中医药条例》，完善突发公共卫生事件应急条例、健康条例等法规配套文件。组建全市卫生健康标准化技术委员会，加快制定卫生健康新技术、新模式、新业态地方标准，引导行业高质量规范化发展。加强法治医院建设，建立医院法律顾问制度，落实重大决策、合同等法制审查，将法治建设融入公立医院管理全过程。

二　打造国际化医疗中心城市

（一）增加优质医疗资源供给

1. 优化医疗资源区域布局

统筹市区两级医疗卫生资源总量、结构、布局，坚持以基层和资源薄弱地区为重点，强化医疗卫生设施总体设计，把握建设时序，不断完善医疗资源配置总体效能和服务水平。出台《深圳市医疗卫生设施布局专项规划》，加强医疗卫生设施与国土空间规划衔接，保障医疗卫生用地供给。修订《深圳市医院建设标准指引》，完善医院科研、教学、学生宿舍等配套用房，支持医院高质量发展。统筹优化医院基建、医疗设备和信息化政府投资项目管理，加快项目建设进度。

加强医疗卫生机构设置规划刚性约束，探索建立区域医疗资源配置约束指标体系，实行全市床位编码管理。加快提升深圳大学附属华南医院等新建医院运行效率。原特区内原则上不新增公立综合医院，原特区外新增公立医院单体规模不超过1500床，不符合规划的市、区医院新建、改建、扩建项目，一律不予立项。支持高水平医院在控制单体规模的基础上，在优质医疗资源薄弱地区适度建设发展多院区，定向放大优质医疗资源效应。加强宝安区、龙华区等医疗资源薄弱地区市属、区属医院规划建设，增加床位供给。在盐田区规划建设一家市属公立中医院。

2. 补齐专科医疗资源短板

增加康复护理服务供给，推进市康复医学中心建设，加强综合医院、中医医院康复医学科建设，鼓励和支持医疗资源丰富区域的二级医院转型为康复机构和长期护理机构，构建由综合医院康复医学科、康复医院、康复医学中心和社康机构为主体的康复医疗服务体系。健全"疾病治疗—康复和护理—社区和家庭"医疗服务链，建立医疗机构内部临床科室与康复医学科密切协作机制，完善康复护理医疗机构与三级医院、基层医疗卫生机构之间的协作机制。增加儿科、口腔等优质专科资源供给。在宝安西部规划布局一家精神专科医院，纳入市康宁医院管理。在二级以上综合医院完善精神专科功能设置。依托市慢性病防治中心（市皮肤病防治研究所）建设市皮肤病专科医院，补齐皮肤病专科医院空白。

3. 规范健康服务业发展

针对我市人口年轻化，追求高品质健康服务特点，重点培育高端妇科、产科、儿科、口腔、眼科、中医、医疗美容等现代医疗服务业发展，支持其品牌化、高端化、连锁化、特色化发展。引导社会力量举办非营利性医疗机构，支持公立医院与社会办非营利性医疗机构合作。鼓励慈善机构、公益基金参与医疗服务供给。支持香港名医诊疗中心（坪山）等健康服务新业态发展，支持社会办高端国际医院建设。支持大型医疗投资企业与国际医疗健康企业、运营管理机构、高水平医学团队合作，提高医院建设与运营管理水平。

（二）推动公立医院高质量发展

1. 实施公立医院高质量发展促进行动

以医疗质量、医疗服务、医学教育、临床科研、医院管理提升为重点，以学科、人才队伍和信息化建设为支撑，实施公立医院高质量发展促进行动，促进公立医院医疗服务和管理能力再上新台阶。持续推进高水平医院建设，着力打造一批医疗技术顶尖、医疗质量过硬、医疗服务高效、医院管理精细、满意度较高的公立医院。培育、凝练高质量发展的医院文化，形成一批公立医院高质量发展的示范项目。支持香港大学深圳医院承担国家高质量发展试点医院建设任务，探索完善高质量发展的管理体制和运行机制，引领带动区域医疗技术和医院管理升级换代、创新发展。力争到2025年，10家医院进入全国医院排行榜百强。

2. 实施重点学科群建设计划

统筹高水平医院、重点学科和"三名工程"建设，聚焦影响市民健康的重大疾病和主要问题，实施临床重点学科群建设计划，推动市级医疗中心在学科建设、技术创新、质量控制、人才培养、临床研究等方面一体化协同发展。优先布局肿瘤、心血管、感染、神经、呼吸、代谢、消化、儿科、精神、创伤救治、妇产生殖等重点学科群。完善新增重点学科群项目遴选机制，探索建立"揭榜挂帅""赛马制"。建立统一标准的学科质量监测和控制体系，加强绩效考核评估，落实问责制度。以重点学科群为引领，促进市级医疗中心加强核心专科能力建设，补齐专科资源短板，引进、吸收、推广先进适宜的医疗技术，健全疾病预防、临床诊疗、科学研究协同机制。完善专科医疗联盟和远程医疗协作网建设，推动优质医疗资源扩容下沉，促进学科水平同质化发展。到2025年，争取5个重点学科群跻身国内领先行列，10个重点学科群跻身华南地区或广东省内领先行列。

3. 健全现代医院管理制度

全面落实党委领导下院长负责制，落实公立医院党委会、院长办公会决策事项清单，强化纪检监察，充分发挥公立医院党组织把方向、管大局、做决策、促改革、保落实的领导作用。出台公立医院管理办法，健全公立医院章程和业务管理、资源配置、绩效考核等核心管理制度，提升公立医院依法治理水平。完善公立医院绩效考核制度，全面推行公立医院主要负责人目标年薪制。推动公立医院加强医疗服务成本控制，全面实施预算管理和全成本核算制度，强化对人、财、物、技术等核心资源的科学配置、精细管理和有效使用。

（三）提升医疗服务国际化品质

1. 推动前海打造国际医疗服务集聚区

加大政策支持力度，支持在前海建设国际医学创新示范区，促进港澳医疗机构、高端社会办医疗机构在前海集聚发展。支持香港大学深圳医院、南方医科大学深圳医院、前海蛇口自贸区医院在前海开设国际医疗服务中心或国际医疗门诊部。推动前海片区泰康前海国际医院、南山太子湾国际医院、国际会展城综合医院等高端社会办医项目建设。推动前海片区三级医院参加医院质量国际认证，支持在前海发展医学美容、皮肤、眼科、口腔以及健康体检、健康管理、临床检验等专科，形成一批现代医疗服务业"深圳品牌"。

2. 完善医疗服务跨境衔接机制

加快构建与国际通行规则相衔接的医疗服务体系，完善与住院医师规范化培训紧密衔接的专科医师规范化培训和认证制度，健全在深执业的港澳医师卫生系列高级职称评审管理制度。推动完善国际前沿药品临床应用准入申请和目录动态调整机制，争取扩大港澳上市药品、医疗器械试点医疗机构范围。健全深港澳患者转介服务制度，扩展两地转诊医院试点范围，探索建立紧急医疗转运无障碍绿色通道。推动第三方国际医疗保险"一站式"结算平台建立与医院质量国际认证相衔接的医疗费用跨境支付机制，扩大商业医疗保险结算业务。

3. 打造粤港澳大湾区医疗高地

更好地发挥香港大学深圳医院在推动医疗服务跨境衔接中的桥头堡作用，强化深圳北京大学香港科技大学医学中心在湾区医学科技创新协作等方面的枢纽功能，推进香港中文大学（深圳）医院等港澳重要医疗合作平台建设。加强与香港医学专科学院合作，推进深港医学专科培训平台建设。积极参与粤港澳医疗合作，推动湾区内医疗机构在人才培养、临床研究、诊疗服务等方面深度合作，组建湾区医疗服务联合体、专科医疗联盟和远程医疗协作网。支持高水平医院与国际先进水平的医疗、科研机构和"一带一路"沿线国家开展互利合作，提升医疗服务国际化水平。

三　打造一流健康城市

（一）深入实施健康深圳行动计划

1. 推动将健康融入所有政策

紧扣"共建共享、全民健康"的健康中国战略主题，完善健康深圳建设考核评价体系，建立健全公共卫生安全"一岗双责"管理、企业健康管理员、学校卫生健康副校长、市民健康积分管理等制度体系，发挥社区公共卫生委员会作用，落实政府、社会、个人责任，构建全民参与的健康深圳建设新格局。坚持源头治理、标本兼治、综合治理，以现代化理念推进城市建设，制定健康城市建设中长期规划，将全生命周期健康管理理念贯穿于城市规划、建设、管理全过程各环节。从健康影响因素的广泛性、社会性、整体性出发，加快建立健康影响评估制度，系统评价重大规划、重大项目、规范性文件对居民健康、公共卫生安全的影响，努力以较低的成本实现较高的健康绩效。

2. 建立全生命周期居民健康管理制度

出台居民健康管理办法、居民电子健康档案技术标准和管理规范，升级改造社区健康服务信息系统。整合基本公共卫生服务项目，动态调整本市增补公共卫生服务项目，构建全生命周期健康服务链条，发布居民卫生健康服务手册，推进居民健康管理服务清单化。建立健康监测评价制度，加强对居民健康危险因素的监测、分析、评估和干预，促进疾病早诊早治。制定健康体检项目基本目录，逐步将居民体质测试、心理测试等纳入居民健康体检内容。

3. 推动全民健身与全民健康深度融合

完善体卫融合机制，试点建立运动处方培训认证体系。鼓励科学运动与健康促进、疾病预防、身心康复融合发展，支持在社康机构中设立科学健身门诊，推动医护人员参与科学健身指导工作。加强社会体育指导员培训，提升科学健身指导能力，为职业人群提供体质健康评估、开具"运动处方"等服务。加强中小学生科学健身指导，普及推广幼儿体育活动，落实眼保健操制度和课外体育运动活动制度，确保学生校内每天体育活动时间不少于1小时，基本实现青少年熟练掌握1项以上体育运动技能。到2025年，经常参加体育锻炼人口比例达到48%。

4. 开展食品安全放心工程建设行动

以创建国际食品安全示范城市为目标，坚持"四个最严"，完善食品安全责任、风险防控、全程监管、权威执法以及专业技术支撑、供深食品标准、优质食品供给、食品安全社会共治体系。开展婴幼儿配方乳粉提升行动、校园食品安全守护与营养改善行动、餐饮质量安全提升行动、保健食品专项整治和行业提升行动、熟食中心与长者饭堂建设优化行动、"三小"（小作坊、小摊贩、小餐饮）食品品质提升行动等食品安全放心工程建设行动。推广应用酒精饮料、碳酸饮料健康损害提示标识，鼓励食品生产者生产低盐、低油、低糖、无糖食品。实施国民营养计划，完善营养标准、营养监测体系，制定满足不同人群需要的"健康食谱"、"营养套餐"，构建以营养需求为导向的健康食品产业体系。到 2025 年，食品评价性抽检合格率稳定在 99% 以上，达到国际先进水平。

5. 打造国际一流宜居生态之城

深入推进大气污染防治攻坚行动，以细颗粒物（$PM_{2.5}$）和臭氧（O_3）协同控制为主线，加强工业源、移动源、扬尘源等污染协同治理和区域联防联控，到 2025 年，深圳市 $PM_{2.5}$ 年均浓度下降至 18 微克/立方米，环境空气质量优良天数比例保持国内超大城市领先水平。稳步推进饮用水源水质保障工程和饮用水源二级保护区内面源治理，深化"污水零直排区"创建工作，实施污水全收集、全处理工程，协同推进土壤和地下水污染防治，到 2025 年，集中式饮用水源地水质达标率稳定保持 100%。深化"无废城市"建设，强化固体废物安全利用处置，提高医疗废物处理能力。加强噪声源头预防和监管，完善光污染防治管理体系。建立健全环境与健康风险评估制度，探索构建生态环境健康管理体系，积极推进国家生态环境与健康管理试点。

6. 深入开展爱国卫生运动

充分发挥爱国卫生运动制度优势、组织优势、文化优势和群众优势，推动从环境卫生治理向全面社会健康管理转变，积极开展"爱国卫生月"暨"清洁深圳月"等群众性爱国卫生运动，办好"深圳健康活动月"，倡导文明健康、绿色环保的生活方式。巩固和发展卫生创建成果，打造卫生城市升级版。健全常态化爱卫监管机制，完善病媒生物综合防制机制。深入推进厕所革命，推广智能环保移动厕所。制定健康社区建设标准，完善健康社区建设组织领导、业务指导、技术保障、考核评价机制。探索健康社区星级评价制度。健全健康教育体系，打造一批健康主题教育基地，固化在新冠肺炎疫情防控中形成的健康文明生活习惯，引导群众移风易俗。持续推进无烟城市建设，创建无烟场所，把各级党政机关建设成无烟机关。到 2025 年，全市健康社区建设比例达到 50%，居民健康素养水平达到 50% 以上，15 岁以上人群吸烟率低于 19%。

（二）提升突发公共卫生事件防控救治能力

1. 健全公共卫生应急管理体系

坚持依法、科学、精准的防控策略，坚持党政主导、部门协作、社会动员、全民参与的工作机制，发挥将党的群众路线运用于疫情防控实践的优势，落实属地、部门、单位、个人"四方责任"，进一步推动疫情防控重心下沉、关口前移，健全条块结合、专群结合、防治结合的严密防线。设立市突发公共卫生事件应急指挥平台，完善统一领导、权责匹配、权威高效的公共卫生应急管理体系，健全重大风险研判、评估、决策、防控协同机制。推动粤港澳大湾区及其他周边城市开展突发公共卫生事件应急区域合作，完善口岸突发公共卫生事件联防联控工作机制。

坚持常态化精准防控和局部应急处置有机结合，进一步完善常态化防控机制，对防控漏洞再排查、防控重点再加固、防控要求再落实，及时妥善处置聚集性疫情，坚决防止疫情反弹。将疫情监测网络延伸到各行业各领域，加强境内外疫情监测和输入风险防范，加强实时分析、集中研判，做到早发现、早报告、早处置。加强流调队伍建设，完善流调溯源、人员排查、隔离管控、核酸检测和信息发布"五同步"处置机制。完善实验动物和高等级微生物实验室布局，完善科技支撑疫情防控体系，构建从源头到末端的疫情防控科技创新体系。完善应急物资储备调度体系，加强核酸检测能力储备，推进新冠肺炎疫苗常态化接种。

2. 改革完善疾病预防控制体系

坚持系统重塑、预防为主、科学防控、协调高效，优化完善疾病预防控制机构职能设置，夯实基层医疗卫生机构网底，构建完善市、区、街道、社区四级疾病预防控制体系，健全各级疾病预防控制机构协调联动机制，强化各级医疗机构疾病防控职责，完善疾病监测与卫生监督闭环，构建上下协同、防治结合、运行高效、专业有力的"大疾控"体系。在每个街道指定一家公共卫生中心、社区医院或社康中心牵头街道范围疾病预防控制职能。坚持保障和激励相结合，改革疾控机构人事薪酬分配制度，对疾病预防控制机构实行"公益一类保障、公益二类管理"，创新科研和社会化服务机制。对标国家区域公共卫生中心，推动高水平疾控中心建设。加强市疾控中心公共卫生重点学科群建设，建成省公共检测实验室，探索与高校合作共建方式建设市公共卫生研究院。高标准推进区级疾控机构达标建设和能力提升工程，加强基础设施、技术装备、应急车辆、学科人才和信息化建设。

3. 加强卫生应急救治体系建设

坚持平急结合，加强传染病市级医疗中心建设，进一步完善综合医院传染病防治设施标准，加强感染、急诊、重症、呼吸、麻醉、检验等重大疫情救治相关专科建设，强化发热门诊（诊室）建设，建立健全分级分层分流的重大疫情救治机制。建设国家级紧急医学救援基地、国家中医疫病防治基地和航空、海上、陆地紧急医学救援基地，依托高水平医院建设规范化的紧急医学救援队伍和航空紧急医学救援站点，健全核辐射紧急医学救援体系。完善以市急救中心、急救站（点）以及提供院前医疗急救服务医院为支撑的城市院前医疗急救网络并加强标准化建设，织牢织密"溶栓地图""心梗地图"等救治网络，提升创伤、烧伤、胸痛、卒中等急危重症救治能力和抢救成功率。依托社康机构健全社区红十字工作站网络，加强社会公众基本急救技能培训，到2025年急救知识及技能普及率达到5％。完善全市采供血服务体系，统筹优化采供血网点布局，依托龙岗、宝安区中心血站建设市血液中心分中心，完善跨区域采供血机构联动协作机制，提升突发状态下血液应急保障能力。制定深圳无偿献血服务标准，加强采供血安全和质量管理能力。

（三）提升重大疾病防治水平

1. 提升传染病综合防控能力

立足更精准更有效地防，完善传染病疫情和突发公共卫生事件监测系统，改进不明原因疾病和异常健康事件监测机制，建立智慧化预警多点触发机制，增强重大传染病早期监测预警能力，提高评估监测敏感性、准确性和实时分析、集中研判的能力。加强人感染高致病性禽流感、流感、诺如病毒感染性腹泻、毒蘑菇中毒、手足口病、登革热、细菌感染性腹泻等病种监测、预警、预报。逐步扩大我市免费接种项目的种类和范围。实施艾滋病男男同性性传播精准干预，推广以社区关怀、主动自检、消除歧视等为特点的社区综合干预，探索以防艾示范学校、学生社团、学生家庭为重点的网络化防艾宣传模式。加强规范化性病门诊建设，强化重点人群高危行为干预和随访管理。进一步实施肺结核早期筛查等有效措施，推广无结核社区创建活动，探索"多病共管"的结核病防控新模式。加强流动人口麻风病筛查，提升基层医疗机构鉴别能力，指导开展患者自我护理活动。

2. 提高慢性病综合防治水平

深化慢性病综合防控示范区建设内涵，完善慢性病综合监测与评估体系，优化癌症、心脑血管疾病、糖尿病、慢性呼吸系统疾病等重点慢性病的筛查与干预策略，持续实施高血压、糖尿病、慢阻肺等 15 个重大慢性病医防融合项目，扩大重点癌症早诊早治覆盖范围。实施社区高血压、糖尿病、血脂异常"三高共管"，推行疾病监测、高危筛查、临床诊疗、健康管理、质量控制和效果评价全流程闭环管理。探索重点人群主要伤害、牙周疾病预防与控制。到2025 年，保持高血压规范管理率、2 型糖尿病规范管理率不低于 65%。

3. 加强职业健康服务

加强职业健康技术支撑体系建设，打造区域职业病防治中心，提高职业病诊断、治疗和康复能力。推进职业病危害精准防控，探索建立噪声、高危粉尘、高毒物品等在线监测体系，设立防尘、防毒、防噪、防电离辐射等工程防护技术中心，提升职业危害事故预防和应急处置能力。推进职业健康保护行动，建立健全预防工作压力、肌肉骨骼疾病和特殊职业人群健康保护等职业健康标准和规范，提升职业健康检查和职业病风险评估、职业病危害监测评价，探索建立职业健康分类分级监管制度，按照国家、省部署配合开展职业伤害保障试点。

4. 加强精神卫生和心理健康服务

完善社会心理服务体系，构建覆盖全人群全生命周期心理健康服务网络，广泛开展心理健康科普教育，提升居民心理健康素养，培育自尊自信、理性平和、积极向上的社会心态。在二级以上综合医院提供精神卫生、临床心理等专业技术服务，在每个街道至少选择一家社康中心开设心理咨询室，推动学校设置心理健康辅助室，将学生心理健康教育纳入学校健康教育内容。探索建设儿童青少年心理健康教育、诊疗、康复、救援一体化服务平台，创新"医教结合＋融合教育"的青少年心理康复新模式。规范心理健康服务行业发展，探索社会心理疏导和心理危机干预有效模式，加大对青少年、老年人、孕产妇和高压职业人群等心理健康筛查、评估和干预力度。积极推行"院前预防—院中诊疗—院后康复与管理"服务模式，健全社区精防医生、民警、民政专干、残联专干、患者监护人等"五位一体"常态化精神卫生综合管理机制。全面推进精神障碍社区康复服务，完善医院康复和社区康复相衔接的服务机制，开展焦虑症、抑郁症等常见精神障碍诊疗和防治工作。

（四）提升幼有善育水平

1. 强化生育政策配套衔接

依法实施三孩生育政策，加强人口监测和生育形势研判，完善支持家庭生育的经济社会政策和公共服务，降低生育、养育、教育成本。创新生育全程服务模式，加强生殖健康科学研究，提高出生人口素质。规范人类辅助生殖技术运用，保护和促进生育力提升。完善计划生育家庭奖励扶助制度和优惠政策，建立健全计划生育特殊家庭全方位帮扶保障制度，维护计划生育家庭合法权益。推进在文化体育场馆、社康机构、公园、地铁枢纽站等公共场所配置智能母婴室、移动母婴室。

2. 推动妇幼健康普惠提质

推进市妇幼保健院建设高水平妇幼保健中心、婴幼儿照护指导中心和妇产科市级医疗中心，加强区级妇幼健康服务机构标准化建设和规范化管理。加强重症孕产妇、新生儿救治中心、出生缺陷综合干预中心建设和管理,市级及各区均建立至少 1 个重症孕产妇救治中心、重症新生儿救治中心、出生缺陷综合干预中心。实施妇女健康"两降一消"行动,深入实施艾滋病、梅毒和乙肝母婴传播等妇幼公共卫生服务项目,落实常住人口适龄妇女宫颈癌、乳腺癌免费筛查等惠民举措,完善出生缺陷综合防控体系,降低出生缺陷率、降低"两癌"发生率、消除艾梅乙母婴传播。实施健康儿童行动提升计划,开展早产儿视网膜病变、先天性白内障等致盲性眼病以及贫血、孤独症、听力障碍、先心病等疾病早筛早诊早治,提升儿童血液病、恶性肿瘤等重大疾病的诊疗能力和救治水平。到 2025 年,孕产妇系统管理率不低于 95%,7 岁以下儿童健康管理率不低于 98%,适龄儿童免疫规划疫苗接种率不低于 98%。

3. 推进婴幼儿照护服务发展

加强婴幼儿照护服务的统筹管理,将婴幼儿照护服务纳入经济社会发展规划,建立健全促进婴幼儿照护服务发展的政策法规、标准规范和监督管理体系,基本形成管理规范、主体多元、布局合理、服务优质的婴幼儿照护服务体系,加快实现幼有善育。加强对家庭照护和社区照护服务的指导,为婴幼儿家庭开展新生儿访视、膳食营养、生长发育、预防接种、安全防护、疾病防控等服务,增强家庭的科学育儿能力。加大政策支持力度,鼓励幼儿园发展托幼一体化服务,鼓励引导社会力量举办普惠性托育机构,鼓励发展社区托育服务。规范发展多种形式的婴幼儿照护服务机构,探索 2 岁以下、2—3 岁分层照护托育模式,到 2025 年,全市每千人口拥有 3 岁以下婴幼儿托位数不少于 4.5 个,全市提供托位数达 8.37 万个。

4. 加强青少年健康管理

全面落实"双减"政策,促进学生全面发展、健康成长。完善"教卫联动"机制,全面落实学校卫生工作主体责任,制定中小学校和学前教育机构的健康教育课程教学大纲,保障每学期开设不少于六个课时的健康教育课程。推动健康校园建设,探索健康校园星级评价制度。加强"社康服务进校园、学生健康体检进社康"政策保障,围绕近视眼、龋齿、脊柱侧弯、肥胖、营养不良、贫血等学生主要健康问题，持续开展儿童青少年近视防控项目、中小学生脊柱侧弯免费筛查、小学生龋齿防控、学生营养健康干预项目。开展全民洗手健康促进项目、学生健康监测等重点传染病防控强化行动，切实控制水痘、手足口病、流感、感染性腹泻、结核病等聚集性疫情。

（五）助力实现老有颐养

1. 强化老龄工作统筹协调

加强新时代老龄工作，把积极老龄观、健康老龄化理念融入经济社会发展全过程，充分利用我市人口结构年轻化的窗口期，加快建立健全相关政策体系和制度框架，促进老年人养老服务、健康服务、社会保障、社会参与、权益保障等统筹发展。建立健全社会保障体系、养老服务体系、健康支撑体系，统筹推进老龄产业发展。落实老龄工作属地责任，推进基础设施适老化改造，实施基本养老服务清单，落实老年人优惠政策。深入开展"银龄行动"，引导老年人以志愿服务形式积极参与基层民主监督、移风易俗、民事调解、文教卫生等活动，对健康、失能、经济困难等不同老年人群体，分类提供养老保障、生活照料、康复照护、社会救助等适宜服务。持续推进"敬老月"系列活动和"敬老文明号"创建活动，开展智慧助老服务，培育老年欢乐节、高龄健康关爱、老年友善医疗机构等老龄服务品牌。鼓励社会力量参与，加强为老服务专业人才培养，支持邻里互助，增加老龄服务供给。发布老龄事业发展白皮书。

2. 完善老年健康服务体系

建设市老年医学中心和老年健康指导中心，设置一家二级老年病医院，推进二级及以上综合性医院、中医医院和中西医结合医院开设老年医学科。统筹社区医院、老年医院、康复医院、护理院建设，建立医疗、康复、护理双向转诊机制，促进老年健康基层服务体系集约化、平台化发展。开展失能老年人健康评估与健康服务，完善失能（失智）筛查、评估和干预的闭环防控工作体系和标准体系。实施医养结合机构服务质量提升工程，整合优化基层医疗卫生和养老资源，积极发展家庭养老床位和护理型养老床位，方便为老年人提供医疗救治、康复护理、生活照料等服务。加强老年人群重点慢性病的早期筛查、干预及分类指导，开展老年口腔健康、老年营养改善、跌倒预防干预、老年痴呆防治和心理关爱行动。

四　提升行业可持续和创新发展能力

（一）支持推动医学教育创新发展

1. 完善"医教协同"机制

把医学教育和人才培养摆在推动卫生健康事业高质量发展更突出的位置，建立健全卫生健康、教育部门协同共管的医学教育管理体制，加强医、教两个系统的协同配合，实现医改与教改的良性互动、医疗人才的培养与使用激励紧密衔接、医学院与附属医院协同发展。研究制定卫生健康人才培养规划，按照规划确定专业结构、招生规模和附属医院数量，探索建立招生、人才培养与就业联动机制，促进医学人才培养供需平衡。统筹附属医院资源配置，支持市级医疗中心承担本市高校附属医院的功能，探索建立教学基地共享模式，为医学院校提供临床医学、公共卫生、口腔医学、中医学和社区健康服务教学支撑。推动附属医院高质量发展，制定附属医院领导班子管理办法，建立健全附属医院绩效考核体系，促进附属医院融入全市医学重点学科、科技创新、重大疾病防治、突发公共卫生应急处置体系，实现医疗、教学、科研协同发展。推动附属医院实施公立医院高质量发展行动计划，建立健全现代医院管理制度，促进其成为协同培养医学高层次人才的重要基地、夯实一流学科人才队伍的重要载体、产出重大创新成果的重要平台，助力我市建设世界一流大学和一流学科。

2. 完善毕业后教育制度

实施毕业后医学教育质量提升工程，择优建设一批国家住培示范基地、重点专业基地、骨干师资培训基地和标准化住培实践技能考核基地。实施"名师培养计划"，加大全科、儿科、麻醉、急诊等紧缺专业住院医师招生数量和培训考核力度。开展专科医师规范化培训试点，创建10家专科医师规范化培训基地，建立专科医师培训、认证、使用激励制度。推进公共卫生医师规范化培训试点，每年培训公共卫生医师20名以上。加强临床技能模拟培训中心规划建设，建立培训绩效考核指标体系。

3. 加强继续医学教育管理

分学科编制继续医学教育大纲，建立医学公共课程库和考题库，加强远程继续医学教育网络学习平台建设。探索建立可验证的自学模式，拓展医务人员自主学习渠道和方式。加强继续医学教育信息管理系统建设，探索建立基于临床实践能力的医师成长性评价体系，对医务人员继续医学教育成效进行长期跟踪、科学评价。加强医学伦理、科研诚信教育，将医德医风、法律法规、急诊和重症抢救、感染和自我防护以及传染病防控、健康教育等知识与技能作为医务人员必修课。

（二）加强卫生健康人才队伍建设

1. 加强高层次人才引进培养

结合重点学科群规划布局，继续实施"医疗卫生三名工程"，引进院士、国医大师等以及活跃在国际学术前沿、满足国家重大需求的临床技术骨干、学科带头人、全国名中医等到深圳工作。出台卫生健康系统特聘岗位评聘实施办法，从"国家队"靶向引进一批高精尖缺领军人才及团队，加大海外高端医学人才招引力度。建立首席公共卫生专家制度，提升重大公共卫生问题分析、研判能力。强化感染性疾病、呼吸系统疾病、重症医学、急救创伤及医院感染控制等医疗救治队伍建设，着力培养和引进现场流行病学调查、病原学鉴定、疫情形势研判和传播规律研究、实验室检测等高层次公共卫生人才。

2. 补齐基层及紧缺人才短板

加强基层医务人员队伍建设，加大全科专业规范化培训力度，鼓励专科医生参加全科医生转岗培训，组织开展全科医生亚专长培训，到 2025 年，将每万人口拥有全科医生数提高到 5 名以上。加强公共卫生人才队伍建设，增加医疗机构公共卫生医师配置，实施公共卫生人才研修项目，到 2025 年，每万人口拥有公共卫生执业（助理）医师数达 1.6 人。强化麻醉、感染、重症、儿科、老年、精神科、急救创伤等人才队伍建设，到 2025 年，引进和培养 2000 名左右急需紧缺卫生健康人才。加强医院管理、卫生信息、卫生经济、人力资源管理等医院管理人才队伍建设，每年遴选 50 名医院班子成员和后备人才开展医院管理培训，培养和引进全国一流的院长、科主任，逐步建立一支"讲政治、懂业务、会管理、好作风"的复合型医院管理人才梯队。

3. 完善公立医院人事薪酬制度

深化人事和薪酬综合改革，完善公立医院人员管理、岗位设置、人员招聘、薪酬分配、绩效考核等人事薪酬制度，淡化身份差别，强化岗位管理，健全符合医疗行业特点的人事薪酬制度。公立医院按照以岗定薪、按劳取酬、优绩优酬的原则，自主制定适用于总量内全体人员的岗位薪酬结构、薪酬标准和内部分配方案。探索高层次人才实行年薪制、协议工资制、项目工资等灵活多样的分配形式。同步推进薪酬分配、薪酬总额管理、财政补助机制改革、医保支付制度改革，从外部激励上引导公立医院完善内部分配制度，在维护公立医院公益性的同时，调动积极性、保障可持续性。

4. 改革完善人才评价激励机制

健全卫生专业技术人员职称评价体系，科学设置评价标准，突出实践能力业绩导向，破除唯论文、唯学历、唯奖项、唯帽子倾向，实现职称评审结果与岗位聘用、考核、晋升等衔接。在我市5家高水平医院探索卫生专业技术人才职称自主评审，按规定自主制定职称评审工作方案、评审办法和评价标准，自主组建评委会开展职称评审。建立卫生专业技术人员技术等级评价制度，依据实际贡献、工作质量、技术水平、临床实践能力、科研能力等方面的指标对卫生专业技术人员进行分级评价，将评价结果与岗位聘用、年度考核、绩效分配等挂钩。建立医疗卫生机构与卫生健康、医保行政管理部门之间的人员交流机制。

（三）推动医学科技创新与产业协同发展

1. 加快推进全新机制医学科学院建设

改革完善医学科技管理职能，推动建成以深圳医学科学院为中枢和桥梁的医学科技协同创新共同体，与国家高性能医疗器械创新中心、深圳湾实验室、深港脑科学研究院、合成生物学研究院、华大生命科学研究院等协同发展。设立"深圳市医学研究专项资金"，围绕生物医药、大健康、医疗器械等领域的临床研究和转化，发挥深圳产业优势，组织高校、科研机构、企业、医疗卫生机构合力协同创新。支持市医学科学院使用政府引导基金投资设立科技发展企业，通过产业化运作，撬动社会资本投入，孵化及投资有转化前景的项目，营造生物医药产业发展良好生态。

2. 提升支撑产业发展的临床研究能力

加强研究型医院和临床研究协作创新网络建设，为生物医药企业提供临床研究协同平台。搭建医疗卫生机构、高校、科研机构和企业"四方联动"临床研究信息平台，推动建立伦理互认机制，提升医疗卫生机构临床试验承接能力，实现产业需求与临床需求无缝对接。健全人才评价激励政策，建立符合临床研究特点的医疗人才评价和薪酬分配体系。到 2025 年，高水平医院全部建成研究型医院，布局一批市级临床医学研究中心，基本建成高效运作、资源共享的临床研究协同创新网络。

3. 促进医学科技成果转化应用

贯彻落实"科技创新的政策制度安排全面适用于医疗卫生机构等非科研编制事业单位和医疗卫生人员"政策措施。充分发挥国家药品监督管理局药品审评检查大湾区分中心和国家药品监督管理局医疗器械技术审评检查大湾区分中心的平台作用，不断完善产品检验检测机制、评审评价机制、临床研究及试验激励机制、应用示范和品牌推广机制、快速通关机制等。支持医疗卫生机构与企业联合建立医学科技成果转移转化专业机构，引进和培育一批 CRO/CDMO 类外包服务机构，提供临床前研究、临床试验、商业化生产系列配套服务。加强临床诊疗指南和技术规范的编制，加快推进药械新产品和医疗新技术的创新应用。加强国产医疗设备的推广应用，探索建立全国产化医疗设备试点医院。建立健全本市生物医药创新产品政府首购政策，支持医疗卫生机构优先使用医药健康领域新技术新产品（服务）目录的创新药物和医疗器械。支持坪山区探索建立生物医药国际研发转化创新试验区。

（四）推动健康数字化转型升级

1. 加强卫生健康信息化统筹管理

完善卫生健康信息化体制机制，强化卫生健康信息化顶层设计，加强专业力量配置，建立全市卫生健康信息化项目统筹管理机制，加强政府投资项目统一规划、统一审核。建立健全卫生健康领域信息化标准体系，制定卫生健康数据管理办法，构建覆盖资源、服务、管理等要素的编码体系。探索推行全市公立医院信息系统一体化管理，在数据架构、数据标准、数据质量、数据安全、开发模式、系统集成、运维管理等方面实行规范化、标准化管理。规范医疗机构运行和业务相关数据采集、上传、质控和统计分析，强化医疗服务成本和价格监测管理。推动医疗服务、公共卫生、基层卫生健康流程整合优化，支撑全方位全周期居民健康管理服务，支持卫生健康行业监管实现"一网统管"。

2. 全面实现卫生健康信息系统互联互通

以统一预约诊疗服务"号源池"、住院床位编码、电子病历标准、电子健康档案标准、互联网服务应用等为突破口，全面升级全民健康信息平台，开展健康数据治理，建立"一数一源一岗一责"机制，对卫生健康业务数据资产进行梳理和编目，规划形成卫生健康领域数据资产体系。以业务应用为导向，加快各类卫生健康信息以人为中心、以疾病为基础分类高质量集中汇聚和共建共享，加快建设疾病预防、临床诊疗、健康管理、医疗行业监管等主题数据库。

3. 强化卫生健康行业基础管理平台建设

全面完成12361工程（深圳市人口健康信息化工程），健全全民健康信息平台和六大卫生健康基础平台（"1+6"平台）。以加强居民健康管理为目标，建设居民健康管理基础平台，支撑全方位全周期居民健康管理服务。以提升重大疫情联防联控能力为目标，建设突发公共卫生事件应急管理平台。以加强公立医院绩效考核为目标，围绕提升医院财务、人力、物资、基础运行、综合决策等5大管理能力，建设公立医院运营管理平台，加强医院运营数据的统计、分析、评价、监控，促进医院业务流、实物流、资金流、信息流四流合一。搭建大型医疗设备管理平台，加强大型医疗设备数据对接、共享和安全管理，构建医学人工"智能中枢"，提升医院管理水平。以推动重大慢性病"防、管、治"一体化为目标，建设公共卫生综合管理平台，提升重大疾病综合监测和临床医学研究能力。以提升医疗行业部门协同监管、大数据监管和信用监管为目标，建设医疗卫生行业多元化综合监管平台，提高医疗卫生行业综合管理水平。

4. 推动智慧健康服务便民惠民

建设全市统一的互联网服务平台，推广智慧健康"一键通"服务。实施"出生一件事"多证联办，实现出生医学证明、预防接种证、户口登记、医保参保、社保卡申领等"一网通办"。深化推进"互联网+"医疗服务，实施精准预约、智能问诊、检验检查结果互联互通互认、电子出院小结、线上申请核酸检测、电子票据、移动支付等应用场景。推进智慧医院建设，推广诊间结算、床旁结算、检查预约、智能跟踪随访、移动护理、生命体征在线监测、智能医学影像识别等智慧服务，探索电子胶片云服务。全面推行电子健康档案共享应用，支持便携式、可穿戴智能健康装备信息接入，支撑居民开展健康动态监测和自我健康管理。依托国家健康医疗大数据研究院（深圳）建设医学人工智能示范基地、健康大数据研究基地和智慧医疗设备研发基地。建设电子处方中心，试点探索区块链电子健康档案共享、电子处方流转、商保在线支付等应用，拓展智能健康应用领域。

5. 推动5G等新技术在卫生健康领域的创新应用

加大在财税、投资、创新等方面的政策支持力度，推广运用政府和社会资本合作（PPP）模式，充分发挥投资基金作用，鼓励和引导社会资本参与新技术在卫生健康领域的开发、应用和运行维护。推动"互联网+"、人工智能、5G、大数据等与卫生健康的深度融合，探索建立卫生健康数据开放应用机制和规范，全面提升卫生健康智能硬件、数据、算法、算力的综合水平。以催生潜在的智能应用场景为切入点，支撑智慧医院的信息化升级、院际协同、远程医疗、应急救援，促进人工智能、大数据、可穿戴监测设备等先进技术的临床应用，培育更多可复制、可推广的5G智慧医疗健康新产品和新业态，为深圳市卫生健康事业高质量发展再添利器。

（五）优化投入机制

完善政府主导的多元化卫生健康筹资机制，健全财政补助、医保支付、科创投入协同引导机制，动员社会力量支持卫生健康事业发展，大力发展慈善事业，鼓励社会组织和企业投资健康领域，实现卫生健康事业可持续健康发展。建立医疗服务价格及时监测、科学评估、动态调整、持续优化的机制，将符合规定的项目及时纳入医保支付范围，健全符合中医药特点的医疗收费、医保支付政策，加快新增中医药医疗服务项目定价审批。改革财政补助体系，财政补助主要用于支持医院基本建设、设备采购、学科人才培养、科研教学、公共卫生服务、居民健康管理服务和中医药传承创新发展；创新建立分级分类的财政补助机制，根据医疗机构的功能定位核定财政补助项目，重点支持市级医疗中心疑难复杂病例、危重症、人才培养、科学研究、重大疾病防治体系方面；对基层医疗集团提高常见病、多发病、慢性病的诊断、康复、护理服务和公共卫生、急救服务的补助力度。加强财政资金、医保基金的使用监管和考核运用，充分发挥资金和价格对加强市民健康管理、强化公共卫生保障、促进公立医院高质量发展、推进分级诊疗、降低医疗费用等方面的激励、引导、约束作用。

参考文献

一 中文文献

（一）著作

［美］富兰德、古德曼、斯坦诺：《卫生经济学》（第 3 版），王健、孟庆跃译，中国人民大学出版社 2004 年版。

孙晓明：《发达国家和地区医疗体制与保险制度》，上海科学技术出版社 2005 年版。

（二）期刊论文

陈春梅、郭锋、李岩等：《新医改以来我国政府卫生投入评估分析——基于卫生筹资政策分析框架》，《卫生经济研究》2021 年第 7 期。

陈海天、沈丽霞、王子莲：《中美英医学院医学教育比较》，《中国高等医学教育》2019 年第 5 期。

陈锦华、刘霞：《我国医联体分级诊疗模式研究述评》，《中国卫生产业》2019 年第 7 期。

陈昱方、林婕、张亮：《新加坡卫生服务体制对我国卫生服务体制改革的启示》，《医学与社会》2012 年第 1 期。

樊延军、刘朝杰：《澳大利亚社区卫生服务系统评审项目对我国社区卫生服务的借鉴价值》，《中国全科医学》2007 年第 20 期。

方青、王安妮、田倩男：《深圳市重大疾病防治体系建设的做法与成效》，《中国农村卫生事业管理》2021 年第 9 期。

付明卫、朱恒鹏、夏雨青：《英国国家卫生保健体系改革及其对中国的启示》，《国际经济评论》2016 年第 1 期。

顾昕：《全民医疗保险与公立医院中的政府投入：德国经验的启

示》，《东岳论丛》2013 年第 2 期。

郭凤林、顾昕：《激励结构与整合医疗的制度性条件：兼论中国医
　　联体建设中的政策思维模式》，《广东行政学院学报》2015 年第
　　5 期。

何其伟：《基本公共卫生服务项目补助资金绩效分析》，《中国战略
　　新兴产业》2020 年第 10 期。

黄菊、代涛：《分工视角下的全科与专科医学服务分化研究》，《中
　　国卫生政策研究》2015 年第 2 期。

倪同春：《绩效考核在提升基本公共卫生服务质量中的应用研究》，
　　《人力资源》2019 第 16 期。

裴晨阳、胡琳琳、刘远立：《我国老年健康服务政策的发展演变与
　　未来建议》，《中国卫生政策研究》2020 年第 11 期。

万泉、柴培培、王从从等：《部分地区政府卫生投入追踪研究》，
　　《中国卫生经济》2012 年第 4 期。

王昊、苏剑楠、王秀峰：《健康优先的基本内涵与实践经验》，《卫
　　生经济研究》2020 年第 2 期。

王秀峰：《健康中国战略的地位、作用与基本要求》，《卫生经济研
　　究》2019 年第 4 期。

魏鹏：《德国分级医疗体系管窥》，《中国医疗保险》2011 年第
　　9 期。

许志红、张琦、周侃、张玲、杨月青、张爱琳：《澳大利亚卫生资
　　源区域整合对我国的启示》，《中华全科医学》2013 年第 4 期。

杨辉，Christopher Anderson，Shane Thomas：《澳大利亚的"社区卫
　　生服务"：概念和背景》，《中国全科医学》2006 年第 21 期。

杨婷婷、张建华：《基于国际比较的公立医院财政补偿机制探讨》，
　　《医学理论与实践》2015 年第 17 期。

杨英、郑丽云、姜辉：《澳大利亚全科医生培训体系及其启示》，
　　《中国全科医学》2014 年第 8 期。

姚克勤、伍丽群、陈飘飘、罗五金、李刚、张子楠：《浅论深圳市
　　社区老年健康服务体系机构建设》，《医学与社会》2020 年第
　　7 期。

曾平：《浅析新加坡医疗保障制度与中国的差异》，《农村经济与科技》2020 第 23 期。

湛志伟：《完善我国公立医院财政补助政策的思考》，《中国卫生事业管理》2012 年第 5 期。

张毓辉、翟铁民、高润国等：《基于卫生筹资功能的卫生费用政策分析框架研究》，《中国卫生经济》第 2020 年第 6 期。

张仲芳：《国内外政府卫生支出测算方法、口径及结果的比较研究》，《统计研究》2008 年第 4 期。

赵龙、杨秀木：《中美高等医学教育学制和人才培养模式比较研究》，《包头医学院学报》2018 年第 5 期。

郑大喜：《国际医疗保险制度下政府卫生投入与医药费用控制的经验》，《医学与社会》2012 年第 12 期。

周婷：《我国卫生筹资中政府与市场的作用研究》，《上海经济研究》2018 第 9 期。

（三）学位论文

胡剑：《健康中国战略的理论与实践研究》，博士学位论文，安徽医科大学，2020 年。

罗晓梅：《新加坡医疗卫生服务体系和医疗保险基金的可持续性分析》，博士学位论文，上海交通大学，2020 年。

二　外文文献

Budget, "Revenue and Expenditure, Analysis of Revenue and Expenditure.", https: //www. mof. gov. sg/Singapore budget/revenue-and-expenditure.

Carter D., "Review of Commissioning Arrangements for Specialized Services May 2006 – an Independent Review Requested by the Department of Health", 2006 London, Department of Health, http: // webarchive. nationalarchives. gov. uk/ + /www. dh. gov. uk/en/Managingourorganisation/Commisioning/Commisioningspecialisedservices. DH _ 4135174.

Department of Health, "Carers grant 2008 – 2011 guidance", 2008

London，Department of Health，http：//www. dh. gov. uk/prod_ con-
sum_ dh/groups/dh_ digitalassets/@ dh/@ en/documents/digitalasset/
dh_ 081666. pdf.

Department of Health， "The European Commission's Proposals for a Di-
rective on the Application of Patients' Rights in Cross-border Health-
care-UK Government's Response to Consultation"，2009 London，De-
partment of Health，http：www. dh. gov. uk/prod _ consum _ dh/
groups/dh_ digitalassets/documents/digitalasset/dh_ 100963. pdf.

Dmitry Zavlin，Kevin T. Jubbal，Jonas G. Noé，Bernd Gansbache， "A
Comparison of Medical Education in Germany and the United States：
from Applying to Medical School to the Beginnings of Residency"，*Ger
Med Sci*，2017.

Engelbert T. ， "Reform of Hospital Financing in Austria：Success，Fail-
ures，and the Way Forward"，*Eur J Health Econ*，2014.

Enthoven A. C. ，*Theory and Practice of Managed Competition in Health
care Financing*，Amsterdan：Elsevier Science Ltd. ，1988.

GMC， "Bodies awarding UK medial degrees，2010 London，General
Medical Council"，http：//www. gmc-uk. org/education/undergradu-
ate/awarding_ bodies. asp.

GMC， "FAQs about Undergraduate Education，2009 London，General
Medical Council"，http：//www. gmc-uk. org/education/undergradu-
ate/undergraduate-fraqs. asp. Goldfield O. ， Gnani S. ， Majeed A. ，
"Profiling Performance in Primary Care in the United States"，
Vol. 7392，No. 326，2003.

Healthcare Expenditure，UK Health Accounts：2018，https：//www.
ons. gov. uk/peoplepopulationandcommunity/healthandsocialcare/
healthcaresystem/bulletins/ukhealthaccounts/2018 # government-health-
care-expenditure.

WHO. Highlights on health in the United Kingdom 2004，2007，ht-
tp：//www. euro. who. int/document/e88530. pdf.

Jonas S. ，*An Introduction to the US Health care system*，5th ed. New

York: Springer Pub. Co. , 2003.

Karen Bloor, Alan Maynard, "The United Kingdom National Health Service", in K hi V. Thai, Edward T. Wimberley, Sharon M. McManus (eds.), *Handbook of international Health Care Systems*, New York: Marcel Dekker, Inc. , 2002.

Lim, Meng-kin, "Shifting the Burden of Health Care Finance: a Case Study of Public-private Partnership in Singa-pore", *Health Policy*, 2004.

Linden M. , Gothe H. , Ormel J. , "Pathways to Care and Psychological Problems of General Practice Patients in a Gate Keeper and an Open Access Healthcare System: a Comparison of Germany and the Netherlands", *Soc PsychiatIry Psychiatr Epidemiol*, Vol. 38, 2003, pp. 690 – 697.

National Specialized Commissioning Group, "Specialised Services National Definitions Set", 2020 London, National Specialised Commissioning Group, http://www. sepcialisedservices. nhs. uk/info/specialised-services-national-definitions.

Palmer G. , Reid B. , "Evaluation of the Performance of Diagnosis: Relatal Groups and Similar Casemix Systems, Methodological Issues", *Health Serv Manage Res*, 14, No. 2, 2001.

WHO, "Integrated Health Services: What and why?", 2015 – 02 – 25, http: / /www. who. int/healthsystems/technicalbrief_ fina. lpdf.